Exercício físico para pessoas com

DOENÇAS PULMONARES

CLÓVIS ARLINDO DE SOUSA

Exercício físico para pessoas com DOENÇAS PULMONARES

Phorte editora
São Paulo, 2015

Rua Treze de Maio, 596
CEP: 01327-000
Bela Vista – São Paulo – SP
Tel./fax: (11) 3141-1033
Site: www.phorte.com.br
E-mail: phorte@phorte.com.br

CIP-BRASIL. CATALOGAÇÃO NA PUBLICAÇÃO
SINDICATO NACIONAL DOS EDITORES DE LIVROS, RJ

S696e

Sousa, Clóvis Arlindo de
Exercício físico para pessoas com doenças pulmonares / Clóvis Arlindo de Sousa. – 1. ed. - São Paulo : Phorte, 2015.
328 p. : il. ; 24 cm.

Inclui bibliografia
ISBN 978-85-7655-518-6

1. Exercícios físicos. 2. Pulmão – Doenças. 3. Medicina. I. Título.

14-15569 CDD: 613.71
CDU: 613.71

---

ph2202

Este livro foi avaliado e aprovado pelo Conselho Editorial da Phorte Editora.
(www.phorte.com.br/conselho_editorial.php)

Impresso no Brasil
Printed in Brazil

À Gabi, ao Gui e à Mi.

Aos meus alunos e aos profissionais da área,

razão de todo o meu trabalho.

"Eu quase que nada não sei. Mas desconfio de muita coisa."

Guimarães Rosa

A sorte acontece naturalmente quando se tem persistência, bom humor e se aproveita as oportunidades. Quanto mais se vive, mais se aprende; por isso, é importante respeitar os mais velhos, dar atenção à família e aprender a rir de si mesmo!

Estudantes são como Alice no País das Maravilhas. Esse "País" é o universo, tão confuso que chega a ser incompreensível; essas "Maravilhas" são as descobertas, reveladas por meio da curiosidade.

Temos de admitir que pouco sabemos, e essa ignorância é, na realidade, uma bênção. O pouco conhecimento é imprescindível, é o que gera prazer, é a tensão entre o saber e o não saber.

Apresentação

As informações consubstanciadas nesta obra foram elaboradas com o objetivo de orientar condutas e procedimentos dos profissionais da área da saúde, sobretudo das áreas de Educação Física, Fisioterapia e Medicina, no que diz respeito ao uso de exercícios físicos para pessoas com as doenças pulmonares crônicas mais frequentes. Essas informações têm, ainda, a missão de contribuir para a qualidade da prática profissional e desenvolver as áreas de intervenção, o que implica atuar na busca incessante de respostas para possibilidades, necessidades e interesses. Neste livro, apresentamos as últimas recomendações para indicar, prescrever, orientar e supervisionar programas de exercícios físicos aplicados a pessoas com doenças pulmonares. Trata-se de algo novo para a maioria dos profissionais da área, mas que vem sendo cada vez mais pesquisado na literatura internacional, nos últimos anos.

Este livro está organizado em oito capítulos. A introdução aborda o sistema respiratório normal, sua estrutura e função, os três tipos principais de doenças pulmonares, e destaca, ainda, a aplicação dos exercícios físicos e os testes de avaliação física para doentes pulmonares. Em cada capítulo, abordamos com detalhes a definição da doença, bem como sua epidemiologia, sua fisiopatologia, seus fatores de risco ou fatores associados, seu diagnóstico, seus tratamentos e suas medidas, avaliação física e prescrição de exercícios físicos mais recomendados atualmente.

Prefácio

Desde o início da segunda metade do século XX, a Educação Física e a Medicina vêm conjugando suas forças na construção de um campo específico de conhecimento. Sob o título de Medicina Esportiva, essa associação toma a forma de uma especialidade que, no Brasil, já tem uma cinquentenária Sociedade Brasileira de Medicina do Exercício e Esporte. Tal sociedade aponta que essa é "uma especialidade reconhecida no Brasil pela Associação Médica Brasileira e pelo Conselho Federal de Medicina, que utiliza a atividade física como instrumento de prevenção, diagnóstico e tratamento de diversas doenças".[1] É disto que trata este livro: o que são as doenças respiratórias, como reconhecê-las e avaliá-las e como tratá-las por meio do exercício físico.

Com um texto claro, de linguagem simples e objetiva, e fiel ao melhor e mais atualizado conhecimento científico, o professor Clóvis Sousa oferece ao leitor de diferentes áreas – profissionais de Educação Física, fisioterapeutas, médicos, estudantes de graduação ou pós-graduação etc. – um guia seguro de assistência ao doente pulmonar e de estudo das diferentes patologias respiratórias. Além de sua larga abrangência em fisiopatologia, exames subsidiários e tratamento, este livro ainda convida o leitor estudioso a se estender a mais de quatrocentas referências de literatura científica oferecidas à sua curiosidade. Aqui, o adjetivo "físico" dos exercícios propostos para as doenças respiratórias encontra de forma efetiva os dois sentidos da raiz etimológica grega

1 Ver <http://www.medicinadoesporte.org.br/introducao.htm>. Acesso em: 12 jun. 2013.

φύσης (*fýsis*), que remete ao estudo de ciências naturais e ao físico, antiga denominação do médico clínico, ainda preservada na língua inglesa (*physician*).

No Brasil, a cada ano, as doenças respiratórias causam centenas de milhares de internações hospitalares e dezenas de milhares de óbitos: segundo o DATASUS, foram mais de 1 milhão de internações em 2012 e mais de 100 mil óbitos em 2011 (Brasil, 2014a, 2014b). Essa é a ponta do *iceberg* de uma grande demanda ambulatorial que envolve consultas médicas, exames de apoio diagnóstico e avaliação funcional, fisioterapia e educação física. Estudos do próprio professor Clóvis na cidade de São Paulo estimaram que as prevalências para asma entre crianças ou adolescentes e para doença pulmonar obstrutiva crônica (DPOC) entre adultos com mais de 40 anos são da ordem de 9,1%[2] e 4,2%,[3] respectivamente. Considerando a distribuição etária da população paulistana, pode-se esperar que uma a cada 15 pessoas possa demandar cuidados dos tipos tratados neste livro.

Embora um trabalho hercúleo como o deste livro nunca deixe de gerar admiração, quem conhece o professor Clóvis não se surpreende. Acadêmico dos mais rigorosos, ele combina uma disciplina espartana com um ecletismo de interesses intelectuais, que vão desde as ciências formais como a Lógica, a Matemática e a Estatística até as ciências humanas, com destaque para a Literatura. Conheço Clóvis desde seus tempos de Residência Multiprofissional em Saúde da Família, há quase dez anos, e testemunhei seu mesmo entusiasmo para estudar Cálculo Diferencial e para ler Ovídio ou Lewis Carroll. Este livro será inequivocamente um referencial à consolidação da Medicina do Exercício e Esporte como disciplina de ensino, pesquisa e serviços. Ao leitor, fica o convite para se juntar a esta aventura.

Professor doutor Júlio Cesar Rodrigues Pereira
Professor Associado do Departamento de Epidemiologia da
Faculdade de Saúde Pública da Universidade de São Paulo

2 Sousa CA, et al. Prevalência de asma e fatores associados: estudo de base populacional em São Paulo, SP, 2008-2009. Rev Saúde Pública [on-line]. 2012;46(5):825-33.

3 Sousa CA, et al. Doença pulmonar obstrutiva crônica e fatores associados em São Paulo, SP, 2008-2009. Rev Saúde Pública [on-line]. 2011;45(5):887-96.

Sumário

Introdução

As doenças pulmonares constituem uma importante causa de morbidade e mortalidade em pessoas de todas as faixas etárias no mundo. Apesar dos recentes avanços no conhecimento da fisiopatologia e do tratamento das doenças pulmonares crônicas, as prevalências referentes à morbidade e à mortalidade de algumas dessas doenças vêm aumentando nos últimos anos (Crystal et al., 1991; King et al., 2001; ATS/ERS, 2002; Jardim et al., 2004; Tsang et al., 2004; WHO, 2004; Littlewood et al., 2006; Solé et al., 2006; Schappert e Burt, 2006; De Backer et al., 2007; Gerritsen, 2008; Callou e Ramos, 2009; GINA, 2014).

As *doenças pulmonares* referem-se a qualquer distúrbio que ocorre nos pulmões ou que os leve a não funcionar adequadamente. Existem três tipos principais de doenças pulmonares:

- Doenças das vias respiratórias: afetam os canais (vias aéreas) que transportam oxigênio e outros gases para os alvéolos. Como exemplos, podemos citar a asma e a doença pulmonar obstrutiva crônica (DPOC).
- Doenças do tecido pulmonar: afetam o parênquima pulmonar (estrutura do tecido pulmonar) por provocarem destruição ou inflamação. Incapacitam a expansão total dos pulmões (restrição), o que dificulta a absorção do oxigênio e a liberação do dióxido de carbono. Exemplos desse tipo de doença são a fibrose e a sarcoidose.

- Doenças da circulação pulmonar: afetam os vasos sanguíneos dos pulmões e são provocadas por coagulação, destruição ou inflamação dos vasos sanguíneos. Elas afetam a capacidade de os pulmões absorverem oxigênio e liberarem dióxido de carbono, podendo também afetar o funcionamento do coração. A hipertensão arterial pulmonar e *cor pulmonale* é um exemplo desse tipo de afecção.

O *sistema respiratório* refere-se ao conjunto de órgãos responsáveis pela entrada, a filtração, o aquecimento, a umidificação e a saída de ar do nosso organismo. É responsável pelas trocas gasosas (hematose) do organismo com o meio ambiente, a fim de assegurar a permanente concentração de oxigênio no sangue, necessária para as reações metabólicas. Além disso, serve como via de eliminação por meio do gás residual que resulta dessas reações, a saber, o gás carbônico.

O ar que inspiramos contém oxigênio e flui de acordo com o seguinte percurso, conforme as estruturas descritas na Figura 1: nariz (cavidade/passagem nasal) e/ou boca (cavidade oral), faringe, laringe, traqueia, brônquios, bronquíolos e alvéolos. O oxigênio (O_2) é difundido do ar para o sangue, e o gás carbônico (CO_2) do sangue para o ar. Conduzido pelo sangue, o oxigênio chega às células e possibilita a oxidação do material alimentar (glicose), transformando a energia contida nesses alimentos em outra forma de energia, indispensável para as células. A combustão do material alimentar produz água, energia e CO_2. Este, por sua vez, é eliminado pelos pulmões na expiração (McArdle et al., 2011).

A ventilação pulmonar descreve o processo pelo qual o ar atmosférico (ambiente) penetra nos pulmões e é difundido pelo ar para o sangue (hematose). Nesse processo, o ar se ajusta à temperatura corporal, filtrado e quase completamente umedecido ao passar pela traqueia, protegendo as vias aéreas inferiores contra materiais estranhos e irritantes. Esse condicionamento do ar continua à medida que o ar inspirado penetra nos dois brônquios, subdivididos em numerosos bronquíolos que conduzem o ar inspirado por meio de um trajeto estreito e sinuoso até os alvéolos. Existem mais de 300 milhões de alvéolos, que são caracterizados por sacos membranosos elásticos e de paredes finas para possibilitar a hematose. Durante a respiração, o diafragma, principal músculo responsável pela respiração humana, contrai-se, a caixa torácica se expande, e o ar penetra nos pulmões. Durante a expiração, o diafragma relaxa, a caixa torácica diminui de volume e o ar é expulso dos pulmões (McArdle et al., 2011).

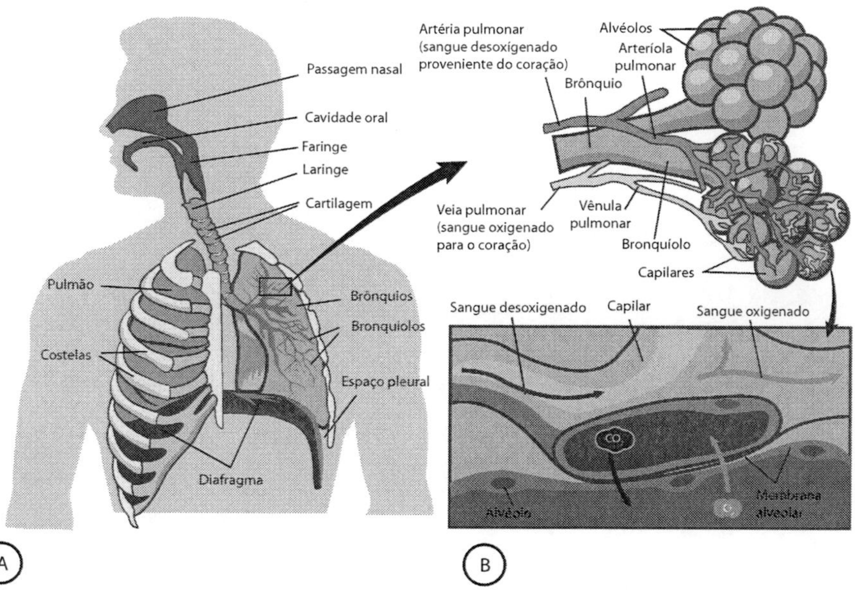

Figura 1 – Estrutura e função do sistema respiratório.
Fonte: McArdle et al. (2011).

O sistema respiratório é constantemente exposto a diferentes tipos de agentes nocivos que entram em contato direto com a mucosa respiratória, como microorganismos e poluentes do ar atmosférico. Para a manutenção da homeostase desse delicado e complexo sistema, o trato respiratório dispõe de um sofisticado mecanismo de defesa chamado de aparelho mucociliar. A mucosa das vias aéreas, desde as cavidades nasais até os bronquíolos respiratórios, é constituída de um epitélio pseudoestratificado, cilíndrico e ciliado, entremeado por glândulas submucosas e células caliciformes – elementos celulares responsáveis pela produção do muco respiratório. Por meio de batimentos ciliares, os cílios têm como função a remoção de partículas ou substâncias potencialmente agressivas das vias aéreas (Figura 2). De forma alternativa, essas substâncias podem ser eliminadas por meio da tosse e do espirro nos quadros de hiperprodução de muco, como rinite alérgica, rinossinusites, bronquite aguda, bronquite crônica e asma (Machione et al., 1995).

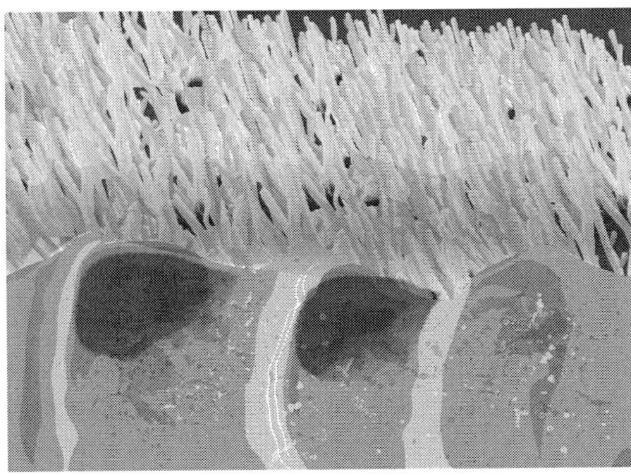

FIGURA 2 – Limpadores do sistema respiratório (cílios da mucosa brônquica).

Os sintomas mais comuns dos distúrbios respiratórios são a tosse, a falta de ar (dispneia), a dor torácica, a respiração sibilante (chiado no peito), a hemoptise (expectoração com sangue), a cianose (coloração azulada da pele), os dedos em formato de baqueta de tambor (baqueteamento digital) e a insuficiência respiratória. É importante destacar que alguns desses sintomas nem sempre indicam um problema respiratório. As dores no peito podem também ser consequência de um problema cardíaco ou gastrointestinal.

Durante um programa de exercícios físicos, é importante que o profissional preste atenção aos sinais e sintomas das doenças pulmonares e possa realizar a intervenção e o encaminhamento necessários. De modo geral, o programa de exercícios físicos para pessoas com doenças pulmonares envolve os exercícios respiratórios e o treinamento físico geral, incluindo atividades aeróbias e resistidas. Algumas prevenções importantes para que o exercício físico ofereça benefícios envolvem:

- praticá-lo em condições ambientais adequadas, com umidade de 60% a 70% e temperatura entre 24 °C a 30 °C;
- evitar praticá-lo em ambientes com agentes alérgenos e irritantes, como produtos de limpeza, tintas, poluição atmosférica, pó e mofo;
- dar preferência a ambientes cobertos;
- controlar a intensidade e a duração do exercício físico de acordo com a gravidade da doença;
- não iniciar o exercício físico quando estiver em crise ou exacerbação;
- interrompê-lo em caso de tosse, chiados ou fadiga mais intensa;
- realizar aquecimento pré-exercício e recuperação pós-exercício adequados;
- realizar a respiração nasal;
- utilizar os medicamentos e o plano de ação prescritos pelo médico.

Os exercícios respiratórios, posturais e de desbloqueio torácico são importantes para compor um programa de exercícios físicos aplicados às doenças pulmonares. Esses exercícios têm efeitos na mecânica respiratória e nas alterações torácicas que esses pacientes geralmente apresentam. A dificuldade respiratória apresentada pela maioria dos doentes respiratórios ocorre principalmente na fase expiratória. Em virtude da obstrução brônquica e da inflamação das vias aéreas, há aprisionamento de ar nos pulmões, aumento da frequência respiratória, diminuição da ventilação pulmonar e consequente hiperinsuflação pulmonar.

Muitos programas de exercícios físicos para pessoas com doenças pulmonares são inseridos dentro de um programa maior, denominado *reabilitação pulmonar*. Trata-se de um programa amplo, multiprofissional e baseado em evidências para portadores de doenças respiratórias crônicas que, apesar do tratamento medicamentoso, ainda apresentam sintomas e têm baixa tolerância ao exercício físico e às atividades diárias. Os programas de reabilitação pulmonar incluem tratamento medicamentoso, exercício físico geral, exercício para a musculatura ventilatória e programa de educação em saúde com aconselhamento nutricional e intervenções psicossociais e comportamentais.

A reabilitação pulmonar pode ser realizada em centros especializados, hospitais, ambulatórios e em domicílio. Entre esses ambientes, o domiciliar vem adquirindo grande importância para se conseguir maior abrangência de atuação.

Os testes para avaliação da capacidade de exercício físico das pessoas com doenças pulmonares são considerados simples, geralmente consistindo em caminhar em terreno plano ou subir e descer degraus com uma velocidade cadenciada e constante. Os mais habituais são o teste de caminhada de 6 minutos, o teste incremental (*shuttle walking test*) e o teste do degrau. Medidas de função pulmonar por meio da espirometria ou do monitor de pico de fluxo expiatório são bastante usuais para DPOC e asma. Além disso, o Teste de Broncoespasmo Induzido pelo Exercício (BIE) ou o Teste de Broncoprovocação por Exercício têm sido propostos como uma importante ferramenta de atuação para asmáticos.

As componentes da aptidão física relacionadas à saúde incluem resistência aeróbia, força e resistência muscular, flexibilidade e composição corporal. Essas aptidões sofrem um processo de declínio com o envelhecimento, que independe das doenças pulmonares. Nesse sentido, é importante verificar qual a principal componente da aptidão física que está sendo trabalhada, bem como que adaptações ou outras atividades é preciso acrescentar para trabalhar as demais componentes para o trabalho global e completo. Há que se ressaltar ainda que o programa de exercícios físicos deve ser agradável, prazeroso e integrativo.

1 Asma

1.1 Definição

A asma é uma das doenças crônicas mais comuns no Brasil e no mundo. Apesar disso, ainda não tem cura, e sua prevalência está aumentando, especialmente entre as crianças. Felizmente, a asma pode ser tratada e seus sintomas controlados. Assim, quase todos asmáticos podem (GINA, 2014):

- prevenir os sintomas problemáticos que ocorrem durante o dia e a noite;
- prevenir as crises graves;
- necessitar de pouca ou nenhuma medicação de alívio;
- ter uma vida produtiva e fisicamente ativa;
- ter função pulmonar (quase) normal.

A asma é considerada um importante problema de saúde pública, com morbidade e mortalidade ainda elevadas. Apesar dos recentes avanços tecnológicos, como a utilização de novas abordagens terapêuticas e do conhecimento sobre a fisiopatologia da doença, o aumento da prevalência e da mortalidade por asma nas últimas décadas, particularmente em crianças, é um fenômeno preocupante e, até certo ponto, pouco conhecido (Solé et al., 2004; GINA, 2014).

Trata-se de uma doença pulmonar definida por doença inflamatória crônica, caracterizada por hiper-responsividade das vias aéreas inferiores e por episódios de obstrução variável ao fluxo aéreo, reversível espontaneamente ou com tratamento. Manifesta-se clinicamente por episódios recorrentes de sibilância, dispneia, sensação de "aperto" no peito e tosse, particularmente no período da noite e pela manhã, ao acordar (Cookson, 1999; Busse et al., 2001; GINA, 2014).

Suas três principais características são:

- inflamação crônica das vias aéreas, nas quais células como mastócitos, eosinófilos e linfócitos T desempenham importante papel;
- hiper-responsividade brônquica, caracterizada por resposta broncoconstritora exagerada das vias aéreas a um estímulo broncoconstritor;
- remodelamento das vias aéreas, processo que envolve fatores da inflamação brônquica e resulta em alterações estruturais (espessamento da parede brônquica, descamação epitelial) ou funcionais (obstrução irreversível ao fluxo aéreo).

Os sintomas incluem tosse, chiado, dispneia e sensação de "aperto" no peito, principalmente no período da noite e no início da manhã (GINA, 2014).

1.2 Epidemiologia da asma

A asma é uma condição crônica muito comum que afeta tanto crianças quanto adultos, sendo um grande problema mundial de saúde. Atualmente, estima-se que 300 milhões de pessoas no mundo tenham asma e que sua prevalência varie entre 1% e 18% em diferentes cidades (GINA, 2014). Calcula-se que, no Brasil, existam aproximadamente 20 milhões de asmáticos – se for considerada uma prevalência global de 10%. Estudos epidemiológicos como o ISAAC (International Study of Asthma and Allergies in Childhood), realizado em várias cidades brasileiras, estimou que a prevalência de asma em crianças de 6 a 7 anos ocorre entre 4,7% e 28,2%, respectivamente. Na população de 13 a 14 anos, a prevalência foi entre 4,8% e 27,0%, respectivamente, apresentando importante variação intragrupo (Solé et al., 2004).

Dados do Ministério da Saúde mostram que na última década ocorreram em média 300 mil internações por asma no Brasil, constituindo-se a quarta causa de hospitalizações pelo Sistema Único de Saúde (SUS) e a terceira causa entre crianças e adolescentes. Em 2006, os custos do SUS com internações por asma foram de 96 milhões de reais (Stirbulov et al., 2006; Brasil, 2012a). Em diferentes cidades dos Estados Unidos, os custos diretos para cada asmático por ano vão de 300 a mais de 1 milhão de dólares, dependendo da gravidade da doença (Braman, 2006).

A mortalidade por asma, comparada a outras doenças respiratórias, como pneumonia e doença pulmonar obstrutiva crônica (DPOC), ainda é considerada baixa, mas crescente em diversos países e regiões. Em nações em desenvolvimento, a mortalidade vem aumentando nos últimos anos (GINA, 2014). No Brasil, no ano 2000, a taxa de mortalidade por asma como causa básica ou associada foi de 2,29 para cada 100 mil habitantes, e a mortalidade proporcional foi de 0,41%, representando, para a década de 1990, uma média de 2.600 mortes por ano. A taxa média de mortalidade no país, entre 1998 e 2007, foi de 1,52 para cada 100 mil habitantes, com estabilidade na tendência temporal desse período (Santos, 2006; SBPT, 2012a).

1.3 Fisiopatologia da asma

A primeira etapa para o desenvolvimento da asma inicia-se no processo de sensibilização ao alérgeno (Figura 1.1). Os alérgenos inalados entram em contato com a mucosa brônquica e são capturados por células dendríticas presentes no epitélio brônquico. Essas células reconhecem o alérgeno e apresentam seus fragmentos aos linfócitos T helper 2 (Th2), que secretam citocinas envolvidas na inflamação alérgica, além de estimuladores de linfócito B, responsáveis pela produção de imunoglobulinas E (IgE) e outros anticorpos. As IgE liberadas na circulação ligam-se a receptores presentes nas células mastócitos. Mediadores inflamatórios são liberados pelos mastócitos (histamina, leucotrienos, triptase e prostaglandinas), pelos eosinófilos (proteína básica principal, ECP, EPO, mediadores lipídicos e citocinas), pelos macrófagos (fator de necrose tumoral-TNF-alfa, IL-6, óxido nítrico), pelos linfócitos T (IL-2, IL-3, IL-4, IL-5, fator de crescimento de colônia de granulócitos), pelos neutrófilos (elastase) e pelas células epiteliais (endotelina-1, mediadores lipídicos, óxido nítrico). Os mediadores lesionam e alteram o epitélio, sustentando a inflamação (Busse et al., 2001; Kumar, 2001; Stirbulov et al., 2006).

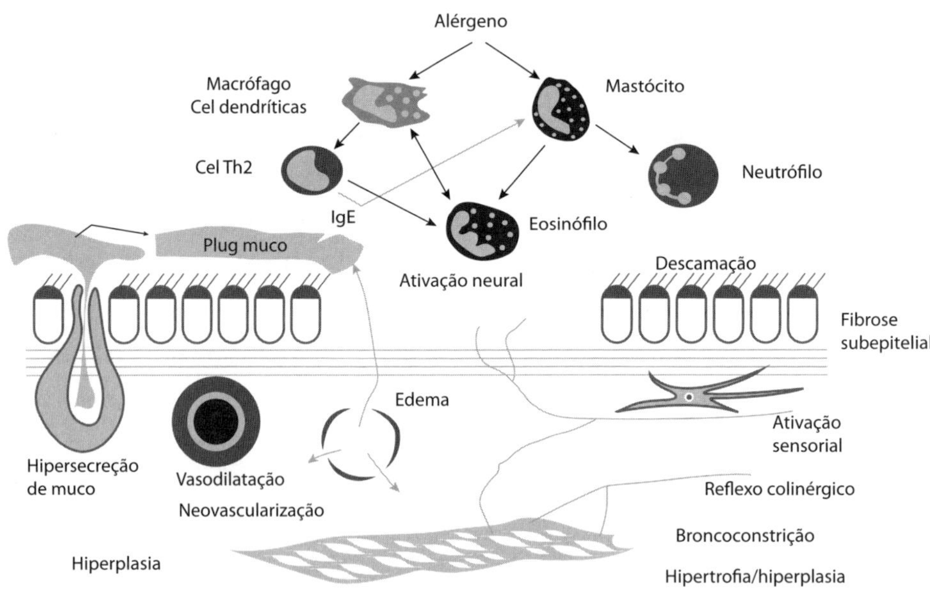

Figura 1.1 – Esquema simplificàdo das complexas interações presentes na patogenia da asma.
Fonte: Solé et al. (2006).

Nos próximos contatos com alérgenos, grande parte dos asmáticos desenvolve uma fase imediata e uma fase tardia (Figura 1.2). As citocinas Th2, (IL-4 e IL-13) pelas células T e em resposta aos antígenos (alérgenos), conduzirão a síntese de IgE por células B. As IgE ligam-se aos receptores de alta afinidade nos mastócitos, e suas reexposições ao antígeno provocam desgranulação mastocitária com posterior liberação de uma variedade de mediadores, que desencadeiam a fase imediata e a fase tardia (resposta inflamatória).

A fase imediata é estabelecida em poucos minutos após o contato com o alérgeno, sendo caracterizada por edema e obstrução das vias aéreas em virtude da contração da musculatura lisa brônquica. Essa fase é mediada por histamina, leucotrienos e prostaglandina D_2. A intensidade máxima dessa obstrução ocorre em torno de 10 a 20 minutos e termina entre 1 e 2 horas. A fase tardia é caracterizada por inflamação brônquica, vasodilatação e secreção de muco, o que leva à hiper-responsividade das vias aéreas. Na maioria dos asmáticos, a fase tardia começa entre 3 e 7 horas após o contato com o alérgeno, com obstrução máxima entre 6 e 8 horas, e pode durar vários dias (O'byrne, 1998; Babu e Arshad, 2001; Yoshida et al., 2005).

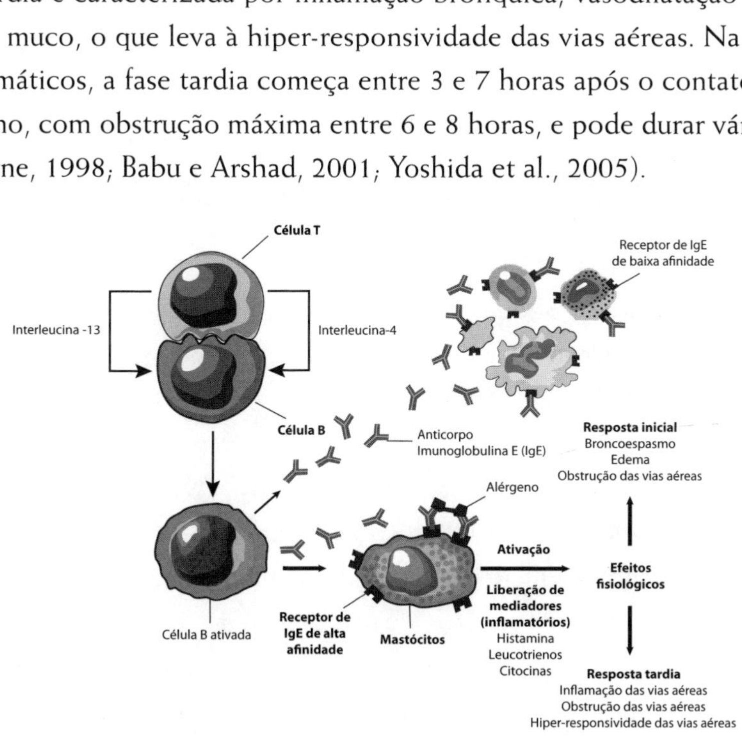

FIGURA 1.2 – Mecanismo de reação alérgica na patogenia da asma.
Fonte: Pernis e Rothman (2002).

Quando o fator irritante às vias aéreas é, especificamente, o exercício físico – hiperventilação ao ar frio e seco –, as fases imediata e tardia são distintas dos alérgenos gerais relatados anteriormente. O broncoespasmo induzido pelo exercício (BIE) ocorre ao nível máximo entre 5 e 15 minutos após a realização do esforço físico, inicia o retorno aos 30 minutos e reverte-se em aproximadamente 60 minutos após o término do exercício. Alguns indivíduos (asmáticos ou não) podem desenvolver uma reação tardia entre 4 e 10 horas após o exercício físico (Teixeira, 2008).

Atualmente, três principais características fisiopatológicas são descritas na asma (Stirbulov et al., 2006):

- inflamação crônica das vias aéreas;
- hiper-responsividade brônquica;
- remodelamento das vias aéreas.

A principal característica fisiopatogênica da asma é a inflamação brônquica, resultante de um amplo e complexo espectro de interações entre células inflamatórias, mediadores e células estruturais das vias aéreas. Nela, células como mastócitos, eosinófilos e linfócitos T desempenham um papel importante. Asmáticos podem ser assintomáticos no período entre crises; entretanto, a inflamação está presente mesmo naqueles com grau leve da doença (Beasley et al., 1989; GINA, 2014).

Entre as células que participam do processo inflamatório na asma, os linfócitos T e os eosinófilos são fundamentais (Conroy e Williams, 2001; Bisset e Schmid-grendelmeier, 2005). Os linfócitos T produzem citocinas (IL-4, IL-5 e IL-13) responsáveis pelo início e pela manutenção do processo inflamatório. A IL-4 é capaz de perpetuar a ativação de mastócitos, que têm papel importante no aumento da produção de anticorpos IgE específicos ao alérgeno, no recrutamento e na ativação de eosinófilos e, também, na estimulação das células epiteliais para produzir muco. A IL-5 estimula a proliferação, a sobrevivência e a ativação de eosinófilos na medula óssea e na circulação sanguínea (Lampinen et al., 2004; Hogan et al., 2008). Os eosinófilos são células recrutadas da circulação sanguínea em uma fase tardia da inflamação pulmonar, e liberam de seus grânulos mediadores lipídicos, proteínas tóxicas e radicais livres, que amplificarão a resposta inflamatória por meio do recrutamento e da ativação de mais células e provocarão lesões na musculatura lisa brônquica (Busse e Lemanske, 2001; Hogan et al., 2008). A IL-13, por sua vez, estimula a secreção de muco por células epiteliais das vias aéreas, atuando na proliferação, diferenciação e função secretória das células caliciformes epiteliais brônquicas.

A segunda característica fisiopatológica, a hiper-responsividade brônquica, refere-se à resposta broncoconstritora exagerada das vias aéreas a um estímulo broncoconstritor. Na asma, a hiper-responsividade brônquica pode ser desencadeada por alérgenos e estímulos específicos, como substâncias irritantes, poluição atmosférica, infecções respiratórias, refluxo gastroesofágico, estimulantes farmacológicos, fatores emocionais e exercícios físicos (Blease et al., 2000; Faffe, 2008). Os mecanismos relacionados à hiper-responsividade brônquica são múltiplos: inflamação aguda e crônica, remodelamento das vias aéreas (especialmente a hipertrofia da musculatura lisa brônquica), alterações da mecânica das vias aéreas, perda dos fatores opostos ao encurtamento do músculo liso e perda da retração elástica do parênquima pulmonar. No entanto, a contribuição de cada um desses mecanismos para a hiper-responsividade brônquica ainda não é totalmente compreendida (Sterk, 1993; Martin et al., 2000; Fredberg, 2001).

O remodelamento das vias aéreas foi reconhecido como componente importante na asma por Bousquet et al. (1992), e esse é um processo que envolve fatores da inflamação brônquica e resulta em alterações estruturais (espessamento da parede brônquica, descamação epitelial) ou funcionais (obstrução irreversível ao fluxo aéreo). Os componentes desse remodelamento brônquico são hipertrofia e hiperplasia do músculo liso brônquico, alteração do depósito/degradação de componentes da matriz extracelular, neovascularização da submucosa, hiperplasia de glândulas mucosas e de células caliciformes e alterações do epitélio brônquico. O remodelamento pode ser encontrado em tecidos inflamados tanto na mucosa nasal quanto na brônquica. O remodelamento nas vias aéreas superiores ocorre em menor intensidade do que nas vias inferiores; entretanto, novos estudos são necessários para caracterizar esse processo na mucosa nasal (Braunstahl et al., 2003; Bousquet et al., 2004).

Os três mecanismos descritos podem gerar um círculo vicioso se a inflamação não for tratada, pois, quanto mais inflamação, mais hiper-responsiva será a via aérea do asmático, e, por consequência, a inflamação crônica poderá implicar remodelamento brônquico: quanto mais asma, maior será sua gravidade.

1.4 Fatores de risco para asma

Os fatores de risco considerados mais importantes para a asma são a genética, a exposição a alérgenos, a poluição atmosférica, a obesidade e a fumaça oriunda do tabaco (Chatkin e Menezes, 2005; GINA, 2014). O conhecimento sobre a prevalência da asma e seus fatores associados é importante para auxiliar no planejamento de ações para a redução e o controle da morbidade e da mortalidade relacionadas a essa enfermidade.

A asma é uma doença genética, mas necessita da interação com exposição ambiental a alérgenos e irritantes ou outros fatores específicos para se manifestar (GINA, 2014). A elevação marcante da prevalência global da asma não pode ser somente o resultado de fatores genéticos, pois ocorreu muito rápido, mas ser decorrente também de mudanças nas exposições ambientais. A asma parece ser resultado de mudanças no ambiente intrauterino e neonatal, que levam a uma maior suscetibilidade ao desenvolvimento dessa afecção ou de alergias. Há ainda fatores relacionados a mudanças na dieta materna, a famílias menores, à diminuição de infecções nos lactentes e ao aumento do uso de antibióticos e imunizações, os quais têm sido (inconsistentemente) associados a um maior risco de asma na infância; porém, nenhum deles pode explicar isoladamente o aumento na prevalência (Pearce et al., 2002; Pearce et al., 2006). As principais hipóteses para a manifestação da asma descritas na literatura serão discutidas a seguir:

1.4.1 Hipótese da higiene

De acordo com esta conjectura, proposta por Strachan (1989), a exposição reduzida a agentes microbianos nos primeiros anos de vida pode promover a polarização de células T específicas da resposta alérgica, o que pode resultar no aparecimento da asma. Esse processo é conhecido como desbalanço Th1/Th2, no qual a resposta Th1 está relacionada à resposta Th2 e a agentes virais ou bacterianos e, geralmente, encontra-se diminuída em casos de doenças alérgicas, como na asma. Nesse caso, o estímulo para atopia (estímulo Th2) está ligado a famílias menores, à não utilização de creches, à higiene abundante, ao estilo de vida moderno em cidades, a antecedentes alérgicos positivos, à exposição alergênica precoce e à introdução também precoce de alimentos sólidos na alimentação da criança. A proteção para atopia (estímulo Th1), por sua vez, está relacionada a famílias mais numerosas, à utilização de creches, à higiene satisfatória, à vida em fazendas e campos, a antecedentes alérgicos negativos, à exposição alergênica tardia, à introdução tardia de alimentos sólidos e à não exposição ao tabaco. Essa hipótese busca explicar o aumento, nas últimas décadas, das doenças mediadas por IgE, como a asma, a rinite e o eczema. A concepção dessa teoria refere-se à conexão entre sensibilização alérgica e estilo de vida, com aumento de higiene, uso difundido de antibióticos, água potável purificada e imunizações por vacinas. Essas doenças atópicas são consideradas mais prevalentes em países industrializados e ocidentais (Schaub et al., 2006).

A hipótese da higiene, entretanto, não explica as altas taxas de asma entre a população urbana pobre nos Estados Unidos e em outros países industrializados, a associação entre epidemia de asma/industrialização e o gradiente rural-urbano no risco à doença. Vale destacar que não há evidências de que tenha ocorrido qualquer redução real de número, incidência ou tipo de infecções respiratórias virais ao longo do período de três décadas nas quais a prevalência de asma aumentou (Weiss, 2008). Tager et al. (1993) mostraram que os pulmões de crianças suscetíveis à asma e à infecção respiratória são anormais antes mesmo da ocorrência de qualquer infecção. Dessa maneira, as lesões pulmonares simplesmente não são resultado de processo infeccioso.

Em estudo recente de coorte, Risnes et al. (2011) verificaram que a exposição a antibióticos antes dos seis meses de idade apresentou risco para asma e alergia (RR [risco relativo] = 1,52; IC [intervalo de confiança] = 95%: 1,07-2,16) até o sexto ano de idade das crianças pesquisadas. Os efeitos adversos dos antibióticos sobre o risco de asma foram particularmente maiores nas crianças sem histórico familiar de asma (RR = 1,89; IC = 95%: 1,00-3,58), de modo que, segundo os autores, deve-se evitar o uso de antibióticos em crianças sem predisposição genética para a asma.

1.4.2 Hipótese dietética

Esta hipótese atribui o aumento das alergias respiratórias a mudanças nos hábitos alimentares nas últimas três décadas, especialmente quanto ao consumo de bebidas e de alimentos industrializados processados com aditivos químicos. No mesmo período, houve diminuição do consumo de alimentos naturais e frescos, como carnes com baixo teor de gordura, verduras, vegetais e frutas. Esta teoria indica que o aumento do risco para asma e atopia está relacionado aos baixos níveis de ácidos graxos poli-insaturados e consumo de alimentos antioxidantes, como vitaminas A, C e E, selênio, zinco, magnésio, manganês e ômega 3. Os alimentos mencionados possuem propriedades para redução dos danos oxidativos pulmonares (Patel et al., 2006).

Halken (2004) revisou publicações sobre alimentação e sua associação com asma e alergias. O estudo concluiu que o maior tempo de aleitamento materno exclusivo e/ou a introdução tardia da alimentação complementar têm sido associados a variáveis como menor frequência de alergia à proteína do leite de vaca, dermatite atópica, sibilância e asma em idades tardias, especialmente entre crianças com história familiar de atopia.

Em recente estudo de coorte, concomitante a ensaio de campo randomizado que investigou a efetividade de orientações nutricionais no primeiro ano de vida, verificou-se que o aleitamento materno por período superior a seis meses associa-se à proteção para atopia. Os resultados sugeriram a existência de um potencial de intervenção para diminuir o impacto da asma por meio de intervenções na dieta já no primeiro ano de vida (Strassburger et al., 2010).

De acordo com o Consenso Brasileiro sobre Alergia Alimentar (Solé et al., 2008), a asma provocada isoladamente por alergia alimentar é um evento raro, e os aditivos alimentares são causas incomuns de dispneia. Contudo, a alergia alimentar em lactentes, em especial à proteína do leite de vaca ou ao ovo, pode ser um fator de risco para o desenvolvimento posterior de asma. É elevada a prevalência de asma em pessoas com alergia ao leite de vaca (Panush, 1993; Solé et al., 2008).

Evidências sugerem que a deficiência de vitamina D esteja associada ao aumento da reatividade das vias aéreas, à diminuição da função pulmonar, à piora do controle da asma e à possibilidade de resistência aos corticosteroides utilizados no tratamento dessa doença. Os pesquisadores discutiram, ainda, que a suplementação com vitamina D pode melhorar o controle da asma por inibir o influxo de citocinas inflamatórias e aumentar a secreção de interleucina 10 pelas células T reguladoras e pelas células dendríticas (Sandhu e Casale, 2010). A deficiência de vitamina D pode explicar por que os pulmões estão anormais antes da ocorrência de infecção, uma vez que, em modelos animais com deficiência dessa vitamina, o desenvolvimento pulmonar apresentava-se anormal. Pode explicar, também, as diferenças entre os meios urbano e rural e as etnias branca e negra quanto à prevalência de asma e às diferenças na prevalência entre países industrializados e rurais, uma vez que essas diferenças refletem as tendências epidemiológicas da deficiência de vitamina D. A ausência da suplementação com óleo de fígado de bacalhau no período da gravidez e em crianças que, em geral, ficam o maior tempo em lugares fechados, bem como o aumento do uso de protetores solares, foram responsáveis pelo aumento da deficiência dessa vitamina (Weiss, 2008).

1.4.3 Hipótese ambiental

Refere-se às condições do ar intra e extradomiciliar (ar atmosférico) para a etiologia da alergia e da asma. A atuação do meio ambiente sobre o trato respiratório dos indivíduos como um potencial fator de risco para o desenvolvimento de doenças respiratórias tem sido objeto de estudo nos últimos anos. Os principais poluentes do ar domiciliar, que favorecem o desencadeamento de uma crise de asma, são os alérgenos de ácaros da poeira; os insetos, como baratas, animais domésticos e fungos; e os poluentes químicos dos *sprays* de limpeza e capilares, da fumaça do tabaco, de fogões a lenha e dos compostos emitidos pela combustão de fogões a gás (Stirbulov et al., 2006; Franklin, 2007). Com relação aos poluentes atmosféricos, destacam-se o ozônio (O_3), os óxidos de nitrogênio (principalmente o NO e o NO_2), o dióxido de enxofre (SO_2), o monóxido de carbono (CO) e os materiais particulados (Bascom et al., 1996; Trasande e Thurston, 2005).

A fumaça proveniente do tabaco é um poluidor domiciliar comum e um importante fator contribuinte para a presença e gravidade da asma. Ela atua aumentando a resistência dos asmáticos aos corticoides e a constrição da via aérea, induzindo a uma intensa resposta netrofílica e sustentando a inflamação brônquica crônica. O tabagismo passivo é um fator de risco documentado para a manifestação de doenças respiratórias, mas as evidências sobre a associação entre tabagismo passivo e asma são conflitantes. Alguns estudos confirmam essa associação (Martinez et al., 1992; Chen, 1994), mas outros não (Wilson et al., 2001). Apesar disso, estudos têm relacionado a exposição passiva à fumaça de tabaco com o aumento na prevalência, na incidência e na morbidade de asma na infância. Em uma meta-análise, verificou-se *odds ratio* de 1,21 vezes (IC = 95%: 1,10-1,34) maior para asma em crianças cujos pais, qualquer um deles, fumassem (Cook e Strachan, 1997).

Os alérgenos intradomiciliares mais frequentes são os ácaros *Dermatophagoides pteronyssinus*, *Dermatophagoides farinae* e *Blomia tropicalis*. Outros alérgenos inaláveis (pólen, fungos, pelos de gatos e cães) são importantes, mas sensibilizam um número menor de indivíduos (Stirbulov et al., 2006). O *Der p I* é um exemplo de alérgeno da poeira doméstica. Excretado por ácaros na forma de partículas fecais que se acumulam na poeira doméstica, ele participa diretamente na patogênese da asma, ativando as células inflamatórias nas vias aéreas (Tovey et al., 1981). Além disso, ocorre aumento de anticorpos IgE específicos em asmáticos e atópicos para os alérgenos da barata (*Bla g 1* e *Bla g 2*), de gatos (*Fel d 1*) e de cães (*Can f 1*). Em gatos, o alérgeno *Fel d 1* provém dos folículos pilosos, principalmente da face e das glândulas salivares. Em cães, o *Can f 1* é encontrado em sua saliva e pelos. Em baratas, o alérgeno *Bla g 2*, considerado o mais importante, provém de seus intestinos e é eliminado pelas fezes (Chapman et al., 2007).

As condições meteorológicas – temperatura, umidade relativa do ar e velocidade dos ventos – podem aumentar a duração da exposição aos poluentes e impedir sua dissipação (Trasande e Thurston, 2005). Estudos epidemiológicos verificaram que a elevação dos níveis de O_3 tem sido relacionada ao aumento na morbidade por asma. Ozônio, monóxido de carbono e material particulado produzem radicais livres ou produtos tóxicos intermediários no pulmão e geram lesões, resultando em um aumento de permeabilidade ou acúmulo de proteínas plasmáticas no espaço aéreo pulmonar. Isso leva ao aumento da inflamação e ao estímulo das vias neurais aferentes das vias aéreas, bem como ao aumento da sensibilidade brônquica (Bhalla e Young, 1992).

Em um estudo envolvendo 56 países, concluiu-se que a asma e o eczema em crianças podem ser afetados pelo clima (Weiland et al., 2004). A prevalência de sintomas de asma foi inversamente relacionada à umidade relativa do ar, à altitude e à variação anual de temperatura. A relação entre poluição aérea e presença de asma ainda permanece controversa e não pode explicar completamente o aumento de sua frequência nos últimos anos, pois diversos fatores interferem nos resultados obtidos, dificultando sua interpretação.

1.4.4 Hipótese da obesidade

Esta hipótese sugere que indivíduos obesos têm maior risco para o desenvolvimento de asma, o que estaria relacionado ao efeito mecânico respiratório, à genética e a mediadores inflamatórios (Tantisira e Weiss, 2001).

Fatores mecânicos são considerados importantes para a presença de distúrbios respiratórios em indivíduos obesos. Pessoas obesas precisam de maior esforço para expandir a caixa torácica, o que acarreta alteração do volume pulmonar (reserva expiratória e capacidade funcional residual) e do calibre das vias aéreas. A redução do volume pulmonar observada em indivíduos obesos está associada à redução do diâmetro das vias aéreas periféricas, causada pela alteração na função pulmonar e na estrutura dos músculos lisos (Teixeira et al., 2003; Beuther et al., 2006). O refluxo gastroesofágico é considerado um efeito mecânico, sendo comumente associado a sintomas respiratórios de asma em adultos e crianças (Sontag, 2000), ao excesso de peso e à obesidade (Ruhl e Everhart, 1999) – embora existam controvérsias (Lagergren et al., 2000). Os mecanismos dessa associação envolvem a microaspiração do conteúdo gástrico induzido pelo refluxo, com irritação das vias aéreas, e a broncoconstrição reflexa induzida pelo refluxo ácido (Patterson e Harding, 1999). Mecanicamente, esses efeitos podem ser mediados via pressão abdominal com aumento do gradiente de pressão gastroesofágica (Zacchi et al., 1991). Intervenções de redução de peso têm sido associadas com a melhora dos sintomas de refluxo gastroesofágico (Dixon e O'Brien, 1999).

Com relação à genética, tanto a obesidade quanto a asma podem apresentar genes localizados em regiões cromossômicas comuns. Isso poderia aumentar o potencial hereditário de um mesmo indivíduo e levar a traços simultâneos das duas doenças. Muitos dos possíveis genes da obesidade podem secretar proteínas que produzirão substâncias (citocinas inflamatórias) que interferem na fisiopatogenia da asma (Tattersfield et al, 2002). Algumas regiões específicas do genoma humano estão relacionadas tanto com a asma quanto com a obesidade, como as regiões 5q, 6p, 11q e 12q. Essas regiões, por sua vez, codificam genes candidatos comuns, como o receptor β_2 adrenérgico, cuja função é relaxar a musculatura lisa brônquica, e o Fator de Necrose Tumoral-α (TNFα), um dos principais mediadores da inflamação das mucosas (Tantisira e Weiss, 2001).

Outra característica sobre a hipótese da obesidade refere-se a mediadores inflamatórios comuns. A recente descoberta sobre a obesidade também ser uma doença caracterizada por inflamação crônica deve-se ao fato de o nível circulante de muitas citocinas e proteínas de fase aguda associadas à inflamação apresentarem-se elevadas em indivíduos obesos. Os adipócitos produzem citocinas e proteínas de fase aguda que elevam a produção e a circulação de fatores relacionados à inflamação (Trayhurn, 2007). Acredita-se que indivíduos obesos possuam citocinas pró-inflamatórias aumentadas, e essas substâncias estariam relacionadas à resposta inflamatória das vias aéreas, agravando os sintomas da asma. O tecido adiposo propaga a inflamação local e sistemicamente, recrutando macrófagos e liberando citocinas (leptina, IL-6, TNF-α, fator de crescimento (TNG-β1), proteína C reativa (PCR) e eotaxina), e essas substâncias parecem ser responsáveis pelo aumento da asma em indivíduos obesos. Entre as adipocinas relacionadas aos processos inflamatórios entre obesidade e asma, quatro delas vêm recebendo especial atenção da literatura especializada: IL-6, TNFα, adiponectina e leptina (Fredberg et al., 1999; Mai et al., 2004; Beuther et al., 2006). Em recente meta-análise com sete estudos prospectivos e mais de 330 mil indivíduos, o risco relativo para asma em adultos obesos foi 1,92 vezes [1,45-2,59] maior comparado aos de peso saudável, não havendo diferença entre homens (1,46 [1,05-2,02]) e mulheres (1,68 [1,45-1,94]) (Beuther e Sutherland, 2007).

No entanto, a associação da obesidade como fator de risco para a asma ainda não está livre de controvérsias. Ainda são pouco conhecidos os mecanismos fisiológicos, imunológicos, mecânicos, genéticos, ambientais e dietéticos que participam dessa relação (Camilo et al., 2010).

É importante destacar, ainda, que a asma também pode ser desencadeada por distúrbios psicológicos (como ansiedade e ataques de pânico); pelo uso de betabloqueadores por via sistêmica ou tópica, de aspirina e de outros anti-inflamatórios não hormonais; bem como pela hiperventilação provocada pelo exercício físico (broncoespasmo induzido pelo exercício). Os exercícios físicos serão discutidos mais adiante (Solé et al., 2006; GINA, 2014).

Além do componente genético, as hipóteses ligadas à higiene, à dietética, ao ambiente e à obesidade, em conjunto, podem explicar – cada uma com seu grau de importância – o aparecimento da asma nas etapas iniciais da vida, além de estarem relacionadas à gravidade da doença.

1.5 Diagnóstico da asma

O diagnóstico da asma deve basear-se na anamnese, no exame clínico e, sempre que possível, nas provas de função pulmonar e na avaliação de alergias associadas. Habitualmente, a asma pode ser diagnosticada com base nos sintomas. Entretanto, medidas da função pulmonar e, particularmente, a reversibilidade da função pulmonar aumentam muito a confiança diagnóstica (GINA, 2014; SBPT, 2012a).

Os médicos consideram o diagnóstico de asma em qualquer uma das seguintes situações (GINA, 2014):

- Sibilos expiratórios, especialmente em crianças (um exame físico normal do tórax não exclui probabilidade de asma).
- Histórico para qualquer dos seguintes sinais/sintomas:
    - tosse, particularmente se piorar durante a noite;
    - sibilos recorrentes;
    - falta de ar e dificuldade respiratória recorrente;
    - opressão torácica recorrente;
    - eczema, histórico familiar de asma ou de doenças atópicas.
- Sintomas ocorrem ou pioram durante a noite.
- Sintomas ocorrem ou pioram na presença de:
    - exercício físico mal realizado;
    - ácaros;
    - pelos de animais;

  - aerossóis e irritantes químicos;
  - pólen;
  - mudanças de temperatura e umidade;
  - infecções (virais) respiratórias;
  - fumaça;
  - remédios (como aspirina e betabloqueadores);
  - emoções fortes.
- Limitação ao fluxo aéreo reversível ou variável medida por meio de um espirômetro (medida do VEF_1 – volume expiratório forçado no primeiro segundo) ou de um medidor de pico de fluxo expiratório (PFE).
  - Quando se utiliza o espirômetro, considera-se para o diagnóstico de asma: o VEF_1 aumentar pelo menos 200 ml após o uso do broncodilatador e 12% de seu valor pré-broncodilatador; ou o VEF_1 diminuir mais de 10% após 6 a 8 minutos de corrida rápida (80-90% da FCmáx).
  - Quando se usa o medidor de PFE, considera-se para o diagnóstico de asma: o PFE aumentar mais de 15% após 15 a 20 minutos da inalação de um beta-2 agonista de ação rápida; ou o PFE variar mais de 20% entre a medida da manhã, feita ao acordar, e a realizada 12 horas depois em pessoas usando um broncodilatador (ou variar mais de 10% em asmáticos que não estiverem utilizando um broncodilatador); ou o PFE diminuir mais de 15% após 6 a 8 minutos de corrida rápida (80-90% da FCmáx.).

O Quadro 1.1 apresenta a classificação da gravidade da asma. Após o diagnóstico levando em consideração os critérios mencionados anteriormente, o médico realiza a classificação da gravidade da asma analisando os sintomas, as atividades diárias, as crises, os sintomas noturnos, a frequência de utilização do broncodilatador e a porcentagem de melhora após o uso do broncodilatador.

Quadro 1.1 – Classificação da gravidade da asma

	Intermitente	Persistente leve	Persistente moderada	Persistente grave
Sintomas: falta de ar, aperto no peito, chiado e tosse	≤ 1 vez/semana	≥ 1 vez/semana e < 1 vez/dia	Diários, mas não contínuos	Diários e contínuos
Atividades	Em geral normais (falta ocasional no trabalho ou na escola)	Limitação para grandes esforços (faltas ocasionais no trabalho ou na escola)	Prejudicadas (algumas faltas no trabalho ou na escola; sintomas com exercícios moderados, como subir escada)	Limitação diária (faltas frequentes no trabalho ou na escola; sintomas com exercícios leves, como andar em superfícies planas)
Crises*	Ocasionais/ leves (controladas com broncodilatadores, sem ida à emergência)	Infrequentes (algumas requerendo o uso de corticoides)	Frequentes (algumas com ida à emergência, uso de corticoides sistêmicos ou internação)	Frequentes/ graves (necessidade de corticoide sistêmico, internação ou com risco de vida)
Sintomas noturnos**	Raros (≤ 2 vezes/mês)	Ocasionais (> 2 vezes/ mês e ≤ 1 vez/ semana)	Comuns (> 1 vez/ semana)	Quase diários (> 2 vezes/ semana)
Broncodilatador (bd) para alívio	≤ 1 vez/semana	Ocasionais > 2 vezes/mês e ≤ 1 vez/semana	Comuns > 1 vez/semana	Quase diários > 2 vezes/ semana
PFE ou VEF_1 nas consultas	Pré-bd > 80% previsto	Pré-bd ≥ 80% previsto	Pré-bd entre 60% e 80% previsto	Pré-bd < 60% previsto

* Asmáticos com crises infrequentes, mas que coloquem a vida em risco, devem ser classificados na categoria *persistente grave*.

** Despertar noturno regular com chiado ou tosse é um sintoma grave.

VEF_1: volume expiratório forçado no primeiro segundo; PFE: pico de fluxo expiratório.

Fonte: Stirbulov et al. (2006).

1.6 Tratamento da asma

A principal meta do tratamento da asma é o controle dos sintomas da doença e a prevenção de crises. O completo controle da asma é frequentemente obtido com os tratamentos atualmente disponíveis, e o tratamento inicial da asma pode ser iniciado de acordo com os critérios de gravidade apresentados no Quadro 1.2. A introdução precoce do tratamento anti-inflamatório com corticosteroides inalatórios resulta em melhor controle dos sintomas, podendo preservar a função pulmonar a longo prazo e, eventualmente, prevenir ou atenuar o remodelamento das vias aéreas. Alguns indivíduos com asma grave podem desenvolver obstrução irreversível após muitos anos de atividade da doença sem o tratamento adequado. Recomenda-se, sempre que possível, a realização de espirometria de controle no mínimo semestralmente nos casos mais graves e anualmente para todos os asmáticos (Stirbulov et al., 2006).

São utilizados dois tipos de medicação para a asma: uma de controle, que previne o surgimento dos sintomas e das crises, e outra de alívio, que atua rapidamente no tratamento de crises ou no alívio de sintomas. A medicação inalatória é preferível, dada sua alta razão terapêutica: grandes concentrações de drogas são liberadas diretamente nas vias aéreas, com potentes efeitos terapêuticos e poucos efeitos sistêmicos. A seguir são apresentados os recursos terapêuticos para tratamento de manutenção e os utilizados no resgate de sintomas agudos (Stibulov et al., 2006; GINA, 2014).

- Os recursos terapêuticos para o *tratamento de manutenção* da asma envolvem:
  - *Corticosteroide inalatório (CI)*: trata-se do principal medicamento utilizado no tratamento de manutenção, profiláctico e anti-inflamatório, tanto em adultos como em crianças.
  - *Beta-agonistas de ação prolongada (LABA)*: são utilizados em associação aos CI em asmáticos acima de quatro anos de idade e quando os CI forem insuficientes para promover o controle da asma.

- *Antagonistas de receptores de leucotrienos cisteínicos (antileucotrienos)*: para alguns indivíduos com asma persistente, os antileucotrienos podem ser úteis como medicação substitutiva aos LABA e adicional à associação entre LABA e CI.
- *Teofilina*: é um broncodilatador dotado de propriedades anti-inflamatórias, sendo utilizado apenas como medicamento adicional aos CI em asmáticos não controlados.
- *Omalizumabe*: anticorpo monoclonal recombinante humanizado específico. Sua principal característica é inibir a ligação da IgE com seu receptor de alta afinidade (FcεRI). Ocasiona marcada inibição da broncoconstrição induzida por alérgeno nas fases precoce e tardia da inflamação, acarretando redução da hiper-responsividade das vias aéreas. O tratamento com a anti-IgE é indicado para asmáticos com mais de doze anos de idade e portadores de asma de difícil controle.
- *Bambuterol* (beta-agonista de ação prolongada por via oral): pró-droga da terbutalina oral com ação broncodilatadora prolongada, o que permite a administração apenas uma vez ao dia. É eficaz em pessoas com asma noturna.
- *Cromonas*: o papel do cromoglicato de sódio no tratamento a longo prazo da asma em adultos é limitado. Sua eficácia tem sido descrita na asma persistente leve e no broncoespasmo induzido por exercício. Seus efeitos anti-inflamatórios são fracos e menores do que os provenientes de doses baixas de CI.
- *Imunoterapia específica com alérgenos (IT)*: consiste na administração de doses progressivamente maiores (não exacerbadas) de alérgenos específicos em pessoas sensibilizadas, buscando a indução do estado de tolerância.

- Recursos terapêuticos utilizados no *resgate de sintomas agudos* da asma envolvem:
  - *Beta-2 agonistas inalatórios de curta duração*: medicamentos de escolha para alívio dos sintomas de broncoespasmo durante as

exacerbações agudas de asma e como pré-tratamento (preventivo) do broncoespasmo induzido por exercício.

- *Glicocorticoides orais*: indicados no tratamento das exacerbações graves da asma.
- *Anticolinérgicos inalatórios*: podem ser usados no tratamento das exacerbações graves de asma e associados ao beta-2 agonista de curta duração ou em sua substituição, no caso de efeitos adversos como taquicardia e arritmia cardíaca.

Quadro 1.2 – Exemplo de um plano de ação

Nome:______________________________________ Idade: ________ anos

Seu tratamento de uso contínuo – use diariamente: ________________________

Antes do exercício, use: ____

Quando aumentar meu tratamento

Avalie o nível de controle da sua asma.

Na semana passada, você teve:

- sintomas diurnos mais do que duas vezes?
  ( ) Sim ( )Não
- atividade ou exercício limitado pela asma?
  ( ) Sim ( )Não
- acordou durante a noite com sintomas?
  ( ) Sim ( )Não
- precisou usar medicação de resgate mais do que duas vezes?
  ( ) Sim ( )Não
- se você está monitorando seu pico de fluxo expiratório, ele está menor que ______?
  ( ) Sim ( )Não

Se você respondeu *sim* a três ou mais dessas perguntas, sua asma pode não estar controlada, e é possível que você tenha de aumentar sua medicação.

Aumente seu tratamento conforme a orientação a seguir e avalie seu controle diariamente: ____
(escreva aqui o próximo passo)

Mantenha esse tratamento por _______ dias (especificar o número de dias)

Quando ligar para o meu médico/clínica
Chame seu médico/clínica no telefone __________________ se você não melhorar em _______ dias.

Procure uma emergência se:

- você estiver com falta de ar grave, conseguindo falar apenas frases curtas; ou
- você estiver com falta de ar grave e estiver preocupado ou com medo; ou
- você tiver de usar sua medicação de resgate ou de alívio a cada quatro horas ou menos e não estiver melhorando.

Nesse caso:

- Inale de 2 a 4 doses de seu medicamento ________________ (nome da medicação de resgate).
- Tome ________ mg de __________________ (corticoide oral).
- Procure ajuda médica em uma emergência.
- Continue usando sua medicação de alívio até conseguir ajuda médica.

Fonte: Adaptado de GINA (2014).

- O que a pessoa asmática pode esperar de um bom tratamento para asma?
  - participar de todas as atividades de maneira ativa e não apresentar sintomas ou ter pouca frequência deles, incluindo os noturnos;
  - dormir bem durante a noite;
  - prevenir crises fortes, ter crises mínimas ou esporádicas;

   - ter função pulmonar quase normal (monitor de PFE e/ou espirometria);
   - evitar efeitos colaterais, com uso mínimo possível de medicação de alívio;
   - não ter necessidade de consultas de emergência ou hospitalização.
   - não ter limitações para os exercícios físicos.
- O que fazer para que o tratamento da asma tenha sucesso?
   - conhecer a doença;
   - identificar os fatores alérgenos e manter distância deles;
   - usar corretamente os medicamentos;
   - registrar corretamente os sintomas e sua intensidade;
   - seguir o plano de ação prescrito pelo médico (modelo no Quadro 1.2).
- Uma crise de asma raramente aparece de repente; ela surge depois de sinais sutis:
   - queda nas medidas do PFE;
   - tosse seca persistente, principalmente noturna;
   - fadiga ou cansaço fácil nas atividades diárias (menor disposição);
   - sensação de aperto ou dor no peito;
   - respiração mais acelerada que usualmente;
   - lacrimejamento ou coceira nos olhos;
   - coceira na garganta ou garganta "arranhando";
   - coceira no queixo;
   - crise de espirros;
   - coriza ou nariz entupindo;
   - dor de cabeça;
   - febre;
   - olheiras;
   - mudanças na cor da pele.

Diante dos conceitos atuais do tratamento da asma e da terapêutica disponível, capaz de prevenir as crises obstrutivas provocadas pelas atividades físicas, é necessário estimular os asmáticos à prática de exercícios físicos bem-orientados, com o objetivo de incorporar sua importância e seus benefícios ao cotidiano e evitar, dessa maneira, o isolamento, a superproteção e o medo que, por desinformação, levam à inatividade física e à incapacidade funcional (Teixeira, 2008).

1.7 Programa educativo para a asma

Segundo a Global Initiative for Asthma (GINA, 2014), o cuidado apropriado com a asma pode ajudar o doente a prevenir a maior parte das crises, livrar-se de sintomas problemáticos diurnos e noturnos e manter-se fisicamente ativo. Destacam-se, desse modo, seis pontos:

1.7.1 Educação em saúde e desenvolvimento de uma parceria no cuidado com a asma

Envolver o asmático ativamente no manejo de sua doença o ajuda a prevenir a ocorrência de problemas e a viver produtivamente, levando uma vida fisicamente ativa. O asmático pode aprender a:

- reconhecer a asma e seus fatores desencadeantes;
- evitar fatores de risco;
- tomar corretamente a medicação;
- compreender a diferença entre medicação de controle e de alívio;
- monitorar seu estado usando os sintomas e, se possível, o monitor de PFE;
- reconhecer os sinais de piora da asma e agir;
- procurar ajuda médica quando apropriado;
- saber agir diante de uma crise de asma.

Um plano de manejo da asma deve cobrir:

- Passos preventivos para controle a longo prazo:
  - Quais fatores de risco para a asma devem ser evitados?
  - Qual a medicação diária a ser tomada?

- Ações para acabar com as crises:
  - Como reconhecer que a asma está piorando? Listar os indicadores de piora apesar do aumento da medicação, tais como aumento da tosse, opressão torácica, sibilos, dificuldade respiratória, distúrbios do sono ou PFE abaixo do melhor valor pessoal.
  - Como tratar a piora da asma? Listar os nomes e doses dos medicamentos de alívio e dos corticosteroides e especificar quando usá-los.
  - Como e quando buscar ajuda médica? Listar indicadores, tais como crise de início súbito, falta de ar quando descansado ou falando poucas palavras, sentimento de pânico, PFE abaixo de determinado valor ou história de crises graves. Anotar o nome do médico, o endereço e o número do telefone do consultório médico, da clínica ou do hospital.

1.7.2 Avaliação e monitoramento da gravidade da asma

- O controle da asma requer cuidado continuado e monitoramento.
- A monitoração inclui a revisão dos sintomas e, tanto quanto possível, a medida da função pulmonar: medir o PFE diariamente (e haver em todas as consultas médicas a espirometria – preferível, mas nem sempre disponível), junto com a revisão dos sintomas. Um PFE consistentemente maior de 80% do melhor valor pessoal sugere bom controle.
- Consultas regulares (com 1 a 6 meses de intervalo, conforme apropriado) são essenciais, mesmo depois que o controle da asma estiver estabelecido.

- A adesão aos planos de manejo da asma é maior quando os asmáticos têm a oportunidade de falar sobre suas preocupações, medos e expectativas relacionados à sua doença.

1.7.3 Não exposição a fatores de risco

Para melhorar o controle da asma e reduzir a necessidade de medicação, os asmáticos devem evitar a exposição aos fatores de risco (alérgenos e irritantes que fazem a asma piorar). O Quadro 1.3 apresenta um resumo dos fatores de risco habituais para a asma e medidas para reduzir a exposição.

Quadro 1.3 – Fatores de risco para a asma e medidas de ação para reduzir a exposição

Fator de risco	Ação
Alérgeno de ácaros domésticos (tão pequenos que não são visíveis a olho nu)	Lave os lençóis e cobertores semanalmente com água quente e seque-os com ar quente ou ao sol. Cubra travesseiros e colchões com capas antiácaros. Troque carpetes e tapetes por piso de madeira ou de cerâmica, especialmente nos quartos. Use móveis de madeira, vinil ou couro em vez de forros de tecidos. Utilize aspiradores de pó com filtro. Se tiver sofás de tecido, tapetes e carpetes, lave-os com escova, água morna e vinagre frequentemente.
Fumaça de tabaco (se o paciente fuma ou respira a fumaça dos cigarros alheios)	Fique longe da fumaça dos cigarros. Pacientes e seus familiares não devem fumar.
Alérgenos de pelos de animais	Remova os animais da casa ou, pelo menos, dos quartos e dê banhos semanais neles.
Alérgeno de baratas	Limpe bem a casa e com regularidade. Utilize *sprays* pesticidas, mas tenha certeza de que o paciente não esteja em casa no momento em que for usá-los.
Pólen e mofo externo	Feche portas e janelas e fique dentro de casa na época em que a dispersão de pólen for comum.
Mofo doméstico	Reduza a umidade na casa e limpe as áreas mais úmidas frequentemente.
Atividades físicas	Não evite a atividade física. Sintomas podem ser prevenidos pelo uso de broncodilatadores de ação rápida, cromonas ou antileucotrienos antes do exercício vigoroso. É preciso haver também aquecimento apropriado, respiração nasal e condições climáticas e ambientais adequadas.

continua

continuação

Fator de risco	Ação
Remédios	Não tome betabloqueadores, aspirinas ou anti-inflamatórios não esteroidais se esses remédios lhe causarem sintomas da asma. Converse com seu médico.

Fonte: GINA (2014).

1.7.4 Esquema medicamentoso individual para o manejo da asma a longo prazo

Uma abordagem em etapas é usada para classificar a gravidade da asma e guiar o tratamento medicamentoso. O número e a frequência dos remédios aumentam (passo anterior) à medida que a necessidade da medicação aumenta, e diminuem (passo a seguir) quando a asma está controlada.

A asma persistente é mais efetivamente controlada pelo tratamento de longo prazo, que suprime e reverte a inflamação, do que tratando apenas a broncoconstrição aguda e os sintomas a ela relacionados. Agentes anti-inflamatórios, particularmente os corticosteroides inalatórios, são, atualmente, a medicação preventiva de longo prazo mais efetiva, além de serem eficazes também na redução das crises de asma.

Há duas maneiras de conseguir controlar a asma. A primeira delas é a preferida pelos médicos:

- O médico estabelece prontamente o controle valendo-se de um esquema medicamentoso potente (por exemplo, associando um período curto de corticosteroide oral e/ou alta dose de corticosteroide inalável associado ao beta-2 agonista de longa duração inalável e ao esquema terapêutico que corresponde ao nível de gravidade da asma) e depois passa para a próxima etapa.
- Inicia o tratamento na etapa mais apropriada para o nível de gravidade da asma e segue os passos anteriores se necessário.

O médico avança um passo se o controle não for atingido e mantido. Geralmente, a melhora deve ser alcançada dentro de um mês. No entanto, primeiramente, deve-se rever a técnica de uso da medicação, a adesão e a prevenção aos fatores de risco.

O médico recua um passo se o controle for sustentado por pelo menos 3 meses e dá passos graduais na redução do tratamento. O objetivo é reduzir a medicação ao mínimo necessário para manter o controle.

O tratamento deve ser revisto a cada 3 a 6 meses, uma vez que a asma estiver controlada.

1.7.5 Esquemas individuais para o manejo das crises de asma

Crises de asma são episódios de aumento progressivo da falta de ar, da tosse, dos sibilos ou da opressão torácica ou a combinação desses sintomas. Não se deve subestimar a gravidade de uma crise. Uma crise grave de asma pode apresentar risco de vida. Pessoas com alto risco de morrer por asma são aquelas que apresentam:

- história de asma quase fatal;
- hospitalização ou ida ao pronto-socorro no ano anterior ou entubação prévia por asma;
- uso atual ou suspensão recente de corticosteroide oral;
- superdependência em beta-2 agonista inalatório de ação rápida;
- histórico de problemas psicossociais ou de negação da asma ou de sua gravidade;
- histórico de não adesão ao plano de tratamento da asma.

Asmáticos devem buscar ajuda médica imediatamente se:

- a crise for grave: o paciente está dispneico em repouso, inclina-se para frente, fala pausadamente sem conseguir formar frases completas (os bebês param de mamar), está agitado, sonolento ou confuso, tem bradicardia ou frequência respiratória maior do que 30 batimentos por minuto, apresenta sibilos baixos ou ausentes, pulso superior a 120 bpm (> 160 bpm em bebês), PFE abaixo de 60% do predito ou do melhor valor pessoal mesmo antes do tratamento inicial, exaustão;

- a resposta ao tratamento broncodilatador inicial não é imediata ou sustentada por pelo menos 3 horas;
- não há melhora dentro de 2 a 6 horas depois que o tratamento com corticosteroide oral tiver sido iniciado;
- a deterioração progride.

É preciso que a crise de asma seja atendida imediatamente por meio dos seguintes medicamentos:

- beta-2 agonista inalatório de ação rápida em doses adequadas são essenciais. Se a medicação inalatória não estiver disponível, broncodilatadores orais podem ser considerados;
- corticosteroides orais introduzidos precocemente durante uma crise moderada ou grave ajudam a reverter a inflamação e a acelerar a recuperação;
- deve ser dado oxigênio em Unidades de Saúde ou em hospitais se o asmático estiver hipoxêmico (com baixo nível de oxigênio no sangue);
- as metilxantinas não são recomendadas se usadas em adição a altas doses de beta-2 agonista inalatório. Entretanto, a teofilina pode ser usada se os beta-2 agonistas inalatórios não estiverem disponíveis;
- a epinefrina (adrenalina) pode estar indicada para o tratamento agudo da anafilaxia e do angioedema (inchaço localizado na derme, sob a pele).

Os tratamentos não recomendados para tratar as crises de asma incluem:

- sedativos (estritamente evitáveis);
- drogas mucolíticas (podem piorar a tosse);
- exercícios respiratórios (podem aumentar o desconforto);
- hidratação com grandes volumes de fluidos para adultos e para crianças maiores (pode ser necessário para crianças menores e bebês);

- antibióticos (não tratam as crises, mas estão indicados para asmáticos que também tenham pneumonia ou infecção bacteriana, como sinusite).

As crises leves podem ser tratadas em casa, pois o asmático deve ser capacitado a obter um plano pessoal de manejo da asma que inclua as etapas de ações. Crises moderadas podem requerer (e crises graves usualmente requerem) tratamento em uma Unidade de Saúde.

Deve-se monitorar a resposta ao tratamento, avaliar os sintomas e, sempre que possível, medir o PFE. No hospital se avalia a saturação de oxigênio no sangue em asmáticos com suspeita de hipoventilação, exaustão, desconforto respiratório grave ou PFE entre 30% e 50% do predito.

1.7.6 Seguimento regular

Pacientes asmáticos necessitam de supervisão regular e suporte de um profissional de saúde que esteja capacitado. O monitoramento contínuo é essencial para assegurar o alcance dos objetivos e proporcionar uma rotina de vida normal ao asmático. Com o controle da asma estabelecido, é importante realizar consultas regulares, com 1 a 6 meses de intervalo de acordo com o caso. Durante essas consultas, o médico geralmente monitora e revê o plano de tratamento, a medicação, seu uso e o nível de controle da asma.

1.8 Medidas e avaliação para pessoas com asma

A subavaliação pode resultar no tratamento inadequado e, consequentemente, em prejuízos para a qualidade de vida do asmático. O tratamento impróprio pode levar o asmático ao acometimento de crises frequentes, promovendo baixa resistência para as atividades físicas em virtude da privação do pleno desenvolvimento de suas aptidões. Desse modo, o asmático leva o rótulo de "pessoa (ou criança) doente", sofrendo, como consequência, a rejeição dos colegas. O tratamento inadequado pode levar também ao remodelamento das vias aéreas e à obstrução irreversível do fluxo aéreo, e, embora a frequência de mortalidade por asma ainda seja pequena, o risco de morte por uma crise asmática é inquestionável. Os avanços na área do conhecimento e controle da asma alcançados nos últimos 20 anos tornam possível fornecer a 95% dos asmáticos uma boa qualidade de vida. Infelizmente, os recursos relativos à terapêutica e aos programas educativos/preventivos com profissionais habilitados não estão ao alcance da maioria dos pacientes. Um programa educativo sobre a doença é essencial para a conscientização do asmático e de seus familiares, para que estabeleçam relações entre os fatores desencadeantes e a expressão dos sintomas (Teixeira, 2008).

Anteriormente, vimos no programa educativo em asma que é necessário fazer um registro diário dos sintomas. Esse registro tem por finalidade fazer os asmáticos anotarem os sintomas, efetuarem a medida do PFE e registrarem o uso da medicação. A rotina no preenchimento do registro auxilia o asmático no reconhecimento precoce da exacerbação e no conhecimento sobre sua doença.

O monitor de pico de fluxo expiratório, ou *peak flow meter*, é um aparelho que mede a velocidade máxima de ar que sai dos pulmões (em litros por minuto), mensurando o grau de obstrução e inflamação das vias aéreas. Serve, também, para verificar a eficiência dos medicamentos e a resposta ao uso do broncodilatador, bem como para avaliar a gravidade de uma crise. Durante uma crise de asma, os brônquios encontram-se estreitados e obstruídos, de modo que, consequentemente, o ar flui com dificuldade. O monitor mede o grau desse estreitamento e obstrução. É importante salientar que a medição é possível antes do aparecimento dos sintomas, o que permite uma ação precoce. Trata-se de uma ferramenta simples e de fácil utilização.

A medida do PFE é importante para o diagnóstico, o monitoramento e o controle da asma. A variação diurna do PFE pode ser utilizada para se documentar a obstrução do fluxo aéreo. São indicativos de asma (Stirbulov et al., 2006):

- variação diurna no PFE maior do que 20% (diferença entre a maior e a menor medida do período é dividida pela maior medida e expressa em percentual), considerando-se medidas feitas pela manhã e à tarde/noite, ao longo de um período de duas a três semanas;

- aumento de pelo menos 15% no PFE após inalação de um broncodilatador ou um curso oral de corticosteroide.

A medida do PFE ajuda a saber se:

- os medicamentos estão tendo uma ação adequada;
- é necessário outro medicamento ou a alteração de doses;
- a asma está controlada.

O PFE também pode ajudar na:

- identificação de fatores desencadeantes;
- verificação da resposta aos broncodilatadores;
- avaliação precoce da crise;
- avaliação da gravidade da crise.

1.8.1 Como utilizar corretamente o monitor de pico de fluxo expiratório?

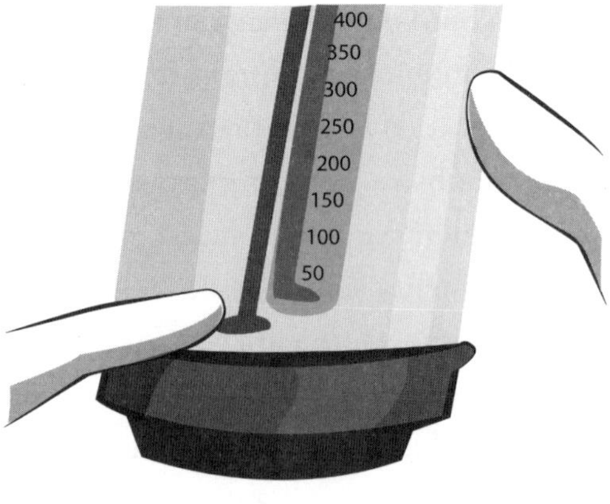

FIGURA 1.3 – Verifique se o marcador está no ponto zero.

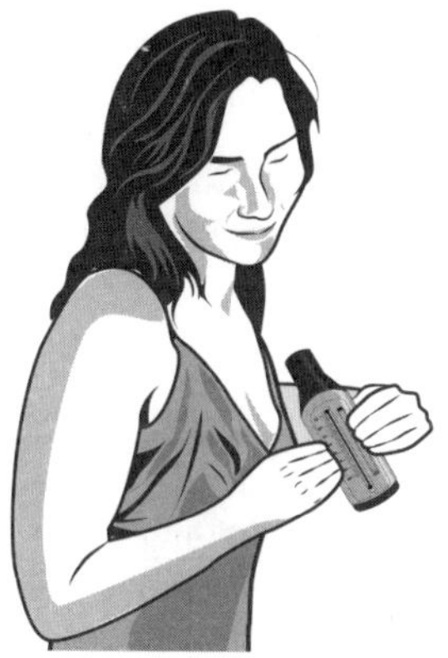

FIGURA 1.4 – Segure o monitor de forma que o marcador fique livre.

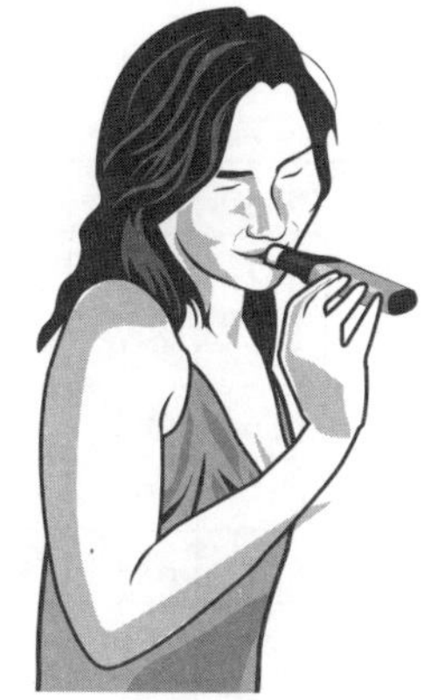

FIGURA 1.5 – Inspire profundamente. Coloque o monitor na boca, sobre a língua, e expire o mais forte e rápido que puder (não deixe o ar escapar pelos cantos da boca).

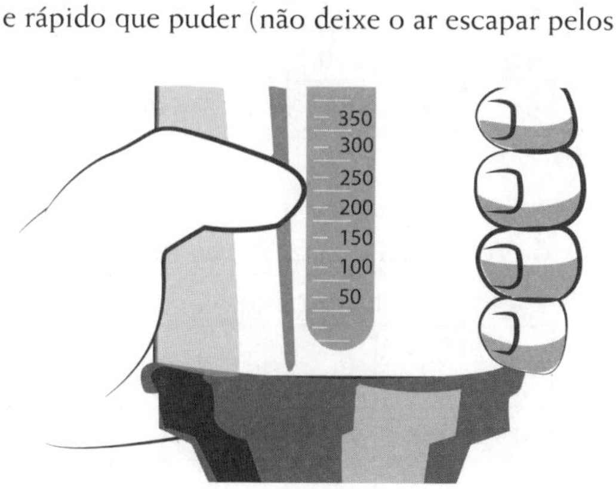

FIGURA 1.6 – Repita três vezes os passos descritos nas figuras 1.3, 1.4 e 1.5 e anote o maior valor.

1.8.2 Como saber o valor a ser atingido?

Para calcular os valores, deve-se consultar as tabelas de referência e verificar o valor previsto (valor de referência). Caso o valor de PFE ultrapasse o previsto, este será o melhor valor e é o que deverá ser considerado.

Tabela 1.1 – Valores de referência para o sexo masculino

	Idade (anos)										
Estatura (cm)	15	20	25	30	35	40	45	50	55	60	65
120	459	510	540	554	555	547	534	520	512	509	505
125	467	517	548	561	562	554	541	528	519	517	513
130	474	525	555	569	569	561	549	535	527	524	520
135	481	532	562	576	577	569	556	542	534	531	527
140	489	539	570	583	584	576	563	550	541	539	535
145	496	547	577	590	591	583	571	557	549	546	542
150	503	554	584	598	599	591	578	564	556	553	549
155	511	561	591	605	606	598	585	571	563	561	557
160	518	569	599	612	613	605	592	579	571	568	564
165	525	576	606	620	621	613	600	586	578	575	571
170	532	583	613	627	628	620	607	593	585	582	578
175	540	590	621	634	635	627	614	601	592	590	588
180	547	598	628	642	642	634	622	608	600	597	593
185	554	605	635	649	650	642	629	615	607	604	600
190	562	612	643	656	657	649	636	623	614	612	608

Fonte: Gregg e Nunn (1973).

Tabela 1.2 – Valores de referência para o sexo feminino

	Idade (anos)										
Estatura (cm)	15	20	25	30	35	40	45	50	55	60	65
120	404	411	415	418	417	415	410	403	393	381	366
125	411	418	423	425	425	422	417	410	400	388	374
130	418	425	430	432	432	429	424	417	407	395	381

continua

continuação

Idade (anos)											
135	425	432	437	439	439	436	431	424	414	402	388
140	432	439	444	446	446	443	438	431	421	409	395
145	439	446	451	453	453	450	446	438	429	416	402
150	446	453	458	460	460	458	453	445	436	424	409
155	453	460	465	467	467	465	460	452	443	431	416
160	461	468	472	474	474	472	467	460	450	438	423
165	468	475	479	482	481	479	474	467	457	445	430
170	475	482	486	489	488	486	481	474	464	452	437
175	482	489	494	496	496	493	488	481	471	459	455
180	489	496	501	503	503	500	495	488	478	466	452
185	496	503	508	510	510	507	502	495	485	473	459
190	503	510	515	517	517	514	509	502	492	480	466

Fonte: Gregg e Nunn (1973).

Tabela 1.3 – Valores de referência para crianças e adolescentes – 5 a 18 anos

Estatura (cm)	PFE (litros/min)		Estatura (cm)	PFE (litros/min)
100	106		137	302
105	132		140	318
109	145		142	328
110	159		145	344
112	169		147	355
114	180		150	370
115	185		152	381
117	196		155	397
119	207		157	407
120	212		160	423
122	222		163	439
124	233		165	450
125	238		168	466
127	249		170	476
130	265		175	503
135	291		180	529

Fonte: Godfrey et al. (1970).

1.8.3 Como calcular o valor e determinar a gravidade da crise de asma?

Uma maneira fácil de efetuar os cálculos é por meio da regra de três. Observe estes exemplos:

UMA CRIANÇA COM 135 CM DE ALTURA TEM UM PFE PREVISTO DE 291

PFE previsto = 291
PFE obtido = 260 ⟶ 291 = 100%
260 = X ⟶ $X = \frac{260 \times 100}{291}$ X = 89% (asma controlada – zona verde)

UM ADULTO DO SEXO MASCULINO COM 175 CM DE ALTURA E 34 ANOS TEM UM PFE PREVISTO DE 635

PFE previsto = 635
PFE obtido = 430 ⟶ 635 = 100%
430 = X ⟶ $X = \frac{430 \times 100}{635}$ X = 68% (asma não controlada – zona amarela – atenção)

UM ADULTO DO SEXO FEMININO COM 165 CM DE ALTURA E 23 ANOS TEM UM PFE PREVISTO DE 479

PFE previsto = 479
PFE obtido = 220 ⟶ 479 = 100%
220 = X ⟶ $X = \frac{220 \times 100}{479}$ X = 46% (asma não controlada – zona vermelha – perigo)

100%

PFE > 80% do melhor valor:
· Sintomas: nenhum ou mínimos;
· Atividades habituais preservadas;
· Sono não interrompido por sintomas.

80%

PFE entre 50 e 80% do melhor valor:
· Sintomas de asma estão presentes;
· Uso do BD mais frequente.

50%

PFE < 50% do melhor valor:
· Sintomas presentes em repouso;
· Interrupção das atividades;
· PFE pós-BD não volta ao normal.

Figura 1.7 – Interpretação dos valores para as zonas verde (PFE>80%), amarela (entre 50 e 80%) e vermelha (<50%).

A utilização correta do monitor e as anotações completas fornecerão dados confiáveis para uma terapêutica adequada e medidas preventivas para as crises de asma.

1.9 Teste de broncoespasmo induzido pelo exercício

Não existe padrão ouro para o diagnóstico de asma. O teste de broncoespasmo induzido pelo exercício (BIE), ou teste de broncoprovocação por exercício, tem sido um dos principais métodos propostos para o diagnóstico de asma. Esse método é geralmente mais específico, podendo diferenciar a asma de outras doenças pulmonares crônicas, mas é menos sensível do que a broncoprovocação com metacolina ou histamina (Anderson et al., 1975; McFadden e Gilbert, 1994).

Diferentes modalidades de exercício parecem resultar em diferentes níveis de broncoespasmo. Em alguns estudos, quando se utilizou carga similar, encontrou-se a seguinte ordem decrescente quanto à indução de BIE: corrida livre maior do que corrida na esteira, maior do que bicicleta ergométrica e maior do que natação. Outros autores observaram que, quando o exercício é realizado em ambiente com controle de umidade e temperatura, é a ventilação atingida que determina a magnitude do broncoespasmo, independentemente do tipo de exercício (Anderson et al., 1975; McFadden e Gilbert, 1994).

As investigações científicas sobre BIE iniciaram-se na década de 1960 e mostraram claramente que o BIE é uma característica de crianças e adultos jovens asmáticos e que o padrão de alteração do BIE tem relação com a gravidade da doença (Jones et al., 1962; Jones, 1966). A asma tem como fenômeno principal a hiper-reatividade das vias aéreas a múltiplos estímulos físicos, químicos, farmacológicos ou imunológicos, a qual resulta em broncoconstrição. Quando os pacientes asmáticos são submetidos ao teste de broncoprovocação com exercício físico, as alterações em prova de função pulmonar iniciam-se geralmente entre 2 e 4 minutos, atingem o pico entre

5 e 15 minutos e retornam às condições pré-exercício, espontaneamente, dentro de 30 a 45 minutos (Boushey et al., 1980; Bar-Or, 1983; GINA, 2014). Muitas crianças, adolescentes e adultos jovens apresentam dificuldade respiratória durante atividades físicas, lúdicas, treinamentos e competições, e pensam que se trata de falta de condicionamento físico. O BIE constitui um problema especial porque priva crianças e adolescentes de determinadas ações compatíveis com sua idade, já que, nessa faixa etária, há um alto grau de atividades físicas e lúdicas (McFadden, 1987).

Listamos a seguir indicações, contraindicações e cuidados inerentes ao teste de broncoprovocação por exercício (ATS, 2000; ERS, 2003).

1.9.1 Indicações

- Identificação de BIE em pacientes asmáticos e alérgicos;
- Identificação de dispneia associada ao exercício físico;
- Avaliação da efetividade do tratamento preventivo para o BIE;
- Avaliação de capacidade laborativa em asmáticos para determinadas profissões;
- Avaliação de atletas asmáticos (nesse caso, deve-se realizar o teste de broncoespasmo induzido por hiperpneia ou teste de hiperventilação voluntária eucápnica em vez do teste de BIE, que pode não ser suficiente para provocar reação em atletas (Teixeira et al., 2012).

1.9.2 Contraindicações

- Período de crise aguda de asma e história de obstrução grave (VEF_1 basal < 50%);
- IAM ou AVE nos últimos três meses;
- Isquemia miocárdica e aneurisma de aorta;
- Hipertensão arterial sistêmica descontrolada;
- Arritmias cardíacas graves;
- Doença ortopédica incapacitante.

1.9.3 Cuidados

- Refeição leve prévia;
- Suspender broncodilatadores (4 horas – curta duração – e 12 horas – longa duração) e anti-histamínicos (24 horas – curta duração – e 72 horas – longa duração);
- Restrição para álcool, cigarro e cafeína por 6 horas antes do teste.
- Restrição na presença de infecção respiratória, gripe, bronquite e pneumonia;
- Evitar exercícios físicos prévios no dia da avaliação;
- Temperatura ambiente recomendada entre 20 e 25 °C;
- PFE ou VEF_1 deve estar acima de 80% do valor previsto ou do melhor valor;
- Presença de outras patologias pulmonares crônicas ou uso regular de medicação anti-inflamatória (corticoide, cromoglicato, nedocromil e antileucotrieno);
- Liberar o avaliado somente após apresentar o VEF_1 ou o PFE superior a 90% do basal pré-teste de BIE.

1.9.4 Teste de BIE: corrida livre

Realizar alongamentos, aquecimento inicial e correr durante 1 a 2 minutos, até que a frequência cardíaca (FC) submáxima alvo, entre 80% e 90% da FCmáx (220 – idade ou 209 – 0,74 × idade), seja atingida. A partir desse momento, correr 6 minutos com a intensidade para manutenção da FC alvo. A FC deve ser controlada a cada minuto com um frequencímetro ou oxímetro de pulso. Durante a corrida, deve-se solicitar que seja realizada a respiração bucal, ou, para se assegurar de que ela seja feita, pode-se utilizar o clipe nasal. Antes de iniciar o teste, realizar a medida da função pulmonar pelo monitor de pico de fluxo expiratório (medir o PFE) ou com o espirômetro (medir o VEF_1). Conforme a Figura 1.8, repetir as medidas de função pulmonar logo após a corrida e aos 5, 10, 15, 20 e 30 minutos. Novas medidas serão realizadas a cada 15 minutos, até que haja um retorno aos níveis basais ou que se interrompa o broncoespasmo com um broncodilatador beta-adrenérgico em *spray*. O valor mais alto de três medidas do VEF_1 (ou PFE) deve ser selecionado como representativo de cada intervalo. Caso não tenha ocorrido queda da função pulmonar até o vigésimo minuto, ela não deverá mais ocorrer. Caso tenha ocorrido queda e havido retorno espontâneo – o que acontece, normalmente, até os 40 minutos –, recomenda-se continuar o acompanhamento das medidas de função pulmonar para verificar a possível ocorrência de reação tardia ao exercício físico. Geralmente isso acontece depois de 4 a 10 horas, e, em alguns casos, a reação tardia ao exercício físico pode ocorrer após 24-48 horas. Estudos observaram uma resposta tardia ao exercício com uma prevalência variando em torno de 10% a 89%. Deve-se liberar o avaliado somente após apresentar VEF_1 ou PFE superior a 90% do basal (McFadden e Gilbert, 1994; Peroni e Boner, 1996; Rizzo et al., 2004).

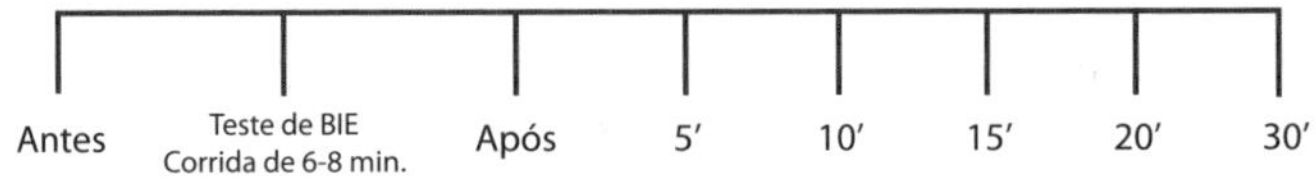

FIGURA 1.8 – Protocolo do teste de BIE por corrida livre e com uso do monitor de pico de fluxo expiratório.

O Gráfico 1.1 apresenta a diferença de resposta ao exercício físico entre uma criança asmática e uma não asmática.

Gráfico 1.1 – Resposta ao exercício físico de uma criança asmática e uma não asmática

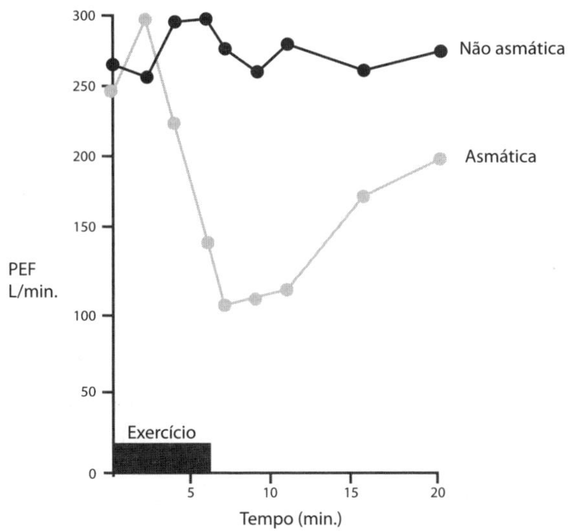

Fonte: Teixeira (2008).

A presença de BIE pode ser considerada por meio da queda maior ou igual a 10% no VEF_1 ou 15% ou mais no PFE em relação ao basal pré-exercício. Uma redução de 10% a 20% no VEF_1 pode ser considerada leve; de 20% a 30%, moderada; e, caso esteja acima de 30%, representa broncoespasmo intenso (Anderson e Brannan, 2001). Para o cálculo, pode-se utilizar a seguinte fórmula:

$$\% \text{ queda do PFE} = \frac{\text{PFE pré} - \text{PFE pós} \times 100}{\text{PFE pré}}$$

1.9.5 Teste de BIE: bicicleta ergométrica

Devem-se realizar alongamentos iniciais. Para o teste em bicicleta ergométrica, a carga precisa ser ajustada a fim de alcançar FC entre 80% e 90% da FC máxima após 1 a 2 minutos de aquecimento. Pode-se também estimar a carga por meio da seguinte equação: carga de trabalho = (53,76 × VEF_1 medido) – 11,07. A carga de trabalho deve ser fixada em 60% no primeiro minuto, 75% no segundo e em 90% a 100% no restante do teste (6 minutos). A FC deve ser monitorada a cada minuto para determinar se a FC submáxima está sendo atingida. É preciso solicitar que seja realizada respiração bucal ou utilizar clipe nasal durante todo o teste. A temperatura ambiente deve estar entre 20 °C e 25 °C, e a umidade relativa do ar entre 55% e 65%. Alguns protocolos são realizados com temperatura entre 22 °C e 25 °C e umidade abaixo de 50% (ATS, 2000).

Quando possível, utiliza-se a inalação de ar seco por meio de um dispositivo bucal acoplado a uma válvula unidirecional. O ar seco é gerado por um cilindro de ar comprimido e armazenado em uma bolsa-reservatório (saco de Douglas). Antes do teste, logo após o sexto minuto e aos 5, 10, 15, 20 e 30 minutos pós-exercício deve ser reavaliada a medida de VEF_1 ou PFE. Novas medidas são realizadas a cada 15 minutos até que haja um retorno aos níveis basais ou se interrompa o broncoespasmo com um broncodilatador beta-adrenérgico em *spray*. O valor mais alto de três medidas do VEF_1 (ou PFE) deve ser selecionado como representativo de cada intervalo. A intensidade da resposta máxima é avaliada pela maior queda de VEF_1 (ou PFE) pós-exercício, expressa como uma porcentagem do basal. Há consenso na literatura de que uma queda igual ou maior que 10% no VEF_1 é bastante sugestiva de BIE e, quando for maior que 15%, é diagnóstica. Para uso do PFE, 15% ou mais em relação ao basal pré-exercício permitem a consideração de BIE positivo. Pode-se utilizar também a seguinte fórmula: queda do VEF_1/VEF_1 basal × 100. O avaliado só pode ser liberado após apresentar VEF_1 ou PFE superior a 90% do basal (ATS, 2000; Rizzo et al., 2004).

1.9.6 Teste BIE: esteira ergométrica

Devem-se realizar alongamentos iniciais. A prova de broncoprovocação realizada em esteira ergométrica é geralmente feita com controle de mudança automática e indicadores de velocidade (km/h) e inclinação (%), e, quando necessário, controlada manualmente pelo avaliador. A carga de exercício é alcançada com uma corrida de 6 a 8 minutos, com inclinação fixa de 10% e velocidade controlada pelo investigador, para que o avaliado alcance FC máxima de 75% a 85% do previsto para a idade, dentro do primeiro para o segundo minuto, e entre 85% e 90% até o final do segundo minuto. A FC deve ser mantida nessa faixa-alvo até o final do sexto minuto. Deve-se correr 2 minutos para atingir a zona-alvo e mais 6 minutos mantendo essa intensidade. Monitora-se a FC, a velocidade da esteira e sua inclinação a cada minuto, e realiza-se a avaliação da função pulmonar por meio de um espirômetro ou de um monitor de pico de fluxo expiratório (Figura 1.10).

Quadro 1.4 – Modelo de ficha para aplicação do teste de broncoprovocação pelo exercício

Teste de broncoprovocação pelo exercício

1. *Informação pré-exercício*

Nome: ______________________________ Tel.: ____________

Peso: ______ kg Estatura: ______ cm Idade: ______ anos

FCmáx (prevista): ______ bpm Horário: ____________

80% FCmáx: ______ bpm – Faixa-alvo de intensidade – 90% FCmáx: ______ bpm

2. *PFE pré-exercício*

Valor esperado: ______ l/min Valor obtido (melhor valor): ______ l/min

% do valor esperado: ________ l/min

$$\% \text{ do valor esperado} = \frac{\text{PFE obtido} \times 100}{\text{PFE esperado}}$$

PFE pré-exercício (melhor valor): _______ l/min

3. *Teste de corrida (6 minutos – [~ 16 Borg])*

Tempo (min)	1	2	3	4	5	6
Inclinação						
Velocidade						
FC						

4. *PFE pós-exercício: _______ l/min*

5 min:	%:	2h:		h:	%:
10 min:	%:	3h:		h:	%:
15 min:	%:	4h:		deitar:	%:
20 min:	%:	5h:		acordar:	%:
30 min:	%:	6h:		h:	%:
1h:	%:	7h:		h:	%:

A avaliação da função pulmonar é realizada pré-exercício, logo após e aos 5, 10, 15, 20 e 30 minutos após o término do teste de corrida. Novas medidas são realizadas a cada 15 minutos até que haja um retorno aos níveis basais ou se interrompa o broncoespasmo com um broncodilatador em *spray*. O valor mais alto de três medidas do VEF_1 (ou PFE) deve ser selecionado como representativo de cada intervalo. A intensidade da resposta máxima é avaliada pela maior queda de VEF_1 (ou PFE) pós-exercício, expressa como uma porcentagem do basal. Deve-se solicitar que seja realizada respiração bucal ou utilizado um clipe nasal durante todo o teste. Geralmente o teste é realizado em sala previamente climatizada, com temperatura ambiente entre 20 °C e 25 °C e umidade relativa do ar entre 55% e 65%. Alguns protocolos são realizados com umidade abaixo de 50%. Deve-se liberar o avaliado somente após apresentar VEF_1 ou PFE superior a 90% do basal (ATS, 2000; Rizzo et al., 2004).

Em adultos, recomenda-se que o teste seja realizado após uma avaliação cardiológica prévia e em locais onde haja desfibrilador, monitoramento cardíaco e equipamentos de ressuscitação. Em crianças e adolescentes, esses cuidados podem ser dispensados. Durante os testes dificilmente há desencadeamento de broncoespasmo intenso, que, quando ocorre, pode ser rapidamente combatido com a administração de um broncodilatador por inalação (Rizzo et al., 2004).

1.10 Exercício físico para pessoas com asma

O exercício físico é uma causa comum de sintomas de asma. É preciso diferenciar a broncoconstrição induzida por exercício do descontrole da doença, a fim de medicar corretamente em ambas as situações (uso de beta-2 agonista de curta ação 10 a 15 minutos antes do início das atividades físicas e aumento da dose da medicação usual, respectivamente). Entretanto, pacientes asmáticos não devem evitar atividades físicas bem-orientadas, pois exercícios físicos que melhorem o condicionamento aeróbico são benéficos para eles, aumentando o limiar anaeróbio e reduzindo a suscetibilidade a broncoespasmo induzido pelo exercício. Não há evidência de superioridade da natação ou de qualquer outra modalidade, devendo-se praticar a que mais agradar ao asmático (Neder et al., 1999).

Apesar de diversos estímulos provocarem a crise de asma, o exercício físico é considerado um dos fatores provocadores mais comuns. A dispneia vivenciada pelos asmáticos durante o exercício físico ou o receio em vivenciá-la é responsável por afastá-los da prática de atividades físicas e, desse modo, eles tendem a ser menos ativos e mais descondicionados fisicamente em comparação aos não asmáticos. As restrições físicas, emocionais e sociais atribuídas a essa doença são capazes de modificar profundamente a vida dos pacientes asmáticos, podendo gerar estados de depressão, isolamento social, baixa autoestima e falta de motivação (Clark e Cochrane, 1998; Stirbulov et al., 2006).

Os exercícios físicos são benéficos para pessoas com asma e têm sido recomendados, mas podem provocar o broncoespasmo induzido pelo exercício (BIE). A prevalência de BIE em asmáticos, segundo diversos autores, varia de 13% a 90%, e, em pacientes atópicos (alérgicos não asmáticos), a prevalência varia em torno de 40%. Quando asmáticos são testados em laboratório, 40% a 95% deles respondem com BIE (Cropp, 1983; Lee e Anderson, 1985; Leech e Kummar, 1985; Teixeira, 2008). Outros estudos apontam a ocorrência de BIE em atletas, e a prevalência situa-se entre 11% e 50% (Rundell e Jenkinson, 2002; Uçok et al., 2004; Teixeira et al., 2012). O BIE pode ocorrer ainda, embora em um número menor, em indivíduos sem histórico prévio de asma ou na população geral, em uma taxa entre 4% e 20% (Haby et al., 1995; Milgrom e Taussig, 1999; Anderson e Holzer, 2000).

A diversidade de resposta nessas pesquisas ocorre em virtude da variedade de protocolos empregados, da não padronização do ambiente em relação à temperatura e umidade, de diferentes esquemas de suspensão de medicações antes do teste, da variação na gravidade da doença e da ausência de concordância entre os pesquisadores sobre um critério de teste positivo para o BIE (Bar-Or, 1983; Teixeira, 2008).

Sintomas como tosse, dispneia, aperto torácico e chiado após exercícios físicos são característicos do BIE, e, geralmente, profissionais de Educação Física e técnicos esportivos confundem esses sintomas com os de baixo condicionamento físico. A resposta do paciente asmático diante dos exercícios físicos é diferente da do não asmático, sendo importante compreender que nem todas as atividades físicas provocam esse tipo de reação. Diferentes exercícios físicos em diferentes intensidades provocam distintas magnitudes de crises. Os exercícios podem ser classificados em mais asmagênicos (mais provocadores de crises), como a corrida e o ciclismo, e menos asmagênicos, como a natação e a caminhada. O exato mecanismo responsável pelo BIE ainda não está totalmente esclarecido, mas o resfriamento e o ressecamento das vias aéreas, em virtude da hiperventilação, parecem ser os maiores responsáveis, conforme pode ser visto na Figura 1.9 (Teixeira, 2008).

A evaporação de água da mucosa induz a uma alteração transitória da osmolaridade na camada de líquido periciliar. Essa alteração resulta na ativação de mastócitos e células epiteliais com liberação de mediadores pró--inflamatórios, como histamina e leucotrienos, o que provoca aumento da produção de secreção e do tônus da via aérea, seguido de hiperemia, edema e congestão vascular, resultando em broncoespasmo (McFadden et al., 1999; Anderson e Daviskas, 2000).

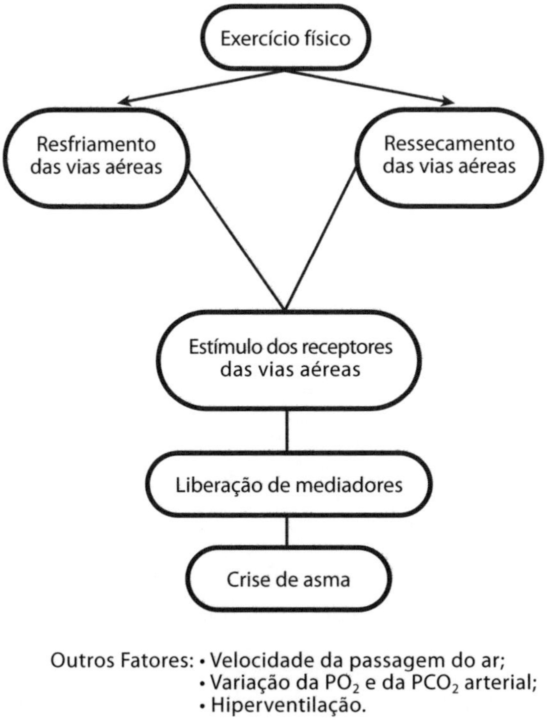
Exercício físico
Resfriamento das vias aéreas
Ressecamento das vias aéreas
Estímulo dos receptores das vias aéreas
Liberação de mediadores
Crise de asma
Outros Fatores: • Velocidade da passagem do ar;
• Variação da PO_2 e da PCO_2 arterial;
• Hiperventilação.

FIGURA 1.9 – Hiper-reatividade brônquica por resfriamento e ressecamento das vias aéreas durante o exercício físico.

PO_2 = Pressão parcial de oxigênio no sangue arterial.

PCO_2 = pressão parcial de gás carbônico no sangue arterial.

Fonte: Teixeira (2008).

As alterações fisiológicas no BIE dependem do grau de obstrução brônquica produzido, variando desde a tosse até um grave quadro de insuficiência respiratória. Esse fenômeno é muito semelhante ao broncoespasmo induzido por alérgenos em asmáticos. Na crise de BIE de moderada a grave ocorre alteração na relação ventilação/perfusão dos pulmões e consequente redução do oxigênio sanguíneo (hipoxemia). O aumento de gás carbônico (hipercapnia) é raro no BIE e ocorre quando o VEF_1 é reduzido para menos de 30% do normal. Durante o período de BIE, ocorre fadiga dos músculos respiratórios pelo aumento do trabalho respiratório. Durante o exercício físico intenso, há formação de ácido láctico, o que leva a uma acidose metabólica. O PH plasmático pode permanecer alterado por 15 a 30 minutos após a atividade. Esse tempo coincide com a queda da função pulmonar, porém o BIE não é inibido quando a acidose é tamponada. A concentração de catecolaminas plasmáticas aumenta rapidamente com o exercício físico, mas diminui ao nível pré-exercício entre 10 e 15 minutos após a atividade. Esse fenômeno pode explicar a broncodilatação que ocorre no início do exercício físico, no entanto, não é capaz de evitar a broncoconstrição depois do exercício (Moisés, 1993).

Chama-se aqui a atenção para a importância da respiração nasal durante as atividades físicas. O BIE é caracterizado por uma queda de 10% a 15% no fluxo expiratório máximo, atingindo seu nível máximo entre 5 e 15 minutos após a realização do esforço físico e intensidade de trabalho de aproximadamente dois terços do consumo máximo de oxigênio (FC de 170 a 180 bpm para crianças). O retorno é iniciado aos 30 minutos e reverte-se em, aproximadamente, 60 minutos após o término do exercício. Além disso, alguns indivíduos (asmáticos ou não) podem desenvolver uma reação tardia entre 4 e 10 horas após o exercício físico (Teixeira, 2008).

A Figura 1.10 demonstra um modelo da patogenia do broncoespasmo induzido pelo exercício e sua relação diferenciada para reação imediata e tardia ao exercício físico. Para a fase tardia do BIE, os fatores quimiotáticos envolvem a locomoção orientada das células em direção ao local de inflamação resultante da lesão ou da invasão do tecido ou de atividade imunológica que possa atrair leucócitos, macrófagos ou outras células ao local da infecção ou agressão. Na inflamação, os mastócitos liberam fatores quimiotáticos que atraem o infiltrado inflamatório celular com eosinófilos e neutrófilos, gerando mais inflamação.

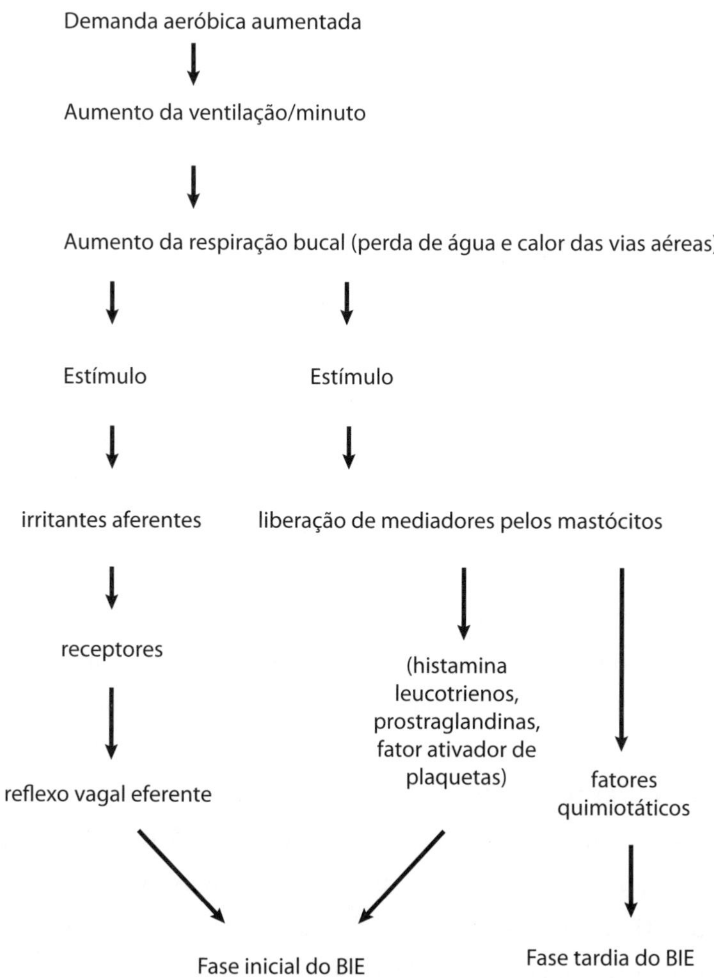

FIGURA 1.10 – Patogenia do broncoespasmo induzido pelo exercício.
Fonte: Randolph (1997).

Inúmeros fatores podem agravar o BIE, como a gravidade da asma, a presença de obstrução nasal, a respiração oral, o tipo e a intensidade do exercício físico, a exposição a alérgenos e irritantes químicos, a poluição atmosférica e a baixa temperatura e umidade do ar ambiente, assim como a associação a determinados produtos químicos (medicamentos, conservantes, corantes, entre outros). A obstrução nasal agrava e intensifica o BIE pela diminuição da capacidade de filtragem, o preaquecimento e a pré-umidificação do ar inalado. Embora existam inúmeras causas de obstrução de vias aéreas superiores, a mais comum e tratável é a rinite alérgica. Para a prevenção do BIE, medidas farmacológicas e não farmacológicas são recomendadas (Stirbulov et al., 2006; Teixeira, 2008; SBPT, 2012a):

- A medida farmacológica de escolha tem sido o beta-2 agonista (broncodilatadores) e o cromoglicato de sódio (cromonas). Embora estes últimos não sejam broncodilatadores, agem inibindo a liberação de mediadores químicos dos mastócitos e também protegem da reação tardia ao exercício físico. Muitos médicos utilizam ambos por serem uma combinação eficaz para muitos asmáticos, e indicam ainda os aerossóis (*sprays*) 10 a 15 minutos antes das atividades físicas.
- As estratégias não farmacológicas incluem atividades físicas de aquecimento de 10 a 15 minutos (a 50% da FCmáx prevista para a idade), a não realização de atividades em ambientes agressivos (com presença de poluição, alérgenos, baixa umidade e baixa temperatura) ou de atividades mais asmagênicas (corrida, por exemplo), além de restrição alimentar (verificando-se o tipo de alimento e o tempo de ingestão antes do exercício). O desenvolvimento de atividades físicas adaptadas ao asmático, levando-se em consideração as condições intrínsecas de cada indivíduo e os fatores externos, é fundamental para a prevenção do BIE.

A criança com BIE pode praticar qualquer tipo de atividade física desde que seja adequada para sua idade. Técnicas de aquecimento, com o objetivo de induzir o período refratário (intervalo entre um BIE e outro), podem permitir que pacientes asmáticos se exercitem de modo relativamente protegido do BIE. Assim, os exercícios físicos repetidos com intervalos de recuperação produzem fenômenos subsequentes de BIE cada vez menores. Se o paciente realizar exercícios físicos de curta duração com maior intensidade, como forma de aquecimento especial, poderá surgir na sequência um período de tempo entre 1 e 2 horas durante o qual o indivíduo não apresentará BIE (Moisés, 1993).

A explicação para o período refratário é conflitante na literatura, mas são propostas algumas hipóteses. Observou-se aumento de epinefrina (adrenalina) plasmática quase de modo exponencial em decorrência da intensidade do exercício físico; ela pode permanecer elevada por até 2 horas, produzindo efeito broncodilatador (Stearns et al., 1981). A explicação mais aceita é a de que, durante o exercício físico, ocorre depleção de mediadores químicos dos mastócitos. Essas substâncias, liberadas na circulação, exercem broncoconstrição; porém, são metabolizadas e inativadas em algum tempo. Nos exercícios físicos subsequentes, a quantidade de mediadores disponíveis é menor, o que pode diminuir as possibilidades de broncoespasmo (Edmunds et al., 1978).

O Gráfico 1.2A ilustra as modificações do VEF_1 após o exercício físico com queda máxima dessa função pulmonar entre 11 e 12 minutos. O Gráfico 1.2B relaciona a modificação do VEF_1 com o tipo de exercício físico e a temperatura e umidade ambientes. A corrida no inverno apresenta maior queda na função pulmonar em comparação à corrida ou à caminhada no verão, por exemplo.

Gráfico 1.2 – Broncoespasmo induzido pelo exercício. Modificações do VEF_1 após exercício físico (A) e em relação à temperatura, à umidade do ar (estações do ano) e à intensidade do exercício físico (B)

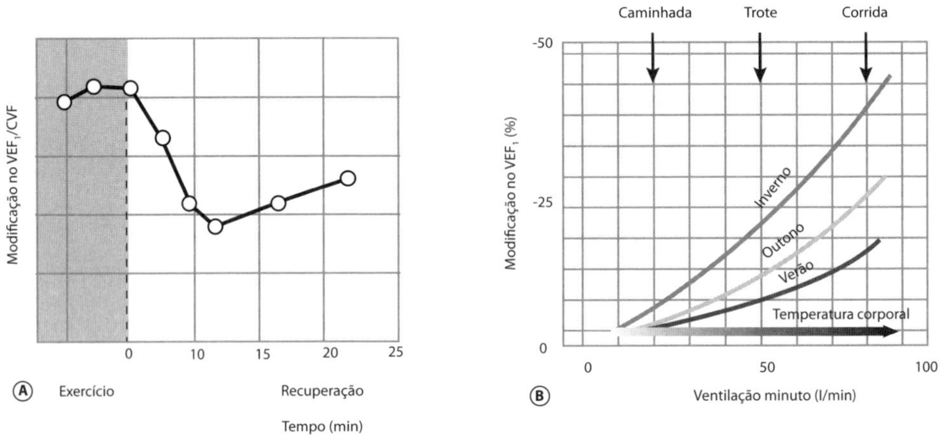

Fonte: McArdle et al. (2011).

1.10.1 Orientações e cuidados para o BIE

Se, durante um programa de exercícios físicos, um aluno asmático entrar em BIE, algumas medidas podem ajudar:

- diminuir o ritmo da atividade do aluno;
- estimular a respiração diafragmática com freno labial (inspiração nasal profunda com expiração oral e lábios semicerrados);
- manter o aluno sentado e reclinado para frente ou recostado para trás;
- utilizar a medicação broncodilatadora conforme plano de ação prescrito pelo médico;
- se necessário, utilizar a respiração auxiliada (técnica de auxílio na expiração, com o objetivo de mantê-lo ventilado).

É fundamental orientar e estimular crianças e adolescentes asmáticos à prática de atividades físicas, pois, conforme destacado anteriormente, isso evita o isolamento, a superproteção e o medo que, por desinformação, levam à inatividade física e à incapacidade funcional. Deve-se observar, na prática, que os pacientes asmáticos adquirem gradativamente maior tolerância ao exercício físico e podem participar cada vez mais e com maior sucesso dos vários tipos de atividades físicas propostos.

Embora os estudos sobre treinamento físico para crianças e jovens com asma não demonstrem efeito na função pulmonar basal (Ram et al., 2000; Ram et al., 2005) e na ocorrência ou intensidade de BIE (Welsh et al., 2005), após programas de exercícios físicos foram encontrados benefícios como a redução da frequência de sibilos, do número de hospitalizações e do absenteísmo escolar, a diminuição das consultas médicas não agendadas e da necessidade do uso das medicações para controlar a asma (van Veldhoven et al., 2001; Welsh et al., 2005), a perda de peso nos pacientes obesos com consequente melhora dos sintomas (Stenius-Aarniala et al., 2000), a promoção do bem-estar psicológico reduzindo a insatisfação corporal possivelmente associada à asma (Vitulano, 2003; Kelsay et al., 2005), a proteção contra o risco aumentado de osteoporose associado à terapia prolongada com esteroide, a redução do óxido nítrico e a melhora dos sintomas e do controle da asma, da qualidade de vida e dos aspectos psicossociais dos asmáticos (van Veldhoven et al., 2001; Welsh et al., 2005; Gonçalves et al., 2008).

Estudos sobre o efeito de um programa de atividades físicas realizados com crianças asmáticas demonstraram diminuição da ocorrência de BIE. Svenonius et al. (1983) apontaram essa diminuição após 4 meses de exercícios físicos. O programa consistiu em 5 minutos de aquecimento, 30 minutos de exercícios intervalados (correr, pular corda, saltar etc.) e ainda natação (tiros de nado *crawl* por pelo menos 2 minutos sem interrupção). Fanelli (2007) realizou o programa de treinamento físico 2 vezes por semana, durante 90 minutos, por 16 semanas: 15 minutos de exercícios de aquecimento e alongamento, 30 minutos de exercícios aeróbios em bicicleta ergométrica e/ou esteira, 30 minutos de exercícios localizados (resistidos) para membros superiores, inferiores e abdome, e 15 minutos de diminuição de esforço muscular (com alongamento e relaxamento finais).

1.10.2 Resumo sobre o efeito do exercício físico aeróbio em asmáticos

- Não tem efeito na função pulmonar (Ram et al., 2005).
- Tem efeito no condicionamento físico (Welsh et al., 2005).
- Tem efeito na capacidade cardiovascular e na resistência ao esforço (Ram et al., 2005).
- Tem efeito no BIE e no uso de corticoides (Fanelli et al., 2007).
- Tem efeito nos sintomas de asma, na medicação, na redução do óxido nítrico (NO_2) e na melhora da qualidade de vida (Gonçalves et al., 2008).
- Tem efeito na inflamação (diminuiu eosinófilos) e no remodelamento (diminuiu músculos lisos e colágeno) (Vieira et al., 2007).

A opinião dos próprios pacientes asmáticos, dos pais e dos familiares, assim como dos professores e da instituição educacional sobre a atividade física em asmáticos indica que a falta de conhecimento e de informações precisas sobre a doença são os principais fatores que, inter-relacionados, parecem afetar diretamente a participação de crianças e adolescentes com asma na prática de atividades físicas (Mansour et al., 2000; McCann et al., 2002; Velsor-Friedrich et al., 2004). Nesse sentido, trabalhos e educação em saúde e programas educativos sobre a asma são fundamentais.

Muitos asmáticos acreditam que a limitação ao exercício físico é inerente à doença e que, por isso, estariam impossibilitados de participar de atividades lúdicas e esportivas, o que os faria sentir, muitas vezes, o peso do estigma da incapacidade (Williams et al., 2008). Outro aspecto determinante na participação dos pacientes asmáticos em programas de atividades físicas são as concepções e atitudes dos pais e familiares com relação ao exercício físico. A influência deles na percepção das crianças e dos adolescentes sobre a própria capacidade de participar da atividade física desempenha papel fundamental no incentivo à prática. Pais e familiares acabam muitas vezes desencorajando os filhos ao considerarem os riscos potenciais inerentes à atividade física (Vitulano, 2003).

1.11 Exercício físico aeróbio e resistido em asma

Um programa de atividades físicas para pacientes asmáticos deve conter exercícios respiratórios diafragmáticos intercalados nas atividades, caminhadas explorando suas diversas variações (orientando-se a manutenção da respiração diafragmática durante o esforço), corridas curtas (2 a 3 minutos) e sem provocar perda do controle/ritmo respiratório, exercícios posturais e de desbloqueio torácico e exercícios de quadrupedismo com extensão e alongamentos (Teixeira, 2008). Além disso, deverá incluir atividades aquáticas e exercícios resistidos.

Antes de iniciar a sessão de exercícios físicos, deve-se observar as condições nas quais o paciente asmático chega, verificando também a última crise, a presença de sintomas e a medida do PFE. Valores inferiores a 80% do previsto para a idade ou estatura sugerem cuidados ou, ainda, a necessidade de administrar o broncodilatador.

Um programa de exercícios físicos para pacientes asmáticos pode durar de 30 a 90 minutos (caso haja natação ou exercício resistido). Inicia-se com relaxamento e alongamentos iniciais, seguidos de exercícios respiratórios com respiração diafragmática, na maioria das vezes, e trabalho aeróbio tradicional (caminhar, correr, pedalar, remar etc.) ou atividades lúdicas. Recomenda-se incluir atividades lúdicas na parte aeróbia para que o programa não se torne maçante e desestimule o paciente. Nesse momento, podem-se intercalar exercícios respiratórios com trabalhos posturais e de desbloqueio torácico, além de exercícios abdominais. Nos modelos de sessão das Figuras 1.11 e 1.12 a natação foi incluída e dividida em aprendizado, aperfeiçoamento e trabalho aeróbio. Termina-se a sessão com 5 minutos de volta à calma antes de sair da piscina.

Um programa de exercício aeróbio para adolescentes e adultos, ou mesmo para crianças, em algumas situações, poderá contar com ergômetros como esteira e bicicleta ou cicloergômetros de braço. A intensidade recomendada para o trabalho aeróbio deve variar entre 50% (aquecimento) e 80% da FC máxima (220 – idade ou 209 – 0,74 × idade).

- Relaxamento/alongamentos iniciais
- Exercícios respiratórios
- Trabalho aeróbio (lúdico ou tradicional)
- Exercícios respiratórios
- Exercícios posturais com desbloqueio torácico
- Exercícios respiratórios
- Exercícios abdominais
- Exercícios respiratórios

} 45 minutos

- Natação (com respiração diafragmática)
  - Aprendizado
  - Aperfeiçoamento
  - Trabalho aeróbio

} 45 minutos

FIGURA 1.11 – Modelo de sessão para um programa de exercícios físicos para crianças asmáticas.

Os exercícios respiratórios, posturais e de desbloqueio torácico são essenciais para compor um programa de exercícios físicos aplicados aos asmáticos e têm efeitos na mecânica respiratória e nas alterações torácicas que esses geralmente apresentam. A dificuldade respiratória apresentada pelo paciente asmático ocorre, principalmente, na fase expiratória. Em virtude da obstrução brônquica e da inflamação das vias aéreas, há aprisionamento de ar nos pulmões, aumento da frequência respiratória, diminuição da ventilação pulmonar e consequente hiperinsuflação pulmonar (Moisés, 1993). Os exercícios respiratórios para os asmáticos compreendem o ato de inspirar pelo nariz e expirar pela boca, o que auxilia na expiração pelos músculos abdominais, pois move o diafragma, e a torna mais prolongada que a inspiração. Teixeira (2008) apresenta diversas variações de exercícios respiratórios, posturais e de desbloqueio torácico para pessoas com asma.

Muitos pais, pacientes e profissionais de Educação Física acreditam que a natação possa representar um tratamento não farmacológico fundamental para a asma. Trata-se, sem dúvida, de um excelente tipo de exercício que, como vimos, tem menor potencial de desencadear crise de broncoespasmo. O controle da respiração durante a atividade, a resistência que a água exerce na expiração e o ambiente úmido favorecem a prática, levando à melhora no controle da asma. A prática de atividades físicas regulares deve ser encorajada para o asmático, não devendo, porém, a natação ser a única ou a mais importante abordagem de tratamento. Algumas crianças podem desenvolver crise de asma após a natação pelo exercício em si, pela evaporação do cloro utilizado nas piscinas – irritante para alguns pacientes – ou pela mudança repentina de temperatura quando saem da água quente e apanham uma corrente de ar mais frio. É importante observar que a sinusite é frequente em nadadores, o que pode ser um expressivo fator agravante da asma (Slavin et al., 1980; Slavin, 1984).

- Relaxamento/alongamentos iniciais
- Exercícios respiratórios (3 a 4 variações)
- Exercícios posturais com desbloqueio torácico (3 a 4 variações)
- Trabalho aeróbio (lúdico ou tradicional)
- Natação (com respiração diafragmática)

} 45 minutos

  - Aprendizado
  - Aperfeiçoamento
  - Trabalho aeróbio

  } 45 minutos

Figura 1.12 – Modelo de sessão para um programa de exercícios físicos para crianças asmáticas.

Caso não seja realizada a natação, a sessão poderá durar em torno de 60 minutos, divididos entre 30 e 45 minutos de trabalho aeróbio contínuo e 15 e 30 minutos de exercícios respiratórios, posturais e de desbloqueio torácico. É preciso lembrar-se do aquecimento como parte importante da sessão, que deverá ocorrer com tempo de 10 a 15 minutos em intensidade baixa (50% da FCmáx) e/ou com exercícios intervalados curtos (2 minutos) em maior intensidade. Um programa de exercícios resistidos para adolescentes e adultos asmáticos pode envolver as mesmas recomendações para pessoas com doença pulmonar obstrutiva crônica (DPOC), a qual discutiremos no Capítulo 2.

Tabela 1.4 – Recomendações atuais para os exercícios físicos aplicados às pessoas com asma

Variáveis	Recomendações
Duração*	30 a 90 minutos por sessão.
Frequência	3 a 5 vezes por semana.
Intensidade	Entre 50% e 80% da FCmáx ou escala de Borg entre 3 e 6.
Recuperação	24 horas.

* Soma das atividades da sessão: relaxamento e alongamentos iniciais, seguidos de exercícios respiratórios e trabalho aeróbio. Intercalar exercícios respiratórios com os posturais e de desbloqueio torácico (duração aproximada de 45 minutos). Natação/atividades aquáticas (duração aproximada de 45 minutos) ou exercício resistido. Finalizar com atividade de volta à calma.

2 Doença pulmonar obstrutiva crônica (DPOC)

2.1 Definição

A doença pulmonar obstrutiva crônica (DPOC) é atualmente definida como uma doença respiratória passível de prevenção e tratamento. Caracteriza-se por uma limitação progressiva e não totalmente reversível do fluxo aéreo associada a uma resposta inflamatória anormal dos pulmões à inalação de partículas ou gases nocivos. Os principais fatores de risco são fumaça de cigarros, poeiras, produtos ocupacionais, irritantes químicos, poluição ambiental, baixas condições socioeconômicas e infecções respiratórias graves na infância (SBPT, 2004).

O processo inflamatório crônico pode induzir modificações dos brônquios (bronquite crônica) e causar destruição dos alvéolos (enfisema), levando à consequente redução da elasticidade pulmonar. Essas alterações variam para cada indivíduo e determinam os sintomas da enfermidade, os quais incluem tosse crônica, produção de expectoração e dispneia ao esforço. Embora comprometa os pulmões, a DPOC também produz consequências sistêmicas significativas para os sistemas muscular e cardiovascular. Mudanças como inflamação, hipersecreção de muco, contração da musculatura lisa das vias aéreas, espessamento das paredes brônquicas, perda de retração elástica e destruição alveolar levam à limitação do fluxo aéreo, à inadequação da relação ventilação-perfusão e à hiperinsuflação pulmonar. Com exceção da asma, a DPOC engloba a bronquite crônica e o enfisema, e essas duas doenças possuem definições próprias: a bronquite crônica relaciona-se à presença de tosse e à produção de expectoração por pelo menos três meses em dois anos consecutivos; já o enfisema é definido pela destruição alveolar (SBPT, 2004).

2.2 Epidemiologia da DPOC

Segundo estimativas da OMS, existiam em 2005 cerca de 80 milhões de pessoas com DPOC moderada ou grave em todo o mundo, e mais de três milhões de pessoas morreram em virtude dessa doença. Sabe-se que quase 90% das mortes por DPOC ocorrem em países de baixa e média renda e que a doença é mais comum em homens, por consequência do uso do tabaco. Apesar disso, as ocorrências de DPOC estão aumentando entre as mulheres de países desenvolvidos. Em alguns deles, a doença já afeta homens e mulheres igualmente. Em 2002, a DPOC foi a quinta principal causa de morte no mundo, e a projeção é que a mortalidade aumente em mais de 30% nos próximos 10 anos. Estimativas mostram que em 2030 a DPOC se tornará a terceira maior causa de morte em todo o mundo, a menos que sejam tomadas medidas urgentes para reduzir os fatores de risco, em especial o uso do tabaco (WHO, 2011).

Halbert et al. (2003) analisaram a prevalência da DPOC em 17 cidades da Europa e da América do Norte com base em 32 artigos científicos publicados entre 1961 e 2001. As prevalências variaram de 4% a 10% e foram estimadas com base em diagnósticos espirométricos, de sintomas respiratórios e de doença autorreferida. O estudo PLATINO verificou, em 2003, a prevalência da DPOC entre 6% e 15,8% na cidade de São Paulo, a depender do critério de diagnóstico espirométrico (Menezes et al., 2005a). Para a América Latina, a prevalência variou de 7,8%, na Cidade do México, a 19,7%, em Montevidéu (Menezes et al., 2005b).

A DPOC é uma das principais causas de morbidade e mortalidade no mundo, impondo uma substancial sobrecarga econômica sobre o indivíduo doente e o sistema de saúde. Os custos diretos incluem despesas médicas (remédios, exames, consultas e serviços hospitalares) e não médicas (transporte e aluguel/compra de equipamentos domiciliares) associadas à doença. Já os custos indiretos refletem as perdas causadas por redução ou interrupção da produtividade em virtude do adoecimento ou da morte precoce.

Nos Estados Unidos, a DPOC é a quarta causa de morte e o maior fator de morbidade e incapacidade. Aproximadamente 715 mil hospitalizações ocorreram no país por DPOC em 2005 (Brown et al., 2010). Segundo o último consenso brasileiro sobre DPOC, em 2003, essa doença foi a quinta maior causa de internação no sistema público de saúde em pessoas com mais de 40 anos, registrando 196.698 internações e gastos aproximados de 72 milhões de reais. A mortalidade por DPOC no Brasil alcançou 40 mil pessoas por ano, e a doença é classificada entre a quinta e a sexta causa de morte no país (excluindo mortalidade por causas externas). Entre 2000 e 2010, a mortalidade por DPOC cresceu em torno de 25% (Brasil, 2014b).

2.3 Fisiopatologia da DPOC

Você sabe como um doente com DPOC se sente? Vamos fazer um exercício juntos?

Inspire fundo, agora solte o ar devagar, mas não tudo; inspire fundo novamente, solte o ar devagar, mas não tudo. Inspire fundo mais uma vez, solte mais um pouco de ar, não tudo. Agora, inspire fundo e faça 10 polichinelos ou suba rapidamente uma escada. Achou desconfortável? É assim que alguém com DPOC se sente.

Os principais fatores de risco para a DPOC comprometem o batimento ciliar e a função de macrófagos e provocam inflamação das vias aéreas, aumento da produção de muco, destruição de septos alveolares e fibrose pulmonar. As alterações inflamatórias iniciais podem ser revertidas caso o indivíduo pare de fumar ou se mantenha afastado de substâncias irritantes. Os tampões de muco e o estreitamento das vias aéreas levam ao aprisionamento do ar nos pulmões. Durante a expiração ocorre hiperinsuflação dos alvéolos e durante a inspiração há o aumento das vias aéreas, permitindo que o ar passe além da obstrução. Na expiração, as vias aéreas se estreitam e o fluxo de ar é impedido, provocando o aprisionamento (GOLD, 2011).

A DPOC resulta em hipertrofia e hiperplasia da musculatura lisa brônquica e das glândulas mucosas, além de hiper-reatividade, lesão ciliar, edema da mucosa, infiltração de leucócitos, linfócitos e neutrófilos, hipersecreção de muco, lesão de mucosa, destruição das paredes alveolares e perda de retração elástica pulmonar (GOLD, 2011).

- Inflamação das vias aéreas

As principais células inflamatórias envolvidas na fisiopatologia da DPOC são os neutrófilos, os macrófagos e os linfócitos CD8. Os mediadores inflamatórios mais presentes nesse processo são o leucotrieno B4 (LTB4), o fator de necrose tumoral alfa (TNF-α) e a interleucina 8 (IL-8). Os mediadores inflamatórios lesam as estruturas pulmonares e sustentam a inflamação, gerando mais células inflamatórias (Bourdin et al., 2009; GOLD, 2011).

- Obstrução das vias aéreas

A obstrução das vias aéreas é observada em virtude da contração da musculatura lisa brônquica, do espessamento da parede brônquica, da hiper-reatividade, da perda de retração elástica pulmonar e da hipersecreção de muco (Celli et al., 2004a).

- Disfunção mucociliar

É a consequência do excesso de muco que, por sua vez, acarreta aumento de sua viscosidade. Desse modo, há diminuição de seu transporte em virtude da lesão da mucosa brônquica e da perda dos cílios (GOLD, 2011).

- Alterações estruturais das vias aéreas

Refere-se a uma característica fisiopatológica importante para a DPOC. A destruição alveolar, a fibrose das vias aéreas, a hiperplasia e a hipertrofia epitelial, bem como o espessamento das paredes brônquicas, levam ao remodelamento das vias aéreas (Celli et al., 2004a; GOLD, 2011).

A Figura 2.1 apresenta as quatro características fisiopatológicas da DPOC.

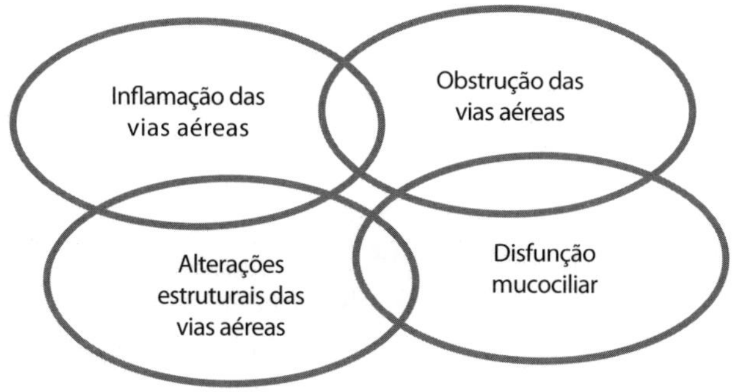

FIGURA 2.1 – Fisiopatologia da DPOC: inflamação, obstrução, alterações estruturais das vias aéreas e disfunção mucociliar.

Esses componentes levam à limitação do fluxo aéreo e, consequentemente, a respostas sistêmicas, comprometendo todo o corpo. A inatividade física crônica faz que os pacientes com DPOC tornem-se altamente descondicionados, o que reduz sua massa muscular, principalmente a dos membros inferiores, e dificulta de maneira acentuada as atividades da vida cotidiana (Figura 2.2). Até pouco tempo, as intervenções para a intolerância ao exercício eram direcionadas somente aos exercícios respiratórios, pois grande parte desses indivíduos apresenta sensação de limitação ventilatória ao fazer esforço físico. Essa limitação parece se relacionar com o aumento da resistência ao fluxo respiratório, que leva à hiperinflação pulmonar e à incapacidade de manter níveis relativamente adequados de ventilação-perfusão quando ocorre aumento das necessidades ventilatórias e de oxigênio muscular para um dado nível de exercício físico (Celli et al., 2004; GOLD, 2011).

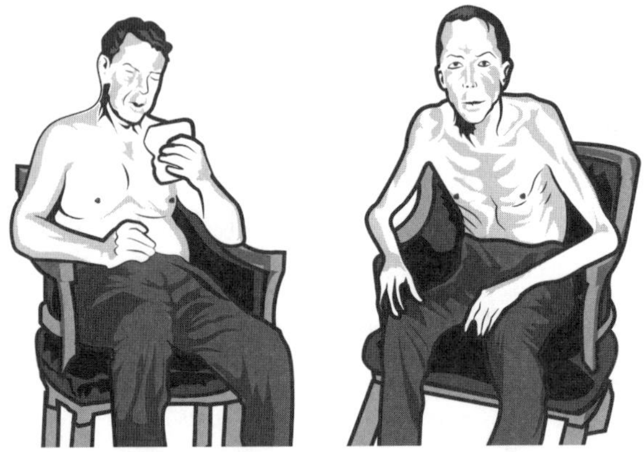

FIGURA 2.2 – Evolução da DPOC: à esquerda, fase inicial da doença (bronquite crônica); à direita, fase avançada da doença (enfisema). É importante notar a perda de massa muscular, a dificuldade respiratória e a posição do corpo para facilitar a respiração.

As quatro características fisiopatológicas descritas anteriormente podem ser estimadas pela limitação do fluxo aéreo, medida no exame de espirometria. Além disso, apesar de a DPOC ser uma doença pulmonar, ela não acomete somente os pulmões, mas também o sistema cardiovascular, o sistema muscular e o aspecto psicossocial. Essa doença pode ainda ser caracterizada como um componente sistêmico (Casaburi, 2000; Gosker et al., 2000; GOLD, 2011).

Com relação às alterações não pulmonares, pode haver elevados níveis de ansiedade e depressão. O isolamento social é característico, principalmente em virtude da dispneia durante atividades da vida diária, em especial em casos de DPOC grave ou muito grave (GOLD, 2011).

Para o sistema cardiovascular, a obstrução das vias aéreas e a destruição alveolar reduzem a troca gasosa, o que leva à hipoxemia (redução de O_2 sanguíneo) e pode, posteriormente, levar à hipercapnia (aumento de CO_2 no sangue) e, mais tarde, à hipertensão pulmonar. Esta pode induzir o *cor pulmonale*, que é caracterizado por alterações na estrutura ou na função do ventrículo direito e provoca insuficiência cardíaca direita (Gosker et al., 2000). Pessoas com DPOC, independentemente do consumo de tabaco, têm risco aumentado de mortalidade por doenças cardiovasculares. Comorbidades associadas à inflamação sistêmica, como doenças cardiovasculares e diabetes melito, são comuns em indivíduos com DPOC. A explicação pode estar relacionada à predisposição genética comum entre aterosclerose e enfisema, pois ambas são doenças inflamatórias sistêmicas (Passowicz-Muszyńska et al., 2010).

A inatividade física crônica nos portadores de DPOC faz que eles sejam altamente descondicionados, reduzindo a massa muscular principalmente dos membros inferiores e dificultando de maneira acentuada as atividades de rotina diária. Nos últimos anos, tem aumentado o número de evidências sugerindo que pacientes com DPOC apresentam uma disfunção sistêmica musculoesquelética considerada fator adicional na limitação das atividades funcionais (Casaburi, 2000). Entre as alterações musculares estão perda de massa muscular, perda da eficiência para realizar a síntese proteica e diminuição das fibras tipo I (de contração lenta). Entre os fatores que podem levar a alterações no sistema muscular estão a hipoxemia crônica, o uso crônico de doses elevadas de corticoides, as alterações nutricionais e o descondicionamento físico (Gosker et al., 2000; Agusti et al., 2001). Existem evidências de que o descondicionamento físico seja o principal fator contribuinte para essas alterações, pois indivíduos descondicionados geralmente adotam um estilo de vida extremamente sedentário em decorrência da dispneia produzida por atividades da rotina. Desse modo, a progressão da doença leva a um ciclo vicioso que evolui para a total incapacidade, o que afeta a dependência funcional e a vida social, econômica e emocional do indivíduo (Casaburi, 2000).

2.4 Fatores de risco para a DPOC

Existe um grande *deficit* de informações sobre a prevalência de DPOC e seus fatores associados. A identificação dos fatores de risco é essencial para que se desenvolvam estratégias de prevenção e de tratamento para a doença. A identificação do tabagismo como o principal fator de risco para a DPOC tem levado à incorporação de programas que incentivam o abandono do cigarro como elemento essencial para a prevenção da doença e para uma intervenção relevante aos que já a desenvolveram. Entretanto, apesar de o tabagismo ser o mais importante e mais estudado fator de risco para a DPOC, ele não é o único (Figura 2.3). Existem evidências de que pessoas não fumantes também podem desenvolver a DPOC (Celli et al., 2005; GOLD, 2011).

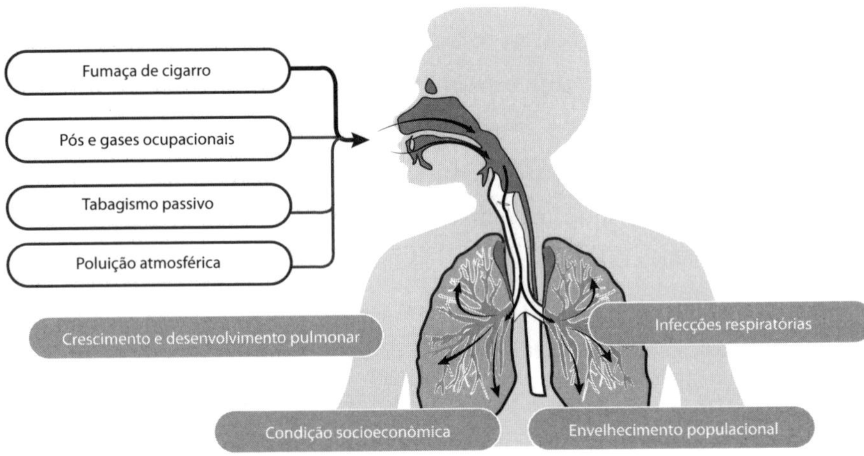

FIGURA 2.3 – Fatores de risco para a DPOC.
Fonte: adaptado de GOLD (2011).

O fator de risco tido como o mais importante para a ocorrência de DPOC é a *fumaça de cigarro*. Atribuem-se ao tabaco aproximadamente 85% dos casos de DPOC. Charutos, cachimbos e outros propensores de fumaça de tabaco também são considerados fatores de risco. A exposição ao fumo passivo contribui para o aparecimento de sintomas respiratórios e também para a DPOC (SBPT, 2004; GOLD, 2011).

Outros fatores de risco importantes para a ocorrência de DPOC incluem:

- *poeiras e produtos químicos ocupacionais*: quando as exposições são suficientemente intensas ou prolongadas;
- *poluição em ambientes domésticos fechados*: quando proveniente da combustão de biomassa (lenha) em ambientes pequenos. Esse fator associa-se à maior ocorrência de DPOC em países em desenvolvimento e especialmente entre mulheres;

- *poluição atmosférica*: acrescentada ao impacto total de partículas inaladas no pulmão, embora seu papel específico para a determinação da DPOC não seja bem compreendido;
- *infecções respiratórias* (viral e bacteriana): no início da infância, as infecções estão associadas à função reduzida do pulmão e aos sintomas respiratórios crescentes na fase adulta, podendo contribuir para a progressão da DPOC. A colonização bacteriana associada à inflamação das vias aéreas também pode representar um papel significativo nas exacerbações;
- *desenvolvimento e crescimento pulmonar*: em virtude dos processos que ocorrem durante a gestação, do nascimento e das exposições durante a infância;
- *baixas condições socioeconômicas*: podem estar relacionadas aos dois fatores imediatamente anteriores. Porém, não está claro se esse padrão reflete as exposições aos poluentes do ar intradomiciliar e atmosférico, às multidões, às infecções recorrentes, à nutrição insuficiente e deficiente ou a outros fatores que estão relacionados às baixas condições sociais;
- *sexo masculino*: ainda é considerado o de maior risco no Brasil. Mas as mulheres, em outros países, já sofrem de DPOC de maneira similar ou até mesmo de modo mais grave do que os homens, como ocorre nos Estados Unidos, em que o sexo feminino já ultrapassou o masculino na ocorrência e na mortalidade por DPOC. Isso provavelmente reflete mudanças nos padrões do tabagismo e em outros fatores de risco. É preciso lembrar ainda que os pulmões das mulheres são, de modo geral, menores do que os dos de homens. Discute-se também que as mulheres podem ser mais suscetíveis aos efeitos do tabaco que os homens;
- *idade avançada* (a partir dos 40 anos): a maior incidência de DPOC ocorre entre a sexta e a sétima décadas de vida. Com o aumento da longevidade populacional, estima-se também o aumento da DPOC;

- *genética*: a deficiência de Alfa-1-Antitripsina, proteína protetora dos pulmões, está presente entre 3% e 10% da população caucasiana e é associada à ocorrência de DPOC.

A asma também é considerada um fator de risco para DPOC (GOLD, 2011). O estudo de coorte *Tucson Epidemiological Study of Airway Obstructive Disease* verificou, após ajustes para tabagismo, que adultos asmáticos apresentaram risco relativo doze vezes maior para o desenvolvimento de DPOC, se comparados a adultos não asmáticos (Silva et al., 2004). Outro estudo longitudinal em indivíduos com asma verificou que cerca de 20% dos indivíduos desenvolveram sinais de DPOC, como limitação irreversível ao fluxo aéreo (Vonk et al., 2003).

2.5 Diagnóstico da DPOC

Os médicos realizam o diagnóstico da doença com base nas alterações identificadas no exame físico, considerando-se as alterações referidas pela pessoa e sua exposição à fumaça do tabaco ou a outros fatores de risco. Serão solicitados, ainda, exames de função pulmonar (espirometria) e de imagem, e, eventualmente, exames de sangue (Figura 2.4). Os exames de imagem, como a tomografia computadorizada do tórax, mostrarão alterações características da doença. Na gasometria arterial, coleta-se sangue de uma artéria para medir as pressões de oxigênio e gás carbônico do sangue arterial. Em pessoas com DPOC, a concentração de oxigênio no sangue frequentemente está menor (GOLD, 2011).

O diagnóstico da DPOC deve ser confirmado por meio da espirometria. Segundo a GOLD (2011), se não for possível realizar a espirometria, o diagnóstico deverá ser feito fazendo uso dos instrumentos disponíveis. Sintomas e sinais clínicos (como tosse crônica e produtora de muco, falta de ar anormal e tempo expiratório forçado aumentado) podem ser utilizados para auxiliar no diagnóstico. Um pico de fluxo expiratório baixo, medido pelo monitor *peak flow*, é consistente com o diagnóstico de DPOC, mas apresenta pouca especificidade, uma vez que pode ser causado por outras doenças pulmonares (GOLD, 2011).

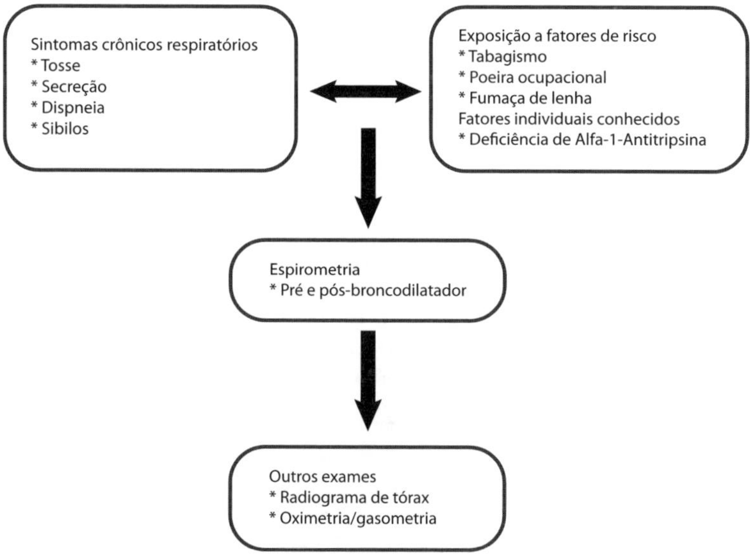

FIGURA 2.4 – Diagnóstico da DPOC.
Fonte: SBPT (2004).

Segundo a GOLD e a Sociedade Brasileira de Pneumologia e Tisiologia, para o diagnóstico de DPOC, a espirometria deve ser realizada em indivíduos que apresentem, pelo menos, três respostas positivas às cinco questões a seguir:

- Você tem mais de 40 anos?
- Você é fumante ou ex-fumante?
- Você tem tosse diariamente?
- Você expele catarro ou muco diariamente?
- Você se cansa mais do que outras pessoas da sua idade ao realizar atividades físicas?

De acordo com o II Consenso Brasileiro sobre DPOC (SBPT, 2014), a espirometria com obtenção da curva expiratória volume-tempo (Gráfico 2.1) é imprescindível na suspeita de DPOC, e deve ser realizada antes e depois do uso de broncodilatador.

Gráfico 2.1 – Exemplo de curva expiratória volume-tempo normal e alterada (obstrução do fluxo das vias aéreas) medida por meio da espirometria

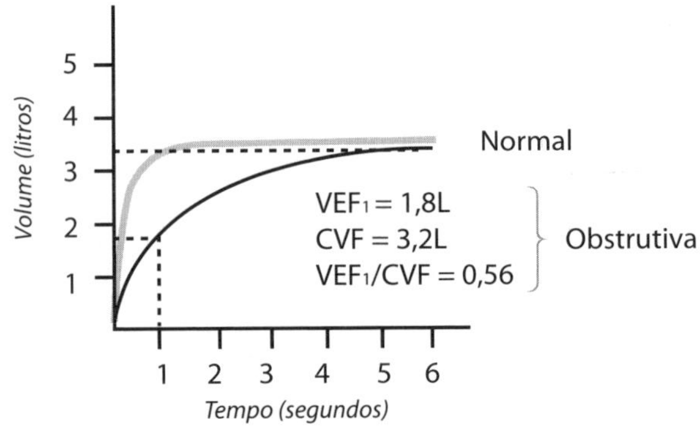

Fonte: adaptado de GOLD (2011).

A espirometria mede os fluxos e o volume de ar dos pulmões. Quando se realiza um assopro forte e comprido, os parâmetros mais importantes são o volume expiratório forçado no primeiro segundo – ou VEF_1, que mede doenças obstrutivas – a capacidade vital forçada – ou CVF, que mede doenças restritivas – e a relação entre ambos – que também mede obstrução. A CVF é todo o ar que foi expulso durante a manobra, e o VEF_1 refere-se à quantidade de ar expirada no primeiro segundo do assopro. A DPOC é confirmada pela relação $VEF_1/CVF < 70\%$ pós-broncodilatador (obstrução não reversível), e permite estabelecer alguns estádios, apresentados na Tabela 2.1.

Tabela 2.1 – Estadiamento (gravidade) da DPOC com base na espirometria

Estádio (gravidade)	Espirometria	
	VEF_1/CVF (pós-BD)	VEF_1
Estádio 1 – Doença leve	< 70%	≥ 80% ≤ 100%
Estádio 2 – Doença moderada	< 70%	≥ 50% < 80%
Estádio 3 – Doença grave	< 70%	≥ 30% < 50%
Estádio 4 – Doença muito grave	< 70%	< 30%

Fonte: adaptado de SBPT (2004).

A asma é um importante diagnóstico diferencial para a DPOC. De acordo com a Figura 2.5, existem características particulares para cada doença. A asma é provocada por um agente sensibilizador, como a poeira domiciliar, e a DPOC é ocasionada por agentes nocivos, no caso a fumaça do cigarro. A asma tem obstrução do fluxo aéreo reversível, e a DPOC do irreversível.

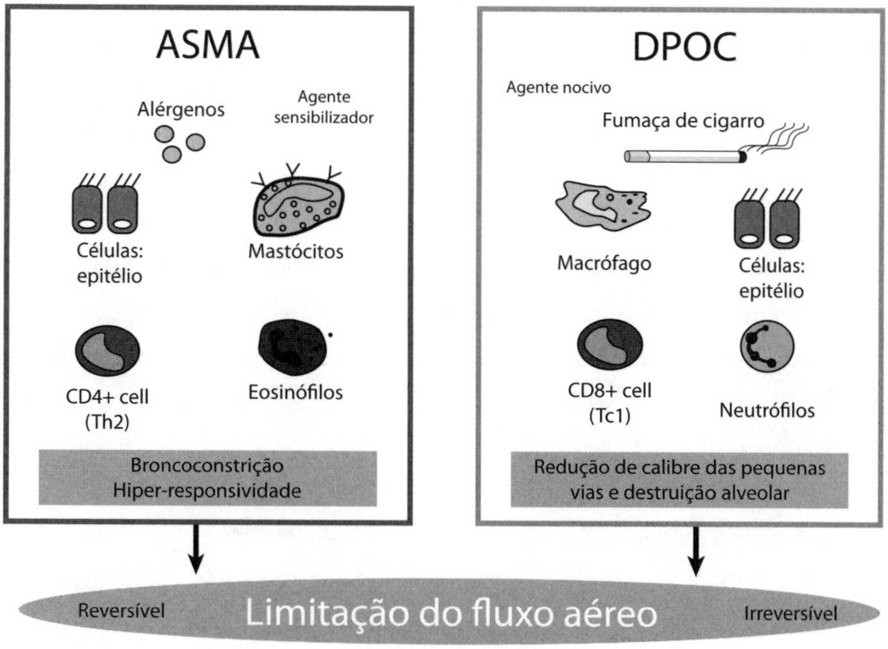

FIGURA 2.5 – Características diferenciais entre a DPOC e a asma.
Fonte: adaptado de GOLD (2011).

O Quadro 2.1 apresenta outras diferenças entre a asma e a DPOC.

Quadro 2.1 – Diferenças adicionais entre a asma e a DPOC

Asma	DPOC
Início precoce, frequentemente na infância	Início em adultos
Sintomas variam a cada dia	Sintomas progridem lentamente
Sintomas ocorrem de manhã e à noite	Longa história de tabagismo
Alergia, rinite e/ou eczema também estão presentes	Dispneia ao praticar exercício físico
Histórico familiar de asma	–

2.6 Tratamento da DPOC

Iniciar um tratamento acreditando que não haverá melhoras não incentiva o investimento e o esforço no assunto. Entretanto, independentemente da definição engessada que descreve o que ocorreu com os pulmões, os sintomas e a qualidade de vida melhoram com um tratamento. Segundo a GOLD (2011), as metas de tratamento para a DPOC incluem abandonar o hábito de fumar, prevenir a progressão da doença, aliviar os sintomas, aumentar a tolerância aos exercícios físicos, melhorar as condições de saúde, prevenir e tratar complicações e exacerbações, reduzir a mortalidade e prevenir ou minimizar os efeitos colaterais.

Essas metas podem ser alcançadas por meio de um programa de condutas compostas por quatro componentes (GOLD, 2011), que serão apresentados a seguir.

2.6.1 Componente 1: avaliação e monitoramento da doença

Realiza-se uma anamnese com história detalhada, levando-se em conta a exposição aos fatores de risco, incluindo intensidade e duração; a história de asma, alergias, sinusite, pólipos nasais, infecções respiratórias e outras doenças respiratórias; a história familiar de DPOC ou outra doença respiratória crônica; o padrão de desenvolvimento dos sintomas; a história de exacerbações ou hospitalizações pelo sistema respiratório; a presença de comorbidades, tais como doenças cardíacas e reumáticas, que também podem contribuir para a restrição de atividades físicas; o impacto da doença na vida do paciente, incluindo limitações de atividades físicas, absenteísmo no trabalho, impactos econômicos, efeitos negativos sobre as rotinas da família e sentimentos de depressão ou ansiedade; o apoio familiar nos tratamentos realizados; e, por fim, a possibilidade de redução dos fatores de risco, especialmente o tabagismo.

2.6.2 Componente 2: redução dos fatores de risco

Naturalmente, a primeira atitude a ser tomada é interromper o hábito de fumar. A suspensão do tabagismo é a medida considerada mais efetiva e com melhor custo-benefício para retardar a progressão da DPOC. Segundo a GOLD (2011), até mesmo um período de 3 minutos de aconselhamento para incentivar o abandono do cigarro pode ser efetivo, e isso deveria ser feito com todos os fumantes com a ajuda dos profissionais de saúde. Em pessoas com muita dificuldade para abandonar o fumo, os médicos podem utilizar medicações que diminuam os sintomas causados pela abstinência. O tratamento farmacológico (com reposição de nicotina e/ou com bupropiona) é recomendado somente quando o aconselhamento não é suficiente para ajudar os pacientes a parar de fumar.

Outras considerações importantes envolvem:

- A prevenção do fumo: em todas as instituições e na comunidade, pode haver o incentivo a políticas e programas amplos de controle do tabaco com mensagens claras, consistentes e incisivas contra o fumo.
- As exposições ocupacionais: enfatizar a prevenção primária, alcançada pela eliminação ou redução das exposições às substâncias irritantes no local de trabalho.

- A poluição do ar domiciliar e extradomiciliar: implementar medidas que reduzam ou evitem a poluição do ar domiciliar proveniente da combustão de biomassa utilizada para cozinhar e aquecer residências pouco ventiladas. Pode-se aconselhar os indivíduos a observar anúncios públicos de qualidade do ar e, dependendo da gravidade de suas doenças, evitar exercícios vigorosos ao ar livre ou permanecer em casa em momentos de grande poluição e com ar mais frio e seco.

2.6.3 Componente 3: conduta na DPOC estável

De maneira geral, o tratamento deve ser orientado pelos seguintes princípios: a avaliação da gravidade da doença por individualidade biológica, levando em consideração os sintomas; a limitação ao fluxo aéreo; a frequência e a gravidade das exacerbações; as complicações; a insuficiência respiratória; as comorbidades; e a condição geral de saúde. A educação em saúde pode ajudar a melhorar as aptidões, a habilidade de lidar com a doença e a condição da saúde. Esse é o meio efetivo de alcançar o abandono do fumo, iniciar discussões e entendimentos sobre orientações prévias e questões a respeito do final da vida, e melhorar as respostas às exacerbações.

Essa componente pode ser dividida em duas condutas na DPOC estável: *tratamento farmacológico* e *não farmacológico*:

- O *tratamento farmacológico* pode melhorar e prevenir os sintomas, reduzir a frequência e a gravidade das exacerbações, melhorar a condição da saúde e aumentar a tolerância aos exercícios físicos.

Os *broncodilatadores* são medicamentos importantes no tratamento. São utilizados, quando necessário, para aliviar sintomas intermitentes ou que se agravam e, em termos regulares, para prevenir ou reduzir os sintomas persistentes. Podem ser utilizados de várias formas: por meio de nebulizadores, nebulímetros (*sprays* ou "bombinhas"), *turbohaler* (um tipo de "bombinha" para inalar um pó seco), *rotadisks* (uma "bombinha" em formato de disco para pó seco), comprimidos, xaropes ou cápsulas de inalar. A escolha entre beta-2 agonistas, anticolinérgicos, metilxantinas e uma terapia de combinação depende da existência dos medicamentos e da resposta individual de cada pessoa com relação ao alívio dos sintomas e dos efeitos colaterais. O tratamento regular com broncodilatadores de curta ação (4 horas) é mais barato, porém menos satisfatório do que o tratamento com broncodilatadores de ação prolongada (12 horas). O médico especialista poderá indicar qual é a medicação mais adequada.

Os *corticoides* sistêmicos são recomendados nas exacerbações da DPOC, e os corticoides inalados são recomendados na doença estável, em situações como a associação com a asma e quando há reversibilidade no teste de espirometria. O tratamento de longo prazo com corticoides orais não é recomendado.

As *vacinas anti-influenza* anuais são recomendadas em pessoas com DPOC, principalmente em pacientes com maior limitação respiratória, pois podem reduzir em 50% as doenças graves e a morbidade. A *vacina antipneumocócica* apresenta um importante potencial de proteção dos pacientes com DPOC, por reduzir a resistência ao pneumococo. Deve ser administrada a cada 5 anos.

Os *antibióticos* são recomendados somente para tratamento de exacerbações infecciosas e outras infecções bacterianas.

Os agentes *mucolíticos* (mucocinéticos e mucorreguladores) são utilizados em DPOC com expectoração viscosa, mas os benefícios globais são muito pequenos. O uso em larga escala não é recomendado.

- O *tratamento não farmacológico* é considerado fundamental para intervenção na DPOC e inclui reabilitação pulmonar, oxigenoterapia e intervenções cirúrgicas.

A *oxigenoterapia* domiciliar pode ser necessária no tratamento de um paciente com DPOC para melhorar sua qualidade de vida. A oxigenoterapia tem demonstrado ser um tratamento essencial para melhorar a sobrevida de pacientes com DPOC hipoxêmicos, e visa à manutenção da saturação de oxigênio (SpO_2) da hemoglobina arteriolar em pelo menos 90%. Valores normais situam-se entre 95% e 100%. A administração em longo prazo de oxigênio (> 15 horas por dia) em pessoas com insuficiência respiratória crônica tem se mostrado efetiva no aumento da sobrevida e apresenta um impacto benéfico na pressão arterial pulmonar, na policitemia (hematócito > 55%), na capacidade de exercício, na mecânica pulmonar e no estado mental.

Os *tratamentos cirúrgicos* como a *bulectomia*, a *cirurgia redutora de volume pulmonar (CRVP)* e o *transplante de pulmão* podem ser considerados DPOC mais graves (estádio 4). Não existem evidências atuais suficientes para justificar o uso difundido de cirurgia de redução do volume pulmonar (CRVP). A bulectomia pode ser usada em alguns indivíduos, com predomínio do componente enfisematoso da doença, pois podem apresentar bolhas no pulmão em virtude da destruição do tecido pulmonar. Quando essas bolhas crescem de maneira a exercer compressão sobre outras áreas pulmonares, elas devem ser extirpadas cirurgicamente por meio da bulectomia. A CRVP é um procedimento que consiste na ressecção (retirada) das áreas pulmonares mais intensamente afetadas pelo enfisema, de modo a permitir que áreas remanescentes menos comprometidas possam realizar sua função ventilatória e de troca gasosa. Essa cirurgia é direcionada para pacientes com doença grave ou muito grave, com áreas de enfisema concentrada nas porções superiores dos pulmões e que apresentam baixa capacidade para realizar atividades físicas, mesmo com tratamento adequado e otimizado. O transplante pulmonar é mais restrito do que a CRVP e deve ser reservado aos pacientes com DPOC muito grave, que apresentam alguma contraindicação à CRVP ou que, tendo sido a ela submetidos, retornam progressivamente à condição de incapacidade em razão da progressão da doença, mesmo com tratamento adequado.

A *reabilitação pulmonar* é um programa amplo, multiprofissional e com base em evidências para portadores de doenças respiratórias crônicas que, apesar da máxima terapêutica medicamentosa, apresentam sintomas e têm baixa tolerância ao exercício físico e às atividades de vida diária. A intervenção é individualizada, integrada e dirigida a pessoas com problemas pulmonares crônicos e a seus familiares, com o objetivo de aperfeiçoar o desempenho físico geral e a autonomia, e também reduzir os sintomas, melhorar o estado funcional e a qualidade de vida, aumentar a participação na sociedade e reduzir os custos com cuidados em saúde.

Os programas de reabilitação pulmonar incluem:

- tratamento medicamentoso;
- exercícios físicos;
- exercícios para a musculatura ventilatória;
- programas de educação em saúde com aconselhamento nutricional e intervenções psicossociais e comportamentais.

A *reabilitação pulmonar* pode ser realizada em centros especializados, hospitais, ambulatórios e em domicílio. Entre essas modalidades, o ambiente domiciliar vem adquirindo grande importância para se conseguir maior abrangência de atuação. O Quadro 2.2 descreve os benefícios obtidos com um Programa de Reabilitação Pulmonar.

Quadro 2.2 – Benefícios obtidos com um Programa de Reabilitação Pulmonar

- Melhora da capacidade de exercício (evidência A).
- Redução da sensação de falta de ar (evidência A).
- Possibilidade de melhora da qualidade de vida relacionada à saúde (evidência B).
- Aumento da capacidade de realizar atividades com os braços, melhora na coordenação dos músculos, adaptação metabólica e redução da sensação de dispneia por meio do treinamento dos músculos dos membros superiores (evidência B).
- Efeitos benéficos do treinamento dos músculos respiratórios, especialmente quando combinado ao treinamento físico geral (evidência B).
- Extensão dos benefícios para muito além do período imediato ao treinamento (evidência B).
- Redução do número de hospitalizações e dias de internação hospitalar (evidência B).

Fonte: Behnke et al. (2000); SBPT (2004).

Alguns serviços especializados utilizam critérios de não inclusão no Programa de Reabilitação Pulmonar como, por exemplo, arritmias cardíacas não controladas; eventos isquêmicos do miocárdio recentes; valvopatia aórtica grave; doenças psiquiátricas graves; limitações osteomusculares que impeçam os exercícios físicos; falta de colaboração do indivíduo; pessoas entre zero e 12 anos; tabagismo atual; doença infecciosa em atividade; comorbidades não controladas, como hipertensão arterial sistêmica e diabetes; entre outras.

2.6.4 Componente 4: conduta nas exacerbações

A exacerbação na DPOC é definida como um evento no curso natural da doença caracterizado por uma alteração nos sintomas que está além da variação normal do dia a dia, cujo início é agudo e que pode necessitar de uma alteração na medicação regular. A DPOC é comumente associada às exacerbações dos sintomas. Muitas exacerbações são provocadas por inflamação via infecção viral ou bacteriana da árvore traqueobrônquica ou por um aumento na poluição do ar; no entanto, a origem de muitos casos de exacerbações graves ainda não foi identificada.

As exacerbações dos sintomas respiratórios são eventos clínicos importantes na história de pacientes com DPOC, e apresentam relevante impacto social e econômico. Em geral, os pacientes apresentam aproximadamente de duas a três exacerbações por ano, dependendo da gravidade da doença, e elas são mais frequentes no inverno. O sintoma mais frequente é o aumento da dispneia, mas pode ocorrer aumento da tosse e da produção de expectoração/muco, sibilos, opressão torácica, indisposição, fadiga e diminuição da tolerância aos exercícios físicos. Irritabilidade, tremores, confusão mental, sonolência, coma e convulsão podem estar presentes nos casos mais graves. O risco de um paciente com DPOC morrer por uma exacerbação está intimamente relacionado ao desenvolvimento de acidose respiratória, à presença de comorbidades graves e à necessidade de suporte ventilatório. Aqueles que não apresentam essas características não correm grande risco de morte, mas pacientes com DPOC graves frequentemente necessitam de hospitalização. Além da ventilação mecânica não invasiva, a inalação de broncodilatadores e a administração oral de corticoides são tratamentos efetivos nas exacerbações da DPOC.

2.7 Medidas e avaliação física para pessoas com DPOC

Pode-se pensar que o modelo de avaliação física que reúna os sintomas relacionados ao grau de dispneia, as medidas de trocas gasosas, a composição corporal e a tolerância máxima ao exercício físico da DPOC seja o ideal. Como resultado, diríamos então que o grau máximo de tolerância ao exercício toma uma dimensão essencial na avaliação da DPOC, pois programas de exercícios físicos poderiam ser elaborados com base nesses valores. A ergoespirometria, ou teste de esforço cardiopulmonar, possibilita determinar variáveis respiratórias, metabólicas e cardiovasculares pela medida das trocas gasosas pulmonares durante o exercício físico e a expressão dos índices de avaliação funcional. Esse teste oferece uma avaliação objetiva da capacidade e/ou limitação ao exercício físico. O consumo máximo de oxigênio e os limiares ventilatórios são os principais indicadores de aptidão funcional cardiorrespiratória, sendo utilizados na prática para diagnóstico e indicação de um programa de exercício físico, pois permitem avaliar o potencial aeróbio e identificar as zonas ideais para treinamento aeróbio leve, moderado e máximo. Entretanto, existe um problema básico: essas medidas são realizadas em laboratórios de avaliação cardiopulmonar que não estão ao alcance da maioria dos profissionais da saúde e dos pacientes com DPOC. Além disso geralmente não são determinantes para o direcionamento final e a escolha do melhor tratamento e do melhor programa de exercícios físicos para a maioria dos pacientes (Neder e Nery, 2005).

Uma alternativa acessível aos profissionais da saúde e aos pacientes com DPOC seria o uso de avaliações físicas consideradas mais simples e, de certo modo, eficientes. Celli et al. (2004a) propuseram um índice preditor de mortalidade denominado BODE (B: *body* = corpo; O: *obstruction* = obstrução; D: *dyspnea* = dispneia; E: *exercise* = exercício), que avalia o grau de mortalidade dos pacientes de maneira sistêmica. Esse índice inclui a avaliação do grau de obstrução, da tolerância ao exercício físico – avaliada pelo teste de caminhada de 6 minutos (TC6M) –, do índice de massa corpórea e da dispneia. Sua pontuação varia de zero a dez, de modo que quanto maior o valor, maior o índice de mortalidade. Nesse sentido, o TC6M já se converteu em um teste habitual para avaliação física e evolução clínica dos pacientes com DPOC. Isso ocorre em virtude de uma padronização do TC6M e, sobretudo, em virtude da simplicidade, da acessibilidade e da validade das medidas (ATS, 2002).

Os testes para avaliação da capacidade de exercício físico dos doentes pulmonares são simples e consistem geralmente em caminhar em terreno plano ou subir e descer degraus impondo uma velocidade cadenciada e constante. Os testes mais habituais são: *teste de caminhada de 6 minutos* (ATS, 2002), *teste incremental* ou *shuttle walking test* (Payne e Skehan, 1996) e *teste do degrau* (Balfour-Lynn et al., 1998).

Esses testes são importantes para se observar o nível de capacidade aeróbia submáxima e o estado funcional do paciente com DPOC. São utilizados também como elemento complementar para o diagnóstico da capacidade de exercício, para avaliação no período pré e pós-operatório e para monitorar a resposta e o progresso dos programas de reabilitação pulmonar e cardíaca e dos processos cirúrgicos como transplante e/ou ressecção pulmonar, entre outras intervenções terapêuticas. Esses testes podem, ainda, ajudar a demonstrar ao paciente o seu progresso em relação à capacidade do exercício, bem como obter informações sobre sua morbidade/mortalidade. Finalmente, pode-se utilizá-los para avaliação pré e pós-programa de exercício físico para se verificar o efeito do treinamento e a melhora no desempenho da tolerância ao exercício.

2.7.1 Teste de caminhada de 6 minutos (TC6M)

Cooper, no final da década de 1960, estabeleceu um teste de campo para avaliar o condicionamento físico dos pacientes e observou que a distância percorrida no teste de campo de 12 minutos apresentava boa correlação com o VO_2máx avaliado por esteira rolante (Cooper, 1968). O teste de 12 minutos foi modificado para caminhada com o objetivo de avaliar a capacidade de exercício em portadores de bronquite crônica, e verificou-se que o teste era reprodutível e media a tolerância ao exercício físico. Posteriormente, foi proposto o teste de caminhada de 2 e de 6 minutos (McGavin et al., 1976; Butland et al., 1982).

O teste da caminhada de 6 minutos (TC6M) tem sido muito utilizado como modo de avaliar a aptidão física em indivíduos pouco condicionados fisicamente. O TC6M pode ser utilizado para avaliar a capacidade funcional de pessoas com diversas condições, como DPOC, fibrose cística, transplante pulmonar, cirurgia de redução de volume pulmonar, insuficiência cardíaca, doença vascular periférica, hipertensão arterial pulmonar, fibromialgia, entre outras. É, ainda, indicado para a avaliação física em idosos assintomáticos. O TC6M é considerado atrativo por combinar representatividade funcional (desejável ao participante) com facilidade operacional (vantajosa ao examinador). É o teste mais utilizado para avaliar o DPOC por ser simples, de baixo custo, bem tolerado, de fácil execução e por reproduzir uma atividade familiar, confiável, reprodutível e de boa correlação com o VO_2máx, desde que seja padronizado e com examinadores treinados para sua aplicação. Para os profissionais de educação física e fisioterapia, esse teste possui importante valor para a obtenção de um indicador de capacidade funcional e para a comparação da resposta pré e pós-programa de treinamento físico (ATS, 2002).

2.7.2 Contraindicações para o TC6M

As contraindicações incluídas são apenas aquelas condições clínicas que invalidam, em geral, a realização de algum esforço físico, considerando-se sempre se os benefícios excedem ou não os riscos.

Segundo a ATS (2002), as *contraindicações absolutas* para o TC6M são infarto agudo do miocárdio e angina instável no mês anterior ao teste, frequência cardíaca de repouso superior a 120 batimentos por minuto, pressão arterial sistólica de repouso superior a 180 mmHg e/ou diastólica maior de 100 mmHg, arritmia cardíaca não controlada, saturação de oxigênio (SpO_2) da hemoglobina arteriolar basal menor de 90% e falta de cooperação do indivíduo participante. As *contraindicações relativas* são: dificuldade de compreensão com relação ao teste, desordens musculoesqueléticas e dificuldade para execução do teste.

O TC6M é contraindicado em pessoas que apresentam saturação de oxigênio basal (de repouso) menor de 90%, sendo indicada a suplementação de oxigênio para atingir a saturação de pelo menos 90%.

Situações para interrupção do TC6M

- Dispneia intolerável;
- Dor precordial;
- Saturação de oxigênio menor de 85%;
- Câimbras musculares;
- Marcha claudicante;
- Mal-estar ou vertigens;
- Palidez ou diaforese súbita.

Equipamentos necessários para o TC6M

- Frequencímetro e oxímetro de pulso;
- Equipamento de reanimação e cilindro de oxigênio portátil;
- Cronômetro, fita métrica e cones de sinalização;
- Esfigmomanômetro e estetoscópio;
- Escala de percepção subjetiva ao esforço de tamanho adequado e que permita fácil leitura (ver no Quadro 2.3 um exemplo de escala de Borg modificada);
- Cadeira, caso haja necessidade de descansar ao longo do percurso.

Quadro 2.3 – Escala de Borg de percepção ao esforço modificada

<table>
<tr><th>Pontuação</th><th>Intensidade</th></tr>
<tr><td>0</td><td>Nenhuma</td></tr>
<tr><td>0,5</td><td>Muito, muito leve</td></tr>
<tr><td>1</td><td>Muito leve</td></tr>
<tr><td>2</td><td>Leve</td></tr>
<tr><td>3</td><td>Moderada</td></tr>
<tr><td>4</td><td>Pouco intensa</td></tr>
<tr><td>5</td><td rowspan="2">Intensa</td></tr>
<tr><td>6</td></tr>
<tr><td>7</td><td rowspan="2">Muito intensa</td></tr>
<tr><td>8</td></tr>
<tr><td>9</td><td>Muito, muito intensa</td></tr>
<tr><td>10</td><td>Máxima</td></tr>
</table>

2.7.3 Protocolo para aplicação do TC6M

O princípio básico do teste é medir a distância percorrida em 6 minutos em uma extensão contínua, plana e sem obstáculos de, pelo menos, 30 metros marcados a cada 3 metros e limitados por cones sinalizadores no início e no final do corredor (Figura 2.6). Percursos curtos não são indicados por exigirem maior número de voltas, ocorrendo, assim, uma redução da distância percorrida. Não é recomendada a realização do TC6M em esteira ergométrica, pois não representa atividade funcional e reduz em 14% a distância caminhada se comparada ao teste realizado no solo (Stevens et al., 1999).

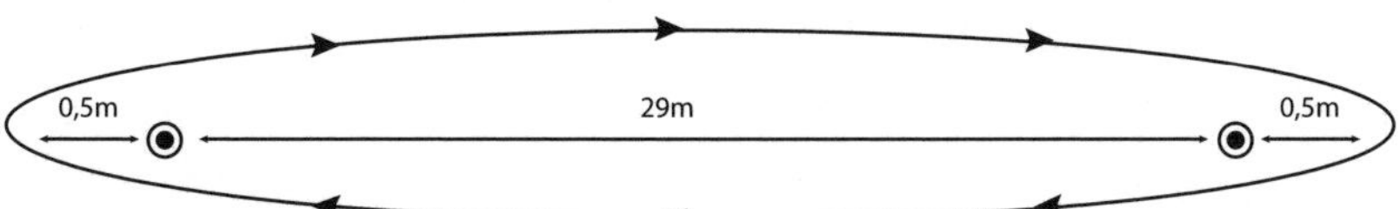

Figura 2.6 – Distância para o teste de caminhada de 6 minutos. Os cones ou marcações no solo indicam as mudanças de sentido e estão posicionados a uma distância de 0,5 m dos extremos do perímetro para permitir o giro pelo avaliado.
Fonte: Vilaró et al. (2008).

A caminhada deve ser realizada em velocidade sustentada, sem correr, durante um intervalo de 6 minutos. Nesse período, a pessoa é monitorada quanto aos sintomas de dispneia e fadiga, aos sinais de frequência cardíaca, à saturação de pulso de oxigênio, à frequência respiratória e à pressão arterial (ATS, 2002).

Estes são os quatro principais passos para a aplicação do TC6M:

- *1º passo*: Sentar o avaliado em uma cadeira por cerca de 5 a 10 minutos e anotar em ficha própria se ele está ou não utilizando oxigênio suplementar, qual a fonte de oxigênio e o fluxo a ser empregado no teste. É necessário ainda verificar os parâmetros de saturação de oxigênio, a pressão arterial sistêmica, a frequência cardíaca, a frequência respiratória e a escala de Borg.
- *2º passo*: é muito importante que a pessoa receba uma clara explicação do procedimento do teste e de seus riscos e benefícios; ela também deverá ser previamente instruída e compreender a escala de percepção de esforço (fadiga de membros inferiores e dispneia). Segundo a ATS (2002), deve-se, de maneira clara e pausada, fornecer a seguinte explicação ao indivíduo (exemplo): *Você realizará uma caminhada durante 6 minutos; o objetivo é que você caminhe rápido para conseguir percorrer a maior distância possível, porém, sem correr. Provavelmente você sentirá falta de ar ou cansaço. É permitido diminuir a velocidade, parar e descansar se necessário. Se parar, você deverá retomar a caminhada o mais rápido possível. É importante não falar em nenhum momento para que você possa se concentrar durante o teste, a menos que tenha algum problema, e, nesse caso, você será auxiliado imediatamente. Você deverá dar o maior número de voltas no local marcado, girar rapidamente em torno dos cones e continuar sem parar. Agora eu vou mostrar... Você está pronto para ir ou ainda tem alguma dúvida? Por favor, aguarde na linha de início e espere o aviso de que pode começar a caminhar.* O examinador deve se posicionar atrás e em diagonal, para não influenciar negativamente na velocidade da caminhada do examinado. Durante o teste, é recomendado emitir encoraja-

mento verbal com frases padronizadas a cada minuto, para que não se perca a motivação ou não se realize subesforço durante o teste: *"Você está caminhando muito bem, mantenha o ritmo!"* ou *"Continue assim, faltam 2 minutos para terminar a caminhada"*.

- *3º passo*: devem ser registrados durante o teste os seguintes parâmetros: saturação de oxigênio, frequência cardíaca e escala de Borg, bem como qualquer sintoma que o examinado apresente. Caso ele relate muito cansaço ou apresente as situações para interrupção descritas anteriormente, o teste deverá ser interrompido. Caso seja possível, o teste poderá continuar, entretanto, durante a interrupção, o tempo continuará a ser cronometrado. Nesse caso, o examinado deve ser colocado sentado na cadeira e ser orientado a cada 15 segundos para *retornar à caminhada quando puder*. Deve ser registrada a quantidade de voltadas realizas no circuito. Ao término dos 6 minutos ou quando o examinado interromper a caminhada, deve-se mensurar a distância percorrida até a última volta (para isso, são utilizadas marcas no piso a cada três metros) e deve-se, também, somar a distância obtida em todas as voltas completadas no circuito. Quando o teste for realizado pela primeira vez, a ATS (2002) recomenda realizar dois testes com intervalo de 30 minutos entre eles, em virtude de o TC6M depender da cooperação do examinado e haver a influência do chamado efeito de aprendizado. Em geral, consegue-se percorrer uma maior distância no segundo teste (ATS, 2002).
- *4º passo*: ao final do sexto minuto, o examinador que está cronometrando o teste deverá dar um sinal para sua interrupção. Imediatamente após a interrupção do teste, deverão ser mensurados os mesmos parâmetros descritos no primeiro passo. Os parâmetros verificados durante todo o teste devem ser anotados, assim como a distância percorrida em metros (ver no Quadro 2.4 um modelo de ficha).

As fórmulas a seguir representam uma estimativa (valores de referência) de distância para idosos saudáveis (Troosters et al., 1999):

Homens: Distância prevista = 218 + (5,14 × altura em cm – 5,32 × idade) – (1,80 × peso kg + 51,31).

Mulheres: Distância prevista = 218 + (5,14 × altura em cm – 5,32 x idade) – (1,80 × peso kg).

No entanto, a distância na TC6M é extremamente variável. Estudos prévios relatam diferenças entre 380 e 800 metros na distância total percorrida. A indicação é que se utilize a mudança na distância da caminhada pré e pós-treinamento físico em termos absolutos ou em porcentagem. Redelmeier et al. (1997) mostraram que ganhos de 54 metros (IC 95%: 37-71) no TC6M após intervenção apresentaram correlação com melhora clínica.

Quadro 2.4 – Modelo de ficha para avaliação do teste de caminhada de 6 minutos

Teste de caminhada de 6 minutos (TC6M)

Nome: ____

Nº de identificação: ______________________ Data: ___/___/_____

Hora: _____h______min

Sexo: M ( ) F ( ) Idade: ______ anos

Altura: ______ cm Peso: ______ kg PA _______/_________ mmHg

Medicação administrada antes do teste (tipo, dose, tempo):

____

Suplementação de oxigênio: Sim (fluxo ________l/min – Tipo: __________)

Não: ( )

Registro durante o teste	FC	SpO_2 (%)	Dispneia	Fadiga
Antes				
1 min				
2 min				
3 min				
4 min				
5 min				
6 min				
Recuperação				
7 min				
8 min				

Observações: ____________________

____

____

Paradas ou pausas durante o teste? Não ( ) Sim ( )

Causas: ____________________

Outros sintomas no final do exercício: ____________________

Total da distância na caminhada de 6 minutos: ____________ metros

Porcentagem do predito: ____________%

Comentários: ____________________

____

____

Conclusões: ____________________

____

____

Nome do examinador: ____________________ *Assinatura*: ____________

Fonte: adaptado de ATS (2002).

2.8 Teste incremental ou *shuttle walking test*

Outro teste utilizado para a avaliação física do DPOC é o teste incremental ou *shuttle walking test* (SWT). Também conhecido como teste graduado de caminhada ou teste de caminhada com carga progressiva, é considerado um teste incremental máximo para pessoas com obstrução crônica das vias aéreas, e foi introduzido por Singh et al. (1992). O SWT é uma versão modificada para pessoas com limitações ventilatórias do *20-meters shuttle test*, descrito inicialmente para avaliação em crianças, adultos e atletas (Léger e Lambert, 1982).

2.8.1 Protocolo para aplicação do SWT

Esse teste consiste em caminhar em um terreno plano e percorrer de maneira repetida uma distância de 10 metros ao redor de uma marcação entre dois cones (Figura 2.7). A sonorização acústica única (BIP único) indica o tempo em que se deve percorrer a distância predeterminada, alcançar o cone e mudar de direção, retornando ao outro cone. A sinalização sonora tripla (BIP triplo) indica o início de um novo estágio, momento em que a velocidade da caminhada aumenta. A cada minuto, o tempo entre os sinais acústicos é diminuído e a velocidade da caminhada deve aumentar para se alcançar o cone no momento indicado (Rosa et al., 2006a; Vilaró et al., 2008).

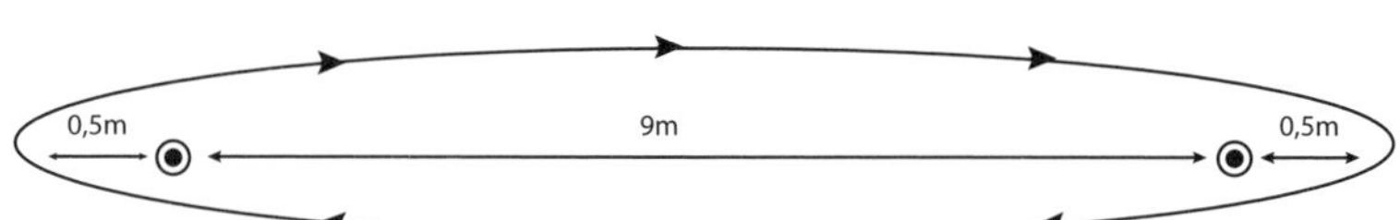

Figura 2.7 – Distância para o *shuttle walking test*. Os cones ou marcações no solo indicam as mudanças de sentido e estão colocados a uma distância de meio metro dos extremos do perímetro para permitir o giro pelo avaliado.
Fonte: Vilaró et al. (2008).

O teste é padronizado, tem estágios de até 12 níveis de velocidade (Tabela 2.2), apresenta boa reprodutibilidade e é considerado eficiente para avaliar a capacidade física e o efeito da intervenção realizada em pacientes com DPOC. O SWT tem demonstrado uma boa correlação com o VO_2máx obtido durante a realização de um teste de esforço incremental convencional. A distância final caminhada após os 12 níveis é de 1.020 metros (Vilaró et al., 2008).

Tabela 2.2 – Níveis do teste de caminhada com carga progressiva, as respectivas velocidades, números de *shuttle* por nível e tempo de cada *shuttle* em segundos

Nível	Velocidade		*Shuttles* por nível	Tempo por *shuttle* (s)
	m/s	mph		
1	0,50	1,12	3	20″
2	0,67	1,50	4	15″
3	0,84	1,88	5	12″
4	1,01	2,26	6	10″
5	1,18	2,64	7	8″57
6	1,35	3,02	8	7″50
7	1,52	3,40	9	6″66
8	1,69	3,78	10	6″
9	1,86	4,16	11	5″45
10	2,03	4,54	12	5″
11	2,20	4,92	13	4″61
12	2,37	5,30	14	4″28

Fonte: Rosa et al. (2006a).

Foi publicada recentemente uma versão modificada do SWT denominada SWT para pessoas com DPOC em vários estágios da doença, com o objetivo de melhorar o estímulo sonoro externo, considerado pelos autores a maior limitação do teste. Nesse estudo, os autores justificaram a importância de melhorar o estímulo sonoro externo com o objetivo de aperfeiçoar o rendimento dos pacientes com DPOC com estado físico funcional mais grave, que demonstram certa dificuldade em se ajustar ao ritmo da caminhada, respondendo, assim, ao estímulo e ao aumento da velocidade a cada bipe sonoro (Rosa et al., 2006b). Segundo esses autores, outro recente desenvolvimento do SWT foi a alteração do seu nome para a denominação *incremental shuttle walking test* (ISWT) e o desenvolvimento do *endurance shutlle walking test* (ESWT), com base em intensidade submáxima.

Na sequência, quatro passos para a aplicação do SWT:

- *1º passo*: pode-se utilizar as mesmas contraindicações, as mesmas situações para interrupção e os mesmos equipamentos descritos para o TC6M. Há necessidade de adquirir o CD sonoro específico. Sentar o avaliado em uma cadeira por cerca de 5 a 10 minutos e anotar em ficha própria se ele está ou não utilizando oxigênio suplementar, a fonte de oxigênio e o fluxo a ser empregado no teste. Deve-se verificar também os parâmetros de saturação de oxigênio, a pressão arterial sistêmica, a frequência cardíaca e a respiratória e a escala de Borg (Quadro 2.2).
- *2º passo*: explicar claramente o procedimento do teste (exemplo): *Você realizará uma caminhada com velocidade progressiva entre estes dois cones. O teste vai iniciar com uma caminhada mais devagar e, com o tempo, a velocidade irá aumentar. Haverá um sinal sonoro que será transmitido por um CD para dar início à caminhada e, a cada minuto, o tempo entre os sinais vai diminuir; então, você deverá aumentar a velocidade da caminhada para alcançar o cone novamente antes do próximo sinal sonoro. O objetivo é que você caminhe até ficar bem cansado. Agora eu vou lhe mostrar... Você está pronto para ir ou ainda tem alguma dúvida? Por favor, aguarde na linha de início e espere o sinal para começar.*
- *3º passo*: durante o teste, é recomendado encorajar o examinado verbalmente, com frases padronizadas a cada sinal sonoro: "*aumente sua velocidade agora*"; e, quando estiver um pouco antes do cone de

chegada ao próximo sinal: "*você não está indo rápido o suficiente, tente aumentar a velocidade*". Deve-se monitorar o examinado quanto aos sinais e sintomas indesejáveis e anotar o tempo de cada *shuttle*.

- *4º passo*: o teste chega ao fim quando o avaliado apresentar dispneia e/ou fadiga para manter a velocidade exigida e/ou ficar a uma distância igual ou superior a 3 metros do cone de chegada quando soar o sinal sonoro para troca de direção. Deve-se dar um sinal para interrupção da caminhada e, imediatamente, deverão ser mensurados os mesmos parâmetros descritos no primeiro passo. Os parâmetros verificados durante todo o teste devem ser anotados em ficha própria para acompanhamento.

A mudança na distância percorrida no SWT pode ser usada para avaliar a eficácia do programa de exercício físico e/ou para acompanhar as mudanças na capacidade física. Aumentos de 47,5 metros indicam um bom efeito e os de 78,7 metros representam uma ótima melhora (Singh et al., 2008).

2.9 Teste do degrau

O uso do teste do degrau (TD) como modo de avaliação da capacidade física foi descrito pela primeira vez no início do século XX. Desde então, foram desenvolvidos vários protocolos do TD. Trata-se de um procedimento simplificado de avaliação da capacidade funcional e da aptidão cardiorrespiratória que pode ser utilizado para portadores de doenças pulmonares e cardiovasculares. É um teste submáximo derivado do teste de escada e, apesar de haver diversos formatos, poucos deles são validados em populações específicas. As contraindicações, os cuidados com a segurança e os critérios para interrupção são os mesmos descritos para o TC6M. Poucos estudos descreveram o uso de TD em pessoas com DPOC. O TD, ainda que pouco utilizado e padronizado para pessoas com doenças respiratórias, apresenta uma boa resposta da FC em relação ao consumo de oxigênio máximo.

Desse modo, o nível de FC obtido durante o teste, principalmente a frequência máxima atingida, pode ser utilizado para classificar os diferentes graus de capacidade física (Kramer et al., 1999; Dal Corso et al., 2009).

2.9.1 Protocolo para aplicação do TD

As variáveis obtidas no TD podem depender de alguns fatores. Dessa maneira, se o ritmo for determinado pelo avaliado, o número total de degraus subidos pode ser uma medida do "trabalho" total desenvolvido no teste. Entretanto, se o ritmo for determinado por um metrônomo ou contador externo, o número de degraus será constante (caso o teste seja concluído) e não se fornecerá uma estimativa da capacidade de trabalho, mas poderão ser avaliadas a frequência cardíaca de recuperação, a dessaturação de oxigênio e a escala de dispneia, por exemplo. Em qualquer um desses modelos, algumas respostas fisiológicas podem ser obtidas: frequência cardíaca, pressão arterial sistêmica, escores de dispneia e saturação de oxigênio sanguíneo.

Os TDs mais indicados na literatura são os de 4, 6 ou 10 minutos. Caso o número de degraus subidos não for uma variável relevante, o teste requer apenas um examinador. Caso o teste envolva a contagem de degraus, dois examinadores devem estar presentes. O aparelho a ser utilizado pode se constituir apenas de um degrau de 20 cm de altura, com plataforma emborrachada e apoios laterais.

A seguir, os quatro passos para aplicação do TD:

- *1º passo*: podem-se utilizar das mesmas contraindicações, das mesmas situações para interrupção e dos mesmos equipamentos descritos para o TC6M. O paciente deve ser testado na fase estável da doença, utilizando o esquema terapêutico habitual, e deve vestir roupas e calçados confortáveis. Não é necessário realizar aquecimento antes do TD. Alimentos leves são permitidos, desde que consumidos 2 horas antes do teste, assim como exercícios físicos mais intensos devem ser evitados nesse período. Sentar o avaliado em uma cadeira por cerca de 10 minutos e anotar em ficha própria se ele está ou não utilizando oxigênio suplementar, a fonte de oxigênio e o fluxo a ser empregado no teste. Deve-se verificar ainda os parâmetros de saturação de oxigênio, a pressão arterial sistêmica, a frequência cardíaca e a respiratória e a escala de Borg (Quadro 2.2).

- 2º *passo*: explicar claramente o procedimento e informar sobre o objetivo do teste, ressaltando que ele envolve o registro do número de degraus subidos em 4 (TD4) ou 6 minutos (TD6) ou subir e descer ao compasso de um metrônomo. Explicar e demonstrar como subir e descer o degrau: realizar a subida inicial com a perna direita, seguida da perna esquerda. Após a subida com as duas pernas, a descida deve ser realizada na ordem da subida: primeiro a perna direita e depois a esquerda, iniciando-se então uma nova subida. Deixar claro que, caso o avaliado se sinta cansado ou com falta de ar, poderá diminuir o ritmo ou parar e descansar (na cadeira que lhe será oferecida), reiniciando o teste assim que possível.
- 3º *passo*: durante o teste, é recomendado encorajar verbalmente a cada minuto com frases padronizadas e simples, informando o tempo restante (exemplo): *"o(a) senhor(a) está indo muito bem, faltam 2 minutos"*. É importante não superestimular o avaliado com a utilização de outros comandos, de sentenças longas ou de linguagem corporal. É importante também manter-se atento ao avaliado e ao cronômetro, evitando conversas paralelas, e, quando estiver faltando 15 segundos para a finalização do teste, avise o avaliado e lhe dê uma mensagem clara (*"pare! terminou!"*) no sexto (TD6) ou quarto (TD4) minuto. Caso haja interrupção, anotar o tempo, mas não parar o cronômetro, pois o avaliado pode descansar apoiado no suporte lateral ou sentado na cadeira e poderá recomeçar o teste assim que se sentir melhor. Caso não consiga reassumir o teste, considere o tempo e o número de degraus subidos, além das razões que o fizeram interromper o teste.
- 4º *passo*: assim que cessar o teste, por tempo ou sintomas, obtenha imediatamente os mesmos parâmetros mensurados no primeiro

passo. Verifique qualquer outro sintoma concomitante que tenha ou não contribuído para uma eventual interrupção precoce do teste. Registre o número de degraus subidos com as duas pernas: caso apenas uma das pernas tenha subido no momento da interrupção, conte como meio degrau subido. Deve-se notar todos os parâmetros em ficha própria para acompanhamento.

Comparado ao TC6M, os TDs apresentam um perfil distinto de respostas fisiológicas. A utilização de grupamentos musculares não utilizados com frequência na rotina diária e o trabalho contra a gravidade tornam as demandas metabólicas e ventilatórias mais intensas, com os limites máximos atingidos mais facilmente. Assim, o TD pode não fornecer uma estimativa confiável da capacidade funcional em alguns indivíduos, mas pode se correlacionar com a tolerância máxima ao exercício. O TD vem sendo utilizado para fornecer uma estimativa da tolerância ao exercício, para estimar o risco cirúrgico e para determinar o grau de dessaturação de oxigênio sanguíneo na DPOC e em outras doenças pulmonares (Vilaró et al., 2008).

É importante destacar que o uso de degraus de diferentes alturas pode ser necessário em indivíduos com limitações ortopédicas, que a limitação ao exercício pode ocorrer precocemente por fatores musculares periféricos e que o estresse cardiopulmonar pode não ser máximo em indivíduos com acentuada perda da massa muscular. Ainda não há valores de referência confiáveis para os TDs. Contudo, estudos em andamento devem validar tais testes em grandes populações (Kramer et al., 1999; Vilaró et al., 2008; Dal Corso et al., 2009).

2.10 Exercício físico para pessoas com DPOC

O treinamento físico vem sendo considerado parte obrigatória no tratamento de pessoas com DPOC. Esses indivíduos usualmente apresentam intolerância ao exercício físico de intensidade variável relacionada à disfunção muscular esquelética. Exercícios aeróbios e exercícios resistidos são fundamentais para o desenvolvimento da capacidade física e da qualidade de vida, especialmente nos indivíduos com as formas moderada ou grave da doença (Maltais et al., 1996).

A intolerância ao exercício físico é uma manifestação comum em pessoas com DPOC. Antes, essa intolerância era atribuída exclusivamente ao distúrbio respiratório que esses indivíduos apresentam; no entanto, recentemente se tem verificado que a disfunção muscular esquelética periférica é um fator importante para a diminuição da capacidade de realizar exercícios físicos desses indivíduos (Gosselink et al., 2000). Killian et al. (1992) reconheceram a importância da disfunção muscular esquelética na diminuição da capacidade para realizar exercícios físicos em pessoas com DPOC, sendo que muitos deles queixavam-se de cansaço nos membros inferiores (MMII) durante o teste de esforço máximo, sem relatar a dispneia como um fator limitante.

Existe atualmente um grande número de terapias no processo de reabilitação pulmonar para pessoas com DPOC: educação em saúde, oxigenoterapia, tratamentos cirúrgicos, aconselhamento nutricional, exercícios para a musculatura respiratória, suplementação com esteroides anabolizantes, suplementação com creatina e estimulação elétrica neuromuscular (EENM). Entretanto, evidências indicam que o exercício físico é a conduta mais efetiva no programa de reabilitação pulmonar, lembrando que a reabilitação pulmonar envolve quatro componentes (e não somente o exercício físico): tratamento medicamentoso, treinamento da musculatura ventilatória, programa educacional e intervenções psicossociais e comportamentais (ATS/ERS, 1999; Cooper, 2001b; Dourado e Godoy, 2004).

Os objetivos do exercício físico para pessoas com DPOC envolvem maximizar a terapia medicamentosa, ter acesso à educação em saúde, modificar o estilo de vida, melhorar a força muscular e a resistência cardiovascular (aumentar a capacidade respiratória) e diminuir a falta de ar e as exacerbações.

2.10.1 Exercício aeróbio

Os *exercícios aeróbios* aumentam o VO_2máx, o limiar anaeróbio, a concentração de enzimas oxidativas mitocondriais e a capilarização dos músculos treinados e diminuem o tempo de recuperação da creatina fosfato (CP), o que resulta em melhora da capacidade de exercício (McArdle et al., 2011). Os efeitos do treino aeróbio para pacientes com DPOC foram demonstrados por alguns estudos e resultaram no aumento da distância percorrida no TC6M, na melhora do desempenho em questionários sobre qualidade de vida e no alívio da intolerância ao exercício. Para os MMII, os exercícios para os membros inferiores podem ser realizados em caminhadas livres, em esteiras rolantes, em bicicletas ergométricas ou em elípticos/*transports*. Os exercícios aeróbios para os membros superiores (MMSS) podem ser realizados em ergômetros de braço (ATS/ERS, 1999).

O exercício aeróbio para os MMII melhora a tolerância ao exercício, mas tem pouco efeito para atrofia e fraqueza musculares (Storer, 2001). Após doze semanas de treino aeróbio, ocorre adaptação muscular ao exercício aeróbio com menor acúmulo de lactato sanguíneo e produção de CO_2, aumento da resistência dos quadríceps e elevação da capacidade oxidativa mitocondrial (Maltais et al., 1996). Os efeitos são proporcionais à sua intensidade e, se realizados entre 60% e 80% da carga máxima de trabalho (w), apresentam maior incremento da *endurance* em relação aos realizados em baixa intensidade (ATS, 1999).

O exercício aeróbio para MMSS tem a finalidade de aumentar a tolerância para as atividades de rotina diária, que, em sua maioria, são realizadas com os braços. As atividades físicas desempenhadas com os braços estão relacionadas à dispneia intensa em virtude de alguns músculos do ombro também serem acessórios da respiração, como o peitoral maior e o grande dorsal. Esses músculos, quando envolvidos em outras atividades, passam a ter função diminuída na respiração, de modo que o trabalho do diafragma aumenta (Orozco-Levi et al., 1995; ATS/ERS, 1999).

Quadro 2.5 – Recomendações atuais para os exercícios aeróbios aplicados a pessoas com DPOC

Variáveis	Recomendações
Duração	20 a 45 minutos por sessão.
Frequência	3 a 5 vezes por semana.
Intensidade*	60-90% da FCmáx ou 40-80% do VO_2máx ou 50-80% da carga máxima e escala de Borg entre 4 e 6.
Recuperação	24 horas.

* Uma alternativa para elevar a intensidade seria utilizar exercícios intervalados.

Fonte: Cooper (2001a); Dourado e Godoy (2004).

2.10.2 Exercício resistido

A disfunção muscular periférica na DPOC contribui diretamente para a intolerância ao exercício físico e às atividades da rotina diária; entretanto, atualmente não há número suficiente de estudos e um consenso sobre estratégias adequadas de *exercícios resistidos* para pessoas com DPOC. A redução da força muscular é proporcional à redução da massa muscular, e, pelo fato de os MMSS serem mais utilizados nas atividades da rotina diária, essa perda ocorre com predomínio nos MMII. No entanto, em pessoas com DPOC grave, atividades diárias simples que exigem o uso dos MMSS são pouco toleradas em virtude de estarem associadas às alterações ventilatórias e metabólicas significativas. Embora essas alterações musculares tenham origem multifatorial, autores apontam que o descondicionamento físico é o fator mais importante para a perda de massa e força muscular na DPOC (Storer, 2001; Silva e Dourado, 2008).

Os exercícios resistidos melhoram a capacidade funcional e têm efeito benéfico para atividades de rotina diária como sentar-se, levantar-se, vestir-se e subir escadas. Os exercícios resistidos não resultam em ganho aeróbio, tendo em vista que variáveis como VO_2máx e limiar anaeróbio não se alteram significativamente, e, portanto, esse trabalho deve ser associado aos exercícios aeróbios para aquisição de resistência aeróbia (Storer, 2001; Dourado e Godoy, 2004).

As recomendações para o exercício resistido em pessoas com DPOC baseiam-se em extrapolações das recomendações de indivíduos idosos assintomáticos e em experiências bem-sucedidas em programas aplicados aos portadores de DPOC. Uma grande variedade de equipamentos para o treino de resistência e força muscular tem sido utilizada, destacando-se, entre eles, os aparelhos ou as máquinas de musculação, os pesos livres e os pesos elásticos. Os aparelhos ou as máquinas têm a vantagem de estabilizar a posição corporal para proteger a região lombar, por exemplo. Como desvantagens, exigem maior espaço, são de difícil locomoção e têm alto custo. Os pesos livres apresentam como principais vantagens o espaço mínimo necessário para serem guardados e para a realização dos exercícios, a fácil locomoção do material, o bom isolamento de músculos específicos quando o movimento é executado corretamente e um custo-benefício favorável. Suas principais desvantagens são a possibilidade de cairem e causarem lesões (Silva e Dourado, 2008).

Quadro 2.6 – Recomendações atuais para os exercícios resistidos aplicados a pessoas com DPOC

Variáveis	Recomendações
Duração	20 a 45 minutos por sessão. 8 a 12 repetições e 1 a 3 séries de repetições para cada grupo muscular. 8 a 10 exercícios para os grandes grupos musculares.
Frequência	2 a 3 vezes por semana.
Intensidade*	50% a 85% de 1 repetição máxima (RM). Ajuste da intensidade a cada 3 ou 4 semanas.
Recuperação	2 a 3 minutos entre as séries. 24-48 horas por sessão/grupo muscular.

* Pode-se estimar a carga pelo número de repetições, considerado mais simples e seguro para a DPOC. Exemplo: conseguir 15 a 20 repetições, e nenhuma mais, refere-se à faixa de treinamento de 50% a 60% de 1 RM; 12 repetições equivalem a 70% de 1 RM; e 8 repetições equivalem a 80% de 1 RM.

Fonte: Storer (2001); Silva e Dourado (2008).

2.10.3 Exercício/treino combinado

A literatura apresenta dois principais tipos de *treino combinado*: o longo, em que o exercício de resistência é acrescido ao exercício aeróbio existente, o que aumenta a duração das sessões (Bernard et al., 1999; Panton et al., 2004); e o curto, em que a duração da sessão de treino aeróbio é reduzida à metade, e a outra metade é destinada ao exercício resistido (Ortega et al., 2002).

O exercício resistido associado ao aeróbio resulta em incrementos adicionais na força e na massa muscular, que melhoram o desempenho para as atividades de vida diária, a capacidade funcional e a qualidade de vida (Panton et al., 2004). Para Spruit et al. (2002), o treino aeróbio, quando dividido em esteira rolante, cicloergômetro e ergômetro de braço, e se comparado ao treino resistido isolado, tem efeitos semelhantes com relação à capacidade funcional e à qualidade de vida nas duas modalidades (Spruit et al., 2002).

Os pacientes com DPOC mais grave apresentaram maiores benefícios após o exercício resistido isolado ou o treino combinado, e aqueles com DPOC mais leve obtiveram melhores resultados após exercício aeróbio isolado. O treino combinado, sobretudo quando não altera a duração das sessões, é mais tolerável e diversificado, o que pode resultar em maior aderência em programas de reabilitação pulmonar (Würtemberger et al., 2001).

As *aptidões físicas* relacionadas com a capacidade funcional e as atividades da vida diária sofrem um processo de declínio com o envelhecimento, independentemente da doença que o indivíduo possui. Para isso, é preciso pensar nos exercícios físicos escolhidos e se perguntar: qual a principal componente da aptidão física que está sendo trabalhada com essa atividade? Que adaptações ou que outras atividades físicas precisarei acrescentar para trabalhar as demais componentes da aptidão física e conseguir um trabalho completo? Lembre-se de que os exercícios físicos, além de trabalharem a aptidão física, devem também ser agradáveis, prazerosos e integrativos. As componentes da aptidão física relacionadas à saúde incluem a resistência aeróbia, a força e a resistência musculares, a flexibilidade e a composição corporal.

A *flexibilidade* é uma aptidão física importante, assim como a resistência e a força musculares e a resistência aeróbia. Nesse sentido, recomenda-se a prescrição de exercícios de alongamento para pessoas com DPOC que podem ser incorporados nos períodos de aquecimento e volta à calma das sessões diárias, conforme o Quadro 2.7.

Quadro 2.7 – Recomendações atuais para os exercícios de alongamento/flexibilidade aplicados às pessoas com DPOC

Variáveis	Recomendações
Duração	10 a 15 minutos por sessão. 5 a 20 segundos de duração e 3 a 5 repetições para cada exercício.
Frequência	2 a 3 vezes por semana, podendo ser diariamente.
Intensidade	A amplitude do movimento articular deve ser confortável, sem provocar dores.
Recuperação	24 horas por sessão/grupo muscular.

Fonte: adaptado de Araujo (2000).

3 Fibrose cística (FC) ou mucoviscidose

3.1 Definição

A *fibrose cística* (FC), também conhecida como *mucoviscidose*, é uma doença genética autossômica recessiva que se manifesta em ambos os sexos e provoca um distúrbio nas secreções de glândulas exócrinas, que produzem substâncias mais espessas e de difícil eliminação. Para que um indivíduo tenha a doença, é preciso haver uma mutação no gene de ambos os cromossomos 7 recebidos dos pais. O gene (com defeito) para FC é transmitido pelo pai e pela mãe (embora nenhum dos dois possa manifestar a doença), e é responsável pela alteração no transporte de íons e eletrólitos através das membranas das células. Pacientes com FC apresentam funcionamento anormal das glândulas que produzem muco, suor, saliva, lágrima e suco digestivo (Hamosh et al., 1998; Littlewood et al., 2006; Gerritsen, 2008).

O nome *fibrose cística* refere-se à característica cicatrizante (fibrose) e à formação de cistos no interior do pâncreas. Insuficiência pancreática é a manifestação gastrointestinal mais comum na FC. Cerca de 2% a 3% dos pacientes apresentam diabetes com dependência de insulina, pois o pâncreas cicatrizado é incapaz de produzir uma quantidade suficiente dessa substância. A obstrução dos dutos biliares por secreções espessas pode acarretar inflamação no fígado e, finalmente, cirrose hepática. A dificuldade para respirar é considerada a sintomatologia mais grave sendo resultante de infecções crônicas no pulmão que podem ser tratadas, porém se apresentam resistentes aos antibióticos e a outras medicações. De acordo com o Quadro 3.1, uma grande quantidade de sintomas, incluindo tosse, produção de muco, febre, perda de peso, intolerância aos exercícios físicos, redução da função pulmonar, rinossinusite, crescimento e desenvolvimento inadequados, diarreia e infertilidade estão associados à FC (Littlewood et al., 2006; Gerritsen, 2008).

Quadro 3.1 – Sinais e sintomas da fibrose cística

Aumento da tosse
Aumento da produção de catarro
Febre
Anorexia e perda de peso
Absenteísmo na escola ou no trabalho
Diminuição da tolerância aos exercícios
Diminuição na SaO_2
Novos achados à ausculta pulmonar
Novos achados nos raios X do tórax
Redução de mais de 10% no VEF_1

Tosse crônica, esteatorreia e suor salgado são sintomas clássicos de FC. A frequência e a gravidade dos sintomas são muito variáveis, mas a maioria dos pacientes apresenta sintomas já nos primeiros anos de vida. Ao nascer, de 10% a 18% das pessoas com FC podem apresentar íleo meconial, um tipo de obstrução do intestino delgado neonatal. O sintoma respiratório mais frequente é tosse persistente, que começa seca e paulatinamente se torna produtiva, com eliminação de catarro espesso e purulento. Inicialmente podem aparecer sinais de hiperinsuflação e espessamento brônquico. Com o decorrer do tempo, podem surgir atelectasias (colapso pulmonar) segmentares ou lobares e, mais tarde, bronquiectasias (Colin e Wohl, 1994; Littlewood et al., 2006).

As exacerbações da FC caracterizam-se por aumento da tosse, taquipneia, dispneia, mal-estar, anorexia e perda de peso. Insuficiência respiratória e *cor pulmonale* são os eventos finais. Comumente, a morte é decorrente de uma combinação da insuficiência respiratória e da insuficiência cardíaca, provocadas pela doença pulmonar subjacente. A rinossinusite crônica está presente em quase todos os casos, e a polipose nasal recidivante ocorre em cerca de 20% deles, podendo ser a primeira manifestação da doença (Nousia-Arvanitakis, 1999). Distensão abdominal, evacuações com gordura e baixo ganho de peso são sinais e sintomas fortemente sugestivos de má absorção intestinal, que, na maioria dos casos, se deve à insuficiência pancreática exócrina. No sistema reprodutor, observam-se puberdade tardia, azoospermia em até 95% dos homens e infertilidade em 20% das mulheres (Littlewood et al., 2006; O'Sullivan e Freedman, 2009).

3.2 Epidemiologia da FC

Não há cura para a FC, e a maioria dos pacientes morre ainda jovem. Muitos falecem entre os 20 e 30 anos de idade por insuficiência respiratória. A expectativa de vida média das pessoas com FC tem aumentado nos últimos anos, alcançando a terceira década. Atualmente, com a evolução de medicamentos para FC, com o diagnóstico precoce, com o tratamento especializado instituído nas fases iniciais da doença e com a realização do transplante de pulmão, os pacientes com FC podem viver em torno de 50 a 60 anos (média de sobrevida em torno de 37 anos). A FC, que já foi considerada uma doença própria da infância, é agora também considerada uma doença típica de adultos. De acordo com a Figura 3.1, em 2005, 43% dos pacientes oriundos de países desenvolvidos tinham 18 anos ou mais. O aumento da longevidade resultou em mais problemas médicos relacionados à idade e à própria doença (Gerritsen, 2008).

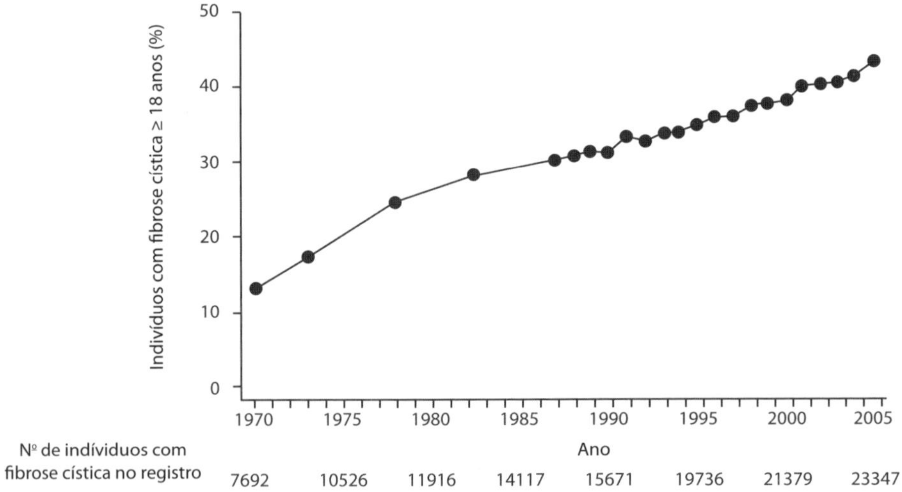

Figura 3.1 – Percentual de indivíduos adultos com FC. Um total de 43% tinham 18 anos ou mais em 2005.
Fonte: Boyle (2007).

A FC é uma das doenças genéticas mais comuns, e seu padrão de herança é autossômico e recessivo. A incidência da FC é variável de acordo com a etnia/cor da pele, variando de 1:2.000 a 1:5.000 caucasianos nascidos vivos na Europa, nos Estados Unidos e no Canadá; 1:15.000 negros americanos; 1:8.500 no México; e 1:25.000 na Finlândia. No Brasil, a incidência da doença ainda é ignorada, contudo, estudos regionais mostram dados estatísticos variáveis, que sugerem uma incidência em torno de 1:7.000 no país (Figura 3.2).

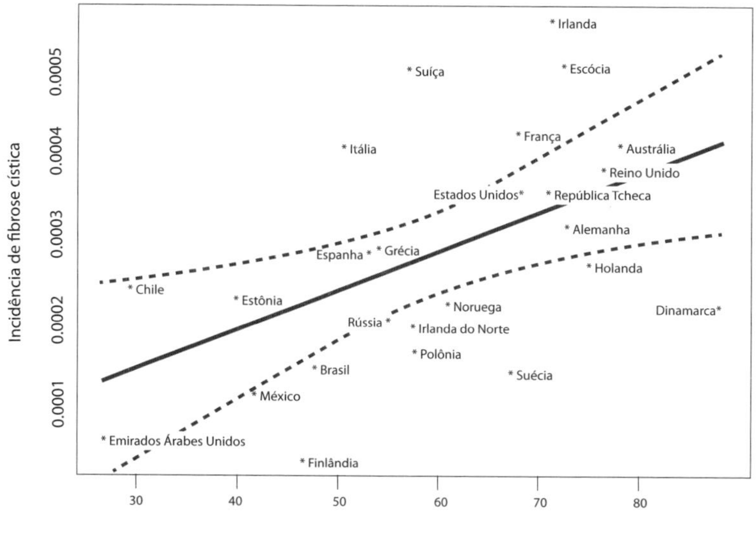

FIGURA 3.2 – Porcentagem de pessoas com a mutação de fibrose cística mais frequente (F508) e a incidência de fibrose cística. A linha representa a análise de regressão linear com intervalo de confiança de 95%.
Fonte: Bobadilla et al. (2002).

A FC, no entanto, é rara entre a população asiática. Não existe variação de incidência em função do sexo, de modo que ambos os sexos são afetados de maneira igual (Hamosh et al., 1998; Raskin et al., 1999; Bernardino et al., 2000; Ribeiro et al., 2002; Bobadilla et al., 2002).

Aproximadamente 85% das pessoas com FC apresentam comprometimento em graus variáveis da função pancreática no decorrer da vida (Nousia-Arvanitakis, 1999). Estima-se que dois terços dos lactentes apresentam insuficiência pancreática ao nascer. A deficiência de enzimas pancreáticas é fator predominante, e decorre da obstrução dos dutos pancreáticos e da destruição progressiva do pâncreas por fibrose; em consequência, ocorre má absorção dos nutrientes e comprometimento do estado nutricional. A má absorção intestinal na FC é multifatorial. A má absorção das gorduras leva à esteatorreia (caracterizada por fezes volumosas, frequentes, fétidas e oleosas), à flatulência, à distensão abdominal e à deficiência de vitaminas lipossolúveis (Colin e Wohl, 1994). As manifestações clínicas tornam-se aparentes quando há destruição de mais de 90% do pâncreas exócrino. A insuficiência pancreática pode variar de intensidade no decorrer da doença, o que requer reavaliação clínica e nutricional para ajustes das doses das enzimas pancreáticas (Littlewood et al., 2006).

3.3 Fisiopatologia da FC

A mutação no gene da FC provoca defeito no transporte de íons e diminuição na secreção de fluidos (Figura 3.3). Em virtude da desidratação das secreções mucosas e do aumento de sua viscosidade, ocorre obstrução dos dutos, que é acompanhada de reação inflamatória e posterior processo de fibrose. A tubulopatia obstrutiva (obstrução dos dutos) leva a problemas pulmonares, pacreáticos, intestinais, do fígado e dos testículos (Ribeiro et al., 2002; Gerritsen, 2008).

O pâncreas cicatrizado, incapaz de produzir quantidades satisfatórias de insulina, obstrui os dutos biliares com secreções espessas, o que pode acarretar inflamação do fígado e cirrose hepática. A cirrose pode aumentar a pressão no interior das veias que suprem o fígado (hipertensão portal), provocando a dilatação das veias na região inferior do esôfago (varizes esofágicas). Essas veias anormais podem se romper e sangrar abundantemente. Pessoas com FC frequentemente apresentam comprometimento da função reprodutiva. Entre homens adultos, 98% não produzem espermatozoides ou apresentam uma baixa contagem deles, em razão do desenvolvimento anormal do vaso deferente. Nas mulheres, as secreções cervicais são muito espessas e causam diminuição da fertilidade (Ribeiro et al., 2002; Littlewood et al., 2006; Gerritsen, 2008).

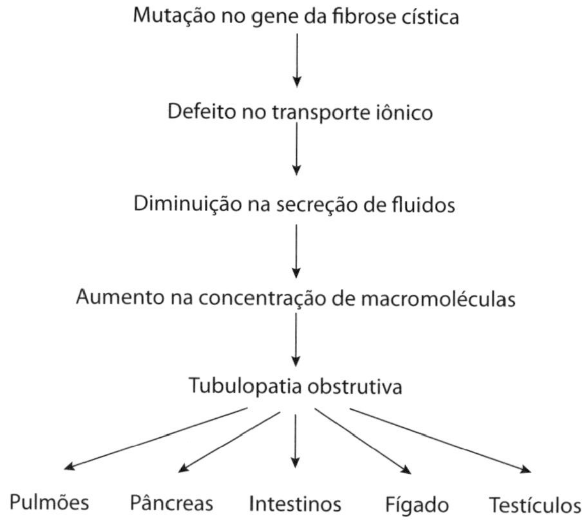

FIGURA 3.3 – Fisiopatologia da fibrose cística.
Fonte: Ribeiro et al. (2002).

Na FC, as enzimas do pâncreas, que deveriam auxiliar na digestão de alimentos gordurosos, não são liberadas para o interior do intestino. Desse modo, os alimentos (principalmente os gordurosos) são maldigeridos e as fezes podem tornar-se volumosas, espessas, fétidas e gordurosas. No trato gastrointestinal, a falta de secreções adequadas compromete o processo digestório, levando à má função intestinal em virtude de uma insuficiência pancreática. As secreções no pâncreas e nas glândulas dos intestinos são tão espessas e, por vezes, sólidas, que acabam por obstruir completamente a glândula. As glândulas sudoríparas, as parótidas e as pequenas glândulas salivares segregam líquidos cujo teor em sal é superior ao normal (Littlewood et al., 2006; Gerritsen, 2008).

A inadequada absorção das vitaminas lipossolúveis (solúveis em gordura) – A, D, E e K – pode levar à cegueira noturna, ao raquitismo, à anemia e a distúrbios hemorrágicos. Os lactentes alimentados com formulações à base de proteína de soja ou leite materno podem apresentar anemia e edema, por não absorverem uma quantidade suficiente de proteínas (Littlewood et al., 2006; Gerritsen, 2008).

Além do pancreático, há o problema respiratório decorrente da obstrução das vias aéreas do pulmão pelo acúmulo de muco espesso e viscoso. Pacientes com FC podem apresentar os seguintes sintomas respiratórios: tosse, expectoração excessiva de muco (catarro), respiração dificultada e chiado no peito (sibilância). Os pulmões das pessoas com FC são normais no nascimento, mas posteriormente os distúrbios respiratórios podem ocorrer em qualquer momento. As secreções brônquicas espessas acabam obstruindo as pequenas vias aéreas, produzindo inflamação. À medida que a doença evolui, as paredes brônquicas tornam-se espessas, as vias aéreas enchem-se de secreções infectadas, as áreas do pulmão contraem-se (condição chamada de atelectasia) e os linfonodos aumentam de tamanho. Todas essas alterações reduzem a capacidade de os pulmões transferirem oxigênio para o sangue adequadamente. Embora o sistema de transporte mucociliar não se encontre afetado pela doença, ele se tornará incapaz de transportar uma secreção tão viscosa (Oppenheimer et al., 1975; Gerritsen, 2008).

Em virtude dessa incapacidade, haverá maior acúmulo de muco nas vias aéreas, o que pode levar ao aumento de bactérias e fungos nos pulmões e ao favorecimento infecções crônicas (caracterizadas por pneumonias recorrentes com ou sem envolvimento pancreático). Formam-se "rolhas" mucopurulentas nos brônquios e bronquíolos, com infiltração linfocitária aguda e crônica. O envolvimento parenquimatoso é menos frequente, mas pode haver pneumonias recorrentes, principalmente em pacientes mais jovens. Com a evolução, formam-se bronquiectasias, geralmente após o segundo ano de vida, especialmente nos lobos superiores (Bedrossian et al., 1976; Tomashefski et al., 1986; Ribeiro et al., 2002).

O acometimento do aparelho respiratório é progressivo e com intensidade variável. O curso clínico é determinado por muco viscoso e batimento (limpeza) mucociliar reduzido, o que predispõe à sinusite, à bronquite aguda, à pneumonia, à bronquiectasia, à fibrose, à hipóxia e à falência respiratória. Cerca de 50% das crianças com FC são levadas pela primeira vez ao médico por apresentarem tosse, sibilos e infecções no trato respiratório (Esterley e Oppenheimer, 1968).

As bronquiectasias favorecem colapsos das vias aéreas, aprisionamento de ar e áreas focais de pneumonia hemorrágica. A hipóxia leva a alterações da vasculatura pulmonar, dilatação das artérias brônquicas e neoformação vascular próximo às áreas de bronquiectasias, que predispõem à ocorrência de ruptura desses vasos e levam à hemorragia pulmonar. A manifestação respiratória mais comum é a tosse crônica persistente, que pode ocorrer desde as primeiras semanas de vida, perturbando o sono e a alimentação do lactente. Muitas crianças apresentam história de bronquiolite recorrente, síndrome do lactente chiador, infecções recorrentes do trato respiratório ou pneumonias recidivantes (Esterley e Oppenheimer, 1968; Ribeiro et al., 2002; Gerritsen, 2008).

Frequentemente, adolescentes com FC apresentam atraso no crescimento físico e na puberdade e diminuição da resistência física. Com a evolução da doença, ocorre diminuição da tolerância ao exercício físico. Em praticamente todas as pessoas com FC, a doença pulmonar evolui para *cor pulmonale*, um tipo de insuficiência cardíaca que apresenta diminuição da capacidade de funcionamento das câmaras direitas do coração. Nas fases avançadas, esses pacientes podem apresentar tórax enfisematoso, broncorreia purulenta (principalmente matinal), frequência respiratória aumentada, dificuldade expiratória, tórax em forma de tonel (barril), cianose periungueal e baqueteamento (hipocratismo) digital (Figura 3.4).

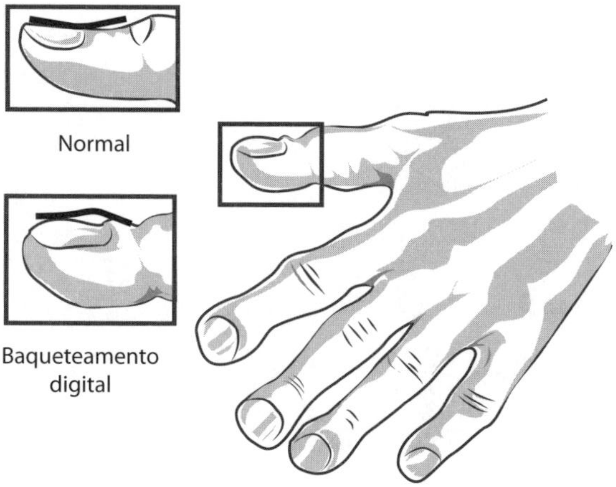

FIGURA 3.4 – Baqueteamento ou hipocratismo digital.

Nessa fase, os pacientes queixam-se de falta de ar durante exercícios respiratórios e físicos, e, posteriormente, em atividades de rotina. As vias aéreas superiores são comprometidas em sua totalidade, na forma de pansinusite crônica com reagudizações, otite média crônica ou recorrente, anosmia, defeitos de audição e rouquidão transitória. A polipose nasal recidivante ocorre em aproximadamente 20% das crianças com FC, e pode ser a primeira manifestação da doença. As complicações em adultos e adolescentes são o colapso pulmonar (pneumotórax), a expectoração de sangue e a insuficiência cardíaca (Ribeiro et al., 2002).

3.4 Fatores associados à FC

A FC é uma doença genética causada por mutações em um gene localizado no braço longo do cromossomo 7. Esse gene é responsável pela codificação de uma proteína com 1.480 aminoácidos, denominada regulador da condutância transmembrana da FC. Quando cada um dos pais apresenta um gene para a FC, em cada gestação, a chance de nascer uma criança com e sem a doença é de 25% e 75%, respectivamente (Figura 3.5). A probabilidade de nascer um filho saudável, mas portador do gene para FC, é de 50% (Barasch e al-Awqati, 1993; Ackerman et al., 1997; Lyczak et al., 2002).

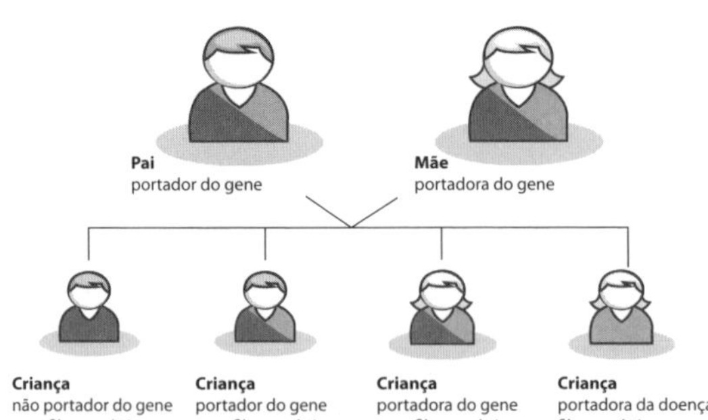

Figura 3.5 – Quando os pais são portadores do gene para FC, a chance de nascer um filho com e sem a doença é de 25% e 75%, respectivamente. A chance de nascer um filho saudável, mas portador do gene, é de 50%.

O gene da FC localiza-se no braço longo do cromossomo 7, no lócus q31, e é formado por 250 quilobases de RNA, com 27 exons. Ele tem a propriedade de codificar um RNAm de 6,5 quilobases, que transcreve uma proteína transmembrana, reguladora de transporte iônico, composta por 1.480 aminoácidos e conhecida como CFTR (*cystic fibrosis transmembrane conductance regulator*). Também chamada de canal de cloro, é sintetizada no núcleo e sofre maturação em organelas citoplasmáticas (fosforização e glicosilação), localizando-se na membrana apical das células. A CFTR é essencial para o transporte de íons através da membrana celular, e está envolvida na regulação do fluxo de cloro, de sódio e de água. Algumas centenas de mutações foram descritas no gene da FC, porém a mais frequente delas ocorre por uma deleção de três pares de bases, acarretando a perda de um aminoácido (fenilalanina) na posição 508 (DF508) da proteína CFTR, o que impede seu funcionamento adequado (Tsui et al., 1991; Collins, 1992; Morral et al., 1994; Santis, 1995).

Aproximadamente 70% dos cromossomos de FC em habitantes do norte da Europa apresentam a mutação DF508, cuja incidência diminui no centro e no sul da Europa. No Brasil, Martins et al. (1993) encontraram 33% de cromossomos com essa mutação em São Paulo, e Raskin et al. (1993) encontraram 49% no Rio Grande do Sul, 27% em Santa Catarina e 52% em São Paulo.

3.4.1 Diabetes melito e FC

O aumento da longevidade de pacientes com FC tem ocasionado maior incidência de complicações extrapulmonares, entre as quais se destaca o diabetes melito relacionado à fibrose cística (DMFC) (Brennan et al., 2004; Spence, 2005). Estima-se que o DMFC acometa aproximadamente 15% a 30% dos adultos com FC (Costa et al., 2005; Hadjiliadis et al., 2005). O DMFC é considerado uma das principais comorbidades relacionadas à FC e costuma aparecer após os 15 anos de idade, associando-se ao aumento da morbimortalidade. O risco de diabetes melito na FC é, aproximadamente,

20 vezes maior do que na população em geral e, frequentemente, manifesta-se entre 15 e 21 anos de idade. Os principais fatores de risco associados ao desenvolvimento do DMFC são o aumento da longevidade, o sexo feminino, a insuficiência pancreática exógena, a homozigose para mutação DF508, as infecções pulmonares e a corticoterapia (Moran et al., 1999).

A fisiopatologia do DMFC inclui a concorrência dos seguintes mecanismos: presença de anormalidades estruturais no pâncreas exócrino e endócrino, insuficiência funcional no pâncreas endócrino e aumento da resistência periférica à ação da insulina. Sua fisiopatologia difere do diabetes tipos 1 e 2, sendo classificado pela Academia Americana de Diabetes como outro tipo de diabetes causado por lesão no pâncreas exócrino (Casas et al., 2007). A causa do DMFC resulta da disfunção da ilhota pancreática causada por inflamação e fibrose consequentes de secreção exócrina viscosa. Acredita-se que a deficiência de insulina seja a primeira causa de DMFC, mas a resistência à insulina também está presente em pessoas com FC (Hardin e Moran, 1999; Moran et al., 1999; Moran, 2002; Brennan et al., 2004).

O tratamento do DMFC visa ao manejo da hiperglicemia, à prevenção da hipoglicemia, à otimização do estado nutricional e à promoção de exercício físico adequado à adaptação social e emocional. A abordagem deve ser individualizada, com ênfase nos aspectos clínicos e de gravidade de cada caso, e contar com uma equipe multiprofissional. A educação em saúde e a conscientização e cooperação dos pais e familiares são elementos fundamentais no estabelecimento de uma terapêutica precoce e correta. Não existem recomendações específicas quanto ao tratamento do DMFC, mas, em geral, envolvem uso de insulina e de hipoglicemiantes orais, abordagem nutricional, monitoramento da glicemia capilar e consulta de rotina com endocrinologista (Rozov, 1999; Moran, 2002). Um programa de exercícios físicos pode ser indicado pelo médico e deve ser elaborado e acompanhado conjuntamente por um profissional de fisioterapia ou de Educação Física especialista na área.

3.4.2 Doença mineral óssea e FC

Assim como o diabetes melito, outra complicação surgiu para os pacientes com FC em consequência do aumento da longevidade: a doença mineral óssea (DMO). Em virtude da sintomatologia da fragilidade óssea ser incomum no final da infância e da adolescência e devido ao curso lento e progressivo da doença, a fratura óssea pode ser a primeira manifestação da FC (Aris et al., 2004). A prevalência de osteoporose em mulheres a partir dos 50 anos varia entre 8% e 18,8% no colo do fêmur, podendo apresentar 28% de prevalência na coluna lombar (Bandeira e Carvalho, 2007). No entanto, a prevalência de baixa densidade mineral óssea pode chegar a 85% em alguns adultos com FC (Brousse et al., 2001; Aris et al., 2004).

A fisiopatologia da DMO relacionada à FC ainda não está totalmente esclarecida, mas acredita-se que ela seja multifatorial (Aris et al., 2004), conforme mostra a Figura 3.6: má absorção de vitaminas D e K, encontrada em 40% dos casos de FC (Conway, 2001); baixa ingestão e absorção de cálcio e desnutrição, pela insuficiência pancreática presente em 85% a 90% dos casos; atraso da puberdade (hipogonadismo), encontrado em 73% a 88% deles (Hecker e Aris, 2004); resposta inflamatória pulmonar, responsável por 80% das mortes por FC (Schulze et al., 2003); diminuição da atividade física e aumento do sedentarismo como principal consequência da doença pulmonar crônica; e corticoterapia inalada e oral usada em 82% e 31% dos casos de FC, respectivamente (Buntain et al., 2004).

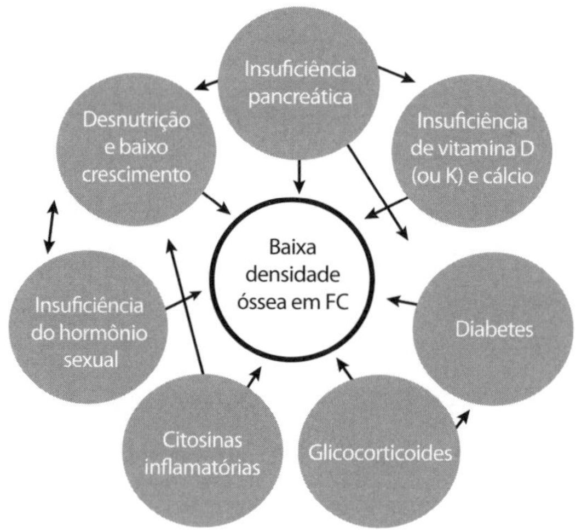

Figura 3.6 – Fisiopatologia e fatores associados à doença mineral óssea (DMO) relacionada à fibrose cística.
Fonte: adaptado de Conway (2001); Aris et al. (2004); Hecker e Aris (2004).

Apesar da origem complexa, alguns estudos observaram que cerca de 50% a 75% dos adultos com FC apresentavam baixa densidade óssea. A diminuição da quantidade e da qualidade do mineral ósseo pode levar a índices mais altos de fratura e cifose, ou curvatura espinhal. A cifose, que geralmente ocorre depois dos 50 anos na população normal, muitas vezes ocorre mais cedo em pessoas com FC. A prevenção, o reconhecimento precoce e o tratamento são as estratégias mais eficazes para minimizar o problema (Brousse et al., 2001; Aris et al., 2004; Buntain et al., 2004).

As fraturas em pessoas com FC podem afetar os ossos longos, as vértebras, as costelas e o esterno. Os índices de fratura variam de 12% a 41% em grupos de adolescentes e adultos com FC. Apesar da frequente dor no peito relatada pelos pacientes, as fraturas ósseas muitas vezes passam despercebidas nos raios X torácicos, visto que as interpretações muitas vezes se concentram nos pulmões. Além de provocar dores e debilidade, as fraturas nas costelas e nas vértebras produzem deformidades torácicas, reduzem a função pulmonar (como a capacidade total do pulmão e a capacidade vital forçada), e, consequentemente, podem inibir a tosse eficaz, prejudicar a liberação das vias aéreas e elevar o ritmo da frequência cardíaca. Como a desnutrição, o uso de corticosteroides, o sedentarismo, a gravidade da doença e outros fatores muitas vezes se sobrepõem, conforme a Figura 3.7, e a identificação da contribuição independente de cada um desses fatores para a DMO na FC torna-se difícil (Aris et al., 2004; Buntain et al., 2004; Hecker e Aris, 2004).

A maioria dos adultos com FC apresenta significativa diminuição mineral óssea e alto risco de fraturas aos mínimos traumas das vértebras e das costelas (Hecker e Aris, 2004; Conway et al., 2000). Apesar de vários estudos demonstrarem que eles também apresentam osteoporose e/ou osteopenia, o tratamento medicamentoso da DMO na FC pode apresentar efeitos indesejáveis, como refluxo gastroesofágico e esofagite, além de absorção diminuída na presença de alimentos. A prevenção é, portanto, o caminho mais efetivo para a manutenção da saúde óssea e a melhora da qualidade de vida desses indivíduos, alcançada pelo controle nutricional e respiratório, pela prática de atividades físicas adaptadas e pela exposição ao sol (Allgrove, 2002; Hecker e Aris, 2004).

3.4.3 Pneumotórax e FC

O pneumotórax é o acúmulo anormal de ar entre os pulmões e a membrana (pleura) que reveste internamente a parede do tórax. Esse espaço, denominado cavidade pleural, é hermético e laminar, e no espaço entre as duas pleuras existe o líquido pleural. O pneumotórax, ou a presença de ar no espaço pleural, é classificado como espontâneo (primário ou secundário) ou traumático. O tipo primário ocorre na ausência de causa subjacente, ao passo que o secundário ocorre como complicação de uma doença pulmonar preexistente. O tipo traumático resulta de trauma penetrante ou não penetrante, e é frequentemente iatrogênico (resultado de tratamento médico). O pneumotórax secundário ocorre como complicação da DPOC, da asma, da tuberculose e da FC, entre outras doenças (Flume et al., 2005; Balfour-Lynn, 2011).

O pneumotórax é uma complicação comum na FC. Ele pode ocorrer em até 20% dos adultos e está associado à piora da função pulmonar. O pneumotórax na FC tem possibilidade de apresentar maior morbidade causada pelas exacerbações respiratórias da FC, que podem levar à insuficiência respiratória e à morte. Na FC, o pneumotórax é mais frequentemente provocado por ruptura de bolhas subpleurais, através da pleura visceral, e reflete um enfraquecimento da aderência pleural, secundário à progressão do processo inflamatório e ao aumento da obstrução brônquica (Del Palacio et al., 2007).

O tratamento do pneumotórax na FC é similar aos demais. Os médicos indicam o uso de oxigênio e antibióticos pela possibilidade da exacerbação de doença respiratória e em virtude de a retenção ou o aumento de secreções nas vias aéreas poderem retardar a reexpansão do pulmão colapsado. A conduta é conservadora no pneumotórax pequeno e clinicamente estável, podendo ser feita em domicílio. Para isso deve-se levar em conta a confiabilidade no doente, em sua família e no acesso ao serviço médico, caso ocorra piora. Se o indivíduo estiver clinicamente instável ou com pneumotórax extenso, os médicos realizam a colocação de um dreno de tórax para drenagem pleural (Flume et al., 2005; Del Palacio et al., 2007).

A intervenção cirúrgica é realizada pelo médico quando não houver reexpansão pulmonar. A indicação cirúrgica é precoce e o objetivo é a ressecção das lesões bolhosas, geralmente localizadas em lobos superiores, criando condições de promover a sínfise pleural. Recomenda-se às pessoas com pneumotórax que não utilizem transporte aéreo, não levantem pesos com mais de 2,5 kg de massa e não realizem testes de função pulmonar até a resolução da lesão. Em relação aos exercícios respiratórios, preconizam-se os mais leves para aqueles com pneumotórax de maior volume. As medicações inalatórias geralmente são mantidas (Balfour-Lynn, 2011).

3.4.4 Diagnóstico da FC

Na maioria dos casos, a FC é diagnosticada na infância, embora também possa ser diagnosticada na adolescência ou na fase adulta. No Brasil, de 40% a 50% dos casos são diagnosticados após os três anos de idade. A FC é diagnosticada pelo médico quando a pessoa apresenta doença respiratória persistente e/ou evidências de insuficiência do pâncreas, ou história familiar de FC em um irmão ou primo de primeiro grau, além de concentrações acima do normal de cloro no sangue. O médico, ao suspeitar de FC, solicita o teste de cloreto no suor. Em alguns casos, a análise genética poderá ser feita para ajudar no diagnóstico. O teste do "pezinho" faz a triagem dessa doença. O Quadro 3.2 apresenta os principais diagnósticos diferenciais para FC (Ribeiro et al., 2002; Balfour-Lynn, 2011).

Quadro 3.2 – Diagnósticos diferenciais para FC

Problemas pulmonares	Asma, síndrome do lactente chiador, DPOC, AIDS, tuberculose, pneumopatias crônicas de etiologia não definida, pneumonias recidivantes, bronquite crônica não atópica, bronquiectasia, atelectasia, bronquilite obliterante
Problemas digestivos	Síndromes de má absorção, prolapso renal, íleo meconial, edema, icterícia prolongada no período neonatal, doença do refluxo gastroesofágico
Problemas nutricionais	Baixo ganho pôndero-estatural, desnutrição, baixa estatura
Outros	Infertilidade

Em todos os recém-nascidos é realizado o teste do tripsinogênio imunorreativo (TIR), um exame padrão para detecção da FC em recém-nascidos. Um elevado nível de TIR no sangue indica grande possibilidade de FC, e requer exames adicionais. Esse exame de triagem neonatal é normalmente realizado no quinto dia após o nascimento do bebê, pois o diagnóstico precoce permite o início imediato do tratamento, que garante melhora da qualidade de vida da pessoa com FC. Caso o teste do TIR apresente resultado alterado, solicita-se nova amostra para ser colhida com até 45 dias de vida. Persistindo o valor alterado de TIR na segunda amostra, a criança será encaminhada para consulta médica. A confirmação diagnóstica é feita pelo teste do suor, que deve ser realizado depois de 30 dias de vida (Balfour-Lynn, 2011).

- *Teste do suor*: é específico para diagnóstico de FC e considerado padrão ouro para seu diagnóstico, pois tem sensibilidade e especificidade elevadas (> 95%). Níveis de cloro superiores a 60 mmol/l, em duas dosagens, associados a quadro clínico característico, indicam que a pessoa possui FC. A finalidade desse exame é a detecção de mutações que originam a FC.

- *Teste do pezinho*: feito rotineiramente nas maternidades para três doenças congênitas, deverá incluir a triagem para FC. Embora existam falsos positivos, o resultado positivo é um sinal de alerta, que não é descartado pelo médico.
- *Teste genético*: identifica apenas os tipos mais frequentes da doença, porque as mutações do gene são muitas e os *kits*, padronizados. Mesmo assim, esse teste cobre aproximadamente 80% dos casos e pode ajudar na prevenção. Isso poderá auxiliar nas decisões em relação ao planejamento familiar. Esses testes genéticos também podem ser realizados em fetos.

Em recém-nascidos, a FC pode provocar obstrução ileomeconial. Portanto, se a criança não eliminar naturalmente mecônio nas primeiras 24 a 48 horas de vida, é preciso dar continuidade à investigação.

3.5 Tratamento da FC

A FC é uma doença complexa que exige uma abordagem holística para o seu tratamento. O regime terapêutico padrão para a doença pulmonar inclui:

- antibioticoterapia;
- higiene das vias aéreas;
- programa de exercícios físicos e respiratórios;
- agentes mucolíticos;
- broncodilatadores;
- agentes anti-inflamatórios;

- suporte nutricional;
- suplementação de oxigênio.

Grande parte da importância de tratar uma criança com FC recai sobre os pais. Eles deverão receber informações adequadas, de modo a entender a doença e as razões para os tratamentos. A pessoa com FC deve ser incluída em um programa multiprofissional, conduzido por um médico especialista, e contar com o apoio de enfermeiros, técnicos de enfermagem, nutricionistas, assistentes sociais, psicólogos, fisioterapeutas e profissionais de educação física (Gibson et al., 2003; Yankaskas et al., 2004; Balfour-Lynn, 2011).

Nesse sentido, deve-se estabelecer um programa de tratamento vigoroso e contínuo, visando à profilaxia das infecções e das complicações da FC. Esse programa deve ser individualizado e iniciado o mais breve possível, levando-se em conta a gravidade e os órgãos acometidos. O tratamento precoce retarda a progressão das lesões pulmonares, melhora o prognóstico e aumenta a expectativa de vida. Listamos a seguir os objetivos gerais do tratamento para a FC (Ribeiro et al., 2002; Balfour-Lynn, 2011):

- educação em saúde continuada da pessoa com FC e dos familiares em relação à doença;
- profilaxia das infecções com um programa vacinal completo;
- detecção precoce e controle da infecção pulmonar;
- programa de exercícios físicos e respiratórios;
- melhora na obstrução das vias aéreas;
- correção da insuficiência pancreática;
- apoio nutricional, com orientações em relação à dieta e à suplementação de vitaminas;
- monitoramento da progressão da doença;
- monitoramento de complicações;
- aconselhamento genético familiar;
- apoio psicológico para a pessoa com FC e seus familiares;
- acesso irrestrito às medicações;

- informação para a pessoa com FC e seus familiares sobre os avanços nos conhecimentos sobre a FC, mantendo uma atitude otimista em relação à doença.

O tratamento dos problemas pulmonares consiste em prevenir a obstrução das vias aéreas e o controle das infecções. Com o objetivo de tentar reduzir a frequência das complicações respiratórias da FC, os médicos geralmente indicam vacinas contra a gripe anualmente e contra o pneumococo (bactéria frequente em infecções respiratórias) a cada 5 anos (Ribeiro et al., 2002; Balfour-Lynn, 2011).

Os *broncodilatadores* também são indicados pelos médicos para prevenir o estreitamento das vias aéreas e diminuir a falta de ar em algumas pessoas com FC. Já os *corticosteroides* podem aliviar os sintomas em pacientes com inflamação brônquica severa e estreitamento das vias aéreas que não respondem aos broncodilatadores. Às vezes, outras drogas anti-inflamatórias não esteroides, como o ibuprofeno, são utilizadas para reduzir a velocidade de deterioração da função pulmonar. Medicações que deixam as secreções mais finas e outros mucolíticos, que auxiliam na retirada do muco excessivo dos pulmões, também podem ser úteis. Pessoas com problemas pulmonares severos e baixo nível de oxigênio no sangue podem precisar de oxigênio suplementar. Em geral, indivíduos com insuficiência pulmonar não se beneficiam da utilização de um ventilador mecânico, porém, períodos ocasionais e curtos desse tipo de ventilação podem ajudá-las durante infecções severas, caso seus pulmões estejam funcionando adequadamente antes da infecção (Gerritsen, 2008; Balfour-Lynn, 2011).

As infecções pulmonares são tratadas precocemente pelos médicos com *antibióticos*, que podem ser dados geralmente por via oral ou administrados por nebulização. Porém, se a infecção for severa, são utilizados geralmente antibióticos intravenosos. Esse tratamento frequentemente requer hospitalização, mas, em algumas circunstâncias, pode ser feito em domicílio. O uso contínuo de antibióticos pode reduzir a recorrência de infecções em algumas pessoas (Littlewood et al., 2006; Balfour-Lynn, 2011).

A *nutrição* desempenha papel essencial no tratamento da FC em virtude de sua influência na sobrevida e na qualidade de vida. Crianças com FC apresentam desnutrição, diminuição do peso e atraso no crescimento e no desenvolvimento. Na FC ocorre um balanço energético negativo pelo aumento do gasto energético, a perda de energia e a diminuição da ingestão calórica. O aumento do gasto energético ocorre pelo hipermetabolismo crônico, causado pela própria alteração genética, pela alteração no local de ligação de ATP e pela inflamação e infecções pulmonares crônicas. O hipermetabolismo agudo é provocado pela infecção pulmonar aguda. A diminuição da ingestão de energia ocorre pela anorexia, que acompanha a infecção pulmonar aguda e crônica. Além disso, podem ocorrer problemas emocionais (depressão, por exemplo), diminuição do paladar pela redução do zinco, aumento da secreção pulmonar, dispneia e esofagite causada pelo refluxo gastroesofágico, que acompanha o doente pulmonar crônico. Pode ocorrer também o aumento da perda de energia pela insuficiência pancreática em virtude da perda de gordura pelas fezes e pelo diabetes. Em cada refeição, as pessoas com insuficiência pancreática geralmente recebem substitutos das enzimas, que estão disponíveis em pó (para crianças) ou em cápsulas. A dieta deve fornecer calorias e proteínas suficientes para permitir o crescimento e o desenvolvimento normais (Littlewood et al., 2006; Balfour-Lynn, 2011).

O impacto da desnutrição na função dos músculos respiratórios é extensivamente estudado em pessoas com doença pulmonar em razão da FC. Portanto, a desnutrição e a deterioração da função pulmonar são inter-relacionadas e interdependentes. A desnutrição leva ao catabolismo da musculatura esquelética para preencher as necessidades energéticas do organismo, ocasionando atrofia muscular e diminuição da função da musculatura respiratória acessória e do diafragma, com alteração no sistema respiratório. Esses fatores levam ao decréscimo da ventilação e à diminuição do desempenho respiratório ao esforço. A diminuição da resposta imune pulmonar aumenta a suscetibilidade às infecções pulmonares com aumento do gasto energético (Balfour-Lynn, 2011).

Os nutricionistas receitam uma proporção de gordura na dieta que deve ser de normal a alta. Como as pessoas com FC não absorvem gorduras adequadamente, elas necessitam consumir quantias maiores de gordura do que as pessoas não portadoras da doença, para assegurar um crescimento adequado. Esses indivíduos também recebem o dobro da dose diária habitual de multivitamínicos e vitamina E hidrossolúvel. Quando realizam exercícios físicos ou são expostas a uma temperatura ambiente mais quente, as pessoas com FC geralmente apresentam febre e devem receber sal suplementar. Fórmulas lácteas especiais, que contêm proteínas e gorduras de fácil digestão, podem ajudar crianças com problemas pancreáticos severos. Crianças com FC que não conseguem manter uma nutrição adequada podem precisar de alimentação adicional por sonda inserida no estômago ou no intestino delgado (Gerritsen, 2008; Balfour-Lynn, 2011).

Em relação à questão respiratória, são usados *antibióticos* de maneira preventiva ou quando ocorrem infecções respiratórias. As infecções respiratórias são frequentes e caracterizam essa doença. No início, podem ocorrer infecções causadas pela bactéria *Haemophilus influenzae*. Posteriormente, podem haver infecções respiratórias por *Staphylococcus aureus* e, mais adiante, por *Pseudomonas aeruginosa* ou *Burkholderia*. Outros micro-organismos também podem causar infecção e deterioração da saúde desses indivíduos (Ribeiro et al., 2002; Frangolias et al., 2003; Gerritsen, 2008; O'Sullivan e Freedman, 2009).

Os *exercícios respiratórios* e a *drenagem postural* (drenagem brônquica) também são importantes, uma vez que facilitam a saída do excesso de muco das vias respiratórias. A drenagem postural constitui uma das técnicas de higiene brônquica utilizadas na fisioterapia respiratória para facilitar o transporte mucociliar por meio da ação da gravidade. A higiene das vias respiratórias melhora os sintomas da doença e faz as infecções respiratórias não serem tão frequentes. Os pais de crianças pequenas com a doença podem aprender essas técnicas e fazer os procedimentos em domicílio, diariamente (Ribeiro et al., 2002; Frangolias et al., 2003; Balfour-Lynn, 2011). O exercício respiratório com as técnicas de drenagem postural, percussão (tapotagem), vibração e de tosse assistida deve ser iniciado ao primeiro sinal de problemas pulmonares (Figuras 3.7, 3.8 e 3.9).

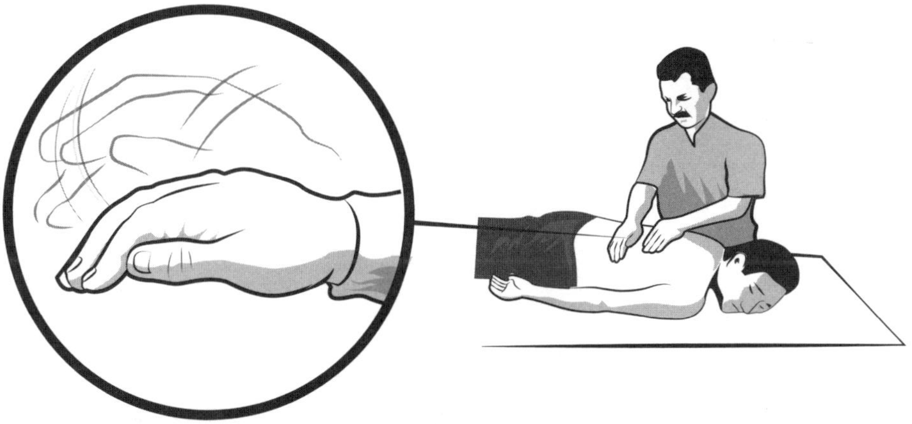

FIGURA 3.7 – Exemplo de percussão (ou tapotagem). Durante a expiração, promovem-se ondas de energia cinética que são transmitidas por meio das vias respiratórias e deslocam as secreções da árvore brônquica, mobilizando-as das regiões periféricas para as centrais. No detalhe, as mãos em forma de concha.

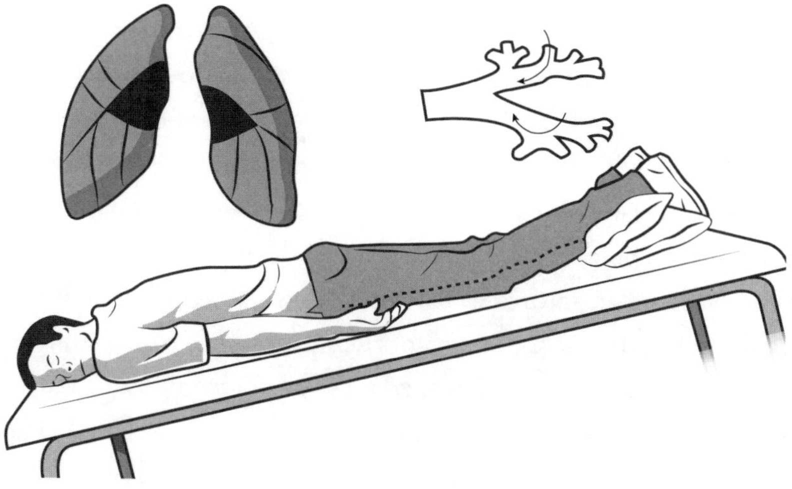

FIGURA 3.8 – Umas das posições de drenagem postural (brônquica) para ambos os pulmões.

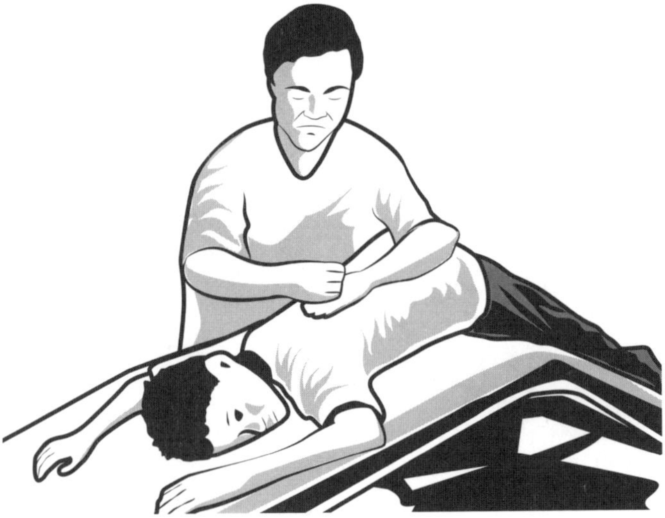

Figura 3.9 – Umas das posições de drenagem postural (brônquica) para ambos os pulmões com percussão cubital.

O *exercício físico* regular em pessoas com FC auxilia na melhora do condicionamento físico e na diminuição da progressão da doença, proporcionando melhor qualidade de vida. A inevitável progressão da doença pulmonar na FC reduz a capacidade para participar de atividades físicas. Além disso, a desnutrição proteico-energética e as alterações metabólicas geradas pelo processo inflamatório do pulmão provocam a redução da massa muscular e a densidade mineral óssea. Esses fatores levam ao rápido surgimento de fadiga muscular durante o esforço físico e a um maior risco de fraturas, o que geralmente afasta crianças, adolescentes e adultos com FC da prática de exercícios físicos. A diminuição progressiva do condicionamento físico aliado à inatividade física inicia um ciclo vicioso, no qual a piora da dispneia associa-se a esforços físicos cada vez menores, com grave comprometimento da capacidade física e da qualidade de vida (Balfour-Lynn et al., 1998; Frangolias et al., 2003).

Os *objetivos do exercício físico* para pessoas com FC envolvem:

- maximização da terapia medicamentosa;
- educação em saúde;

- modificação do estilo de vida;
- melhora da força muscular e da resistência cardiovascular (aumento da capacidade física);
- diminuição da falta de ar e das exacerbações.

As pessoas com FC que praticam exercícios físicos regulares aliados ao tratamento padrão usufruem de benefícios como melhora da capacidade física, da tolerância ao exercício físico e da qualidade de vida; desobstrução da árvore brônquica; diminuição da resistência à insulina; melhora da composição corporal com consequente aumento da autoestima; melhor desenvolvimento da densidade mineral óssea; aumento da força e da massa muscular; diminuição da degradação proteica; maior estímulo do fator de crescimento *insuline-like* (IGF-1) para o anabolismo; melhora da função imunológica; e diminuição da frequência cardíaca de repouso (Cooper, 1998; Selvadurai et al., 2002; Frangolias et al., 2003; Orenstein et al., 2004).

Entre as abordagens para o tratamento em pessoas com FC, diversos autores têm verificado a influência do exercício físico nesses indivíduos e sugerido que a regularidade e a adesão a programas de atividades físicas são essenciais para um tratamento completo e efetivo (Frangolias et al., 2003; Sexauer et al., 2003; Orenstein et al., 2004).

3.6 Medidas e avaliação física para pessoas com FC

A exemplo dos testes para avaliação física nas pessoas com DPOC, os testes para avaliação da capacidade de exercício físico para pessoas com FC são simples. Eles consistem geralmente em caminhar em um terreno plano ou subir e descer degraus impondo uma velocidade cadenciada e constante. Os testes mais habituais são o teste de caminhada de 6 minutos (ATS, 2002), o teste incremental ou *shuttle walking test* (Payne e Skehan, 1996) e o teste do degrau (Balfour-Lynn et al., 1998). Para aplicação dos testes, *vide* Capítulo 2.

Esses testes são importantes para se observar o nível de capacidade aeróbia submáxima e o estado funcional dos indivíduos com FC. São utilizados também como elemento complementar para o diagnóstico da capacidade de exercício, a avaliação no período pré e pós-operatório, o monitoramento da resposta e do progresso dos programas de reabilitação pulmonar e cardíaca, os processos cirúrgicos como transplante e/ou ressecção pulmonar, entre outras intervenções terapêuticas. Esses testes podem ajudar também a demonstrar para a pessoa com FC o seu progresso em relação à capacidade do exercício, bem como obter informações sobre sua morbidade/mortalidade. Finalmente, pode-se utilizá-los para avaliação pré e pós-programa de exercício físico para se verificar o efeito do treinamento e a melhora no desempenho da tolerância ao exercício (Balfour-Lynn et al., 1998; Selvadurai et al., 2002).

O teste em bicicleta ergométrica com carga progressiva mede a tolerância ao exercício físico por meio do trabalho máximo alcançado ou do pico de consumo de oxigênio e mostra correlação significante com a sobrevida de pessoas com FC. O teste de esforço máximo com análise dos gases (ergoespirometria) é o padrão ouro para avaliação da aptidão física em pessoas com FC. Esse teste pode ser realizado em esteira ou bicicleta ergométrica com medição direta do consumo máximo de oxigênio (VO_2máx). A bicicleta ergométrica possibilita um estado metabólico mais estável e facilita a aferição da carga de trabalho. Já a esteira, por ser um método familiar de exercício, pode gerar um VO_2máx 7% maior do que o obtido pela cicloespirometria em bicicleta ergométrica. As duas formas têm resultados equivalentes quando o avaliado apresenta comprometimento leve e moderado de VEF_1 (Mathur et al., 1995; Balfour-Lynn et al., 1998; Selvadurai et al., 2002; Orenstein et al., 2004).

A avaliação do VO_2máx, que possui forte relação com a sobrevida dos indivíduos com FC, é determinada pelo limite superior de utilização de oxigênio para a musculatura respiratória. Na doença pulmonar severa, o VO_2máx dificilmente é alcançado, e o pico da performance pode ser limitado pela ventilação pulmonar. O teste de ergoespirometria tem ganhado importância em virtude da falta de precisão do VEF_1 na predição do desempenho pulmonar durante o esforço e em virtude da capacidade máxima do exercício físico ter sido indicado como um dos melhores marcadores do prognóstico e da mortalidade em pessoas com FC. Além disso, o teste de esforço máximo determina a origem da limitação ao exercício físico (sistema muscular, cardiovascular ou pulmonar), possibilita um prognóstico individualizado, avalia a capacidade funcional e a saturação de oxigênio no sangue, podendo ainda guiar a prescrição de exercícios físicos e avaliar os resultados da intervenção terapêutica. Porém, esse teste é limitado aos centros especializados, pois o custo de equipamentos é alto e há necessidade de equipe multiprofissional especializada e treinada para realizá-lo (Mathur et al., 1995; Gulmans et al., 1996; Sexauer et al., 2003).

Como os programas de exercícios físicos são geralmente realizados, de início, em um ambiente ambulatorial, uma avaliação periódica da aptidão física poderá aumentar a motivação das pessoas com FC e guiar o profissional de educação física ou o fisioterapeuta no ajuste da intensidade do programa de exercícios físicos. Nesse sentido, existe a necessidade de uma avaliação física simples da tolerância ao exercício e dos efeitos dos diferentes tipos de intensidade de treinamento para crianças, adolescentes e adultos com FC (Gulmans et al., 1996).

Recomenda-se utilizar testes submáximos, como o de caminhada de 6 minutos (ATS, 2002). O teste do degrau de 3 minutos, utilizado desde 1920 por doentes cardíacos adultos, é recomendado por Balfour-Lynn et al. (1998), que padronizaram a altura do banco em 15 cm e o ritmo de subida de 30 degraus por minuto para crianças e adolescentes com FC. Esse teste determina aumentos maiores na frequência cardíaca e na escala de Borg adaptada para dispneia, se comparado com o teste de caminhada de 6 minutos, mas a queda na saturação de oxigênio no sangue é semelhante nos dois testes. Tais testes submáximos avaliam a capacidade física da pessoa com FC, a capacidade para realizar trabalhos diários e o custo desse trabalho em termos de oxigenação e frequência cardíaca, sendo importantes para o acompanhamento da evolução do tratamento em pessoas com FC. As variáveis obtidas no teste do degrau podem ser diversas. Dessa maneira, se o ritmo for determinado pelo avaliado, o número total de degraus subidos pode ser uma medida do trabalho total desenvolvido no teste. No entanto, se o ritmo for determinado por um metrônomo ou contador externo, o número de degraus será constante (caso se consiga terminar o teste) e não fornecerá uma estimativa da capacidade de trabalho, mas poderá avaliar a frequência cardíaca de recuperação, a dessaturação de oxigênio e a escala de dispneia, por exemplo. Em qualquer um desses modelos, algumas *respostas fisiológicas* podem ser obtidas: frequência cardíaca, pressão arterial sistêmica, escores de dispneia e saturação de oxigênio sanguíneo (Balfour-Lynn et al., 1998).

Os testes de caminhada informam a distância total percorrida, variável importante e com correlação significativa com o VO_2máx, que sofre, entretanto, influência da motivação do avaliador. Já no teste do degrau, tal fato não ocorre quando o ritmo é preestabelecido e constante (Balfour-Lynn et al., 1998; ATS, 2002). Outros testes de aptidão física são o teste de uma repetição máxima (teste de 1 RM) e o teste de Wingate. O teste de 1 RM é realizado com diferentes pesos e tem por objetivo avaliar a força muscular, mas ainda precisa ser validado para adolescentes com FC. Por meio dele, pode-se estimar ainda a carga pelo número de repetições, algo considerado mais simples e seguro para pessoas com doenças pulmonares crônicas. Por exemplo: conseguir 15 a 20 repetições, e nenhuma mais, refere-se à faixa de treinamento de 50% a 60% de 1 RM; doze repetições equivalem a 70% de 1 RM; oito repetições equivalem a 80% de 1 RM. Por sua vez, o teste de Wingate é um teste anaeróbico que utiliza bicicleta ergométrica específica e avalia a potência e a fadiga muscular. É validado para pessoas com FC, mas seu custo é razoavelmente alto (Orenstein et al., 2004).

Para pessoas com FC, a escolha do protocolo de avaliação física deve levar em conta a gravidade da doença. Nos mais graves, um teste do degrau de 3 minutos parece apropriado para avaliar a dessaturação de oxigênio induzida por exercício, podendo ser um teste de campo alternativo quando não é possível realizar testes sofisticados. Em pacientes com comprometimento pulmonar leve, os protocolos do teste do degrau podem ser incrementais ou de maior duração, isto é, limitados por sintomas, a fim de atingir uma intensidade que seja suficiente para avaliar o estresse cardiopulmonar e a tolerância ao exercício físico (Rogers et al., 2003; Orenstein et al., 2004).

Em resumo, a avaliação da tolerância e aptidão ao exercício físico em pessoas com FC é uma medida útil do impacto da doença, particularmente quando esta já se encontra em estágio avançado. Além disso, a medida do nível de intensidade e da tolerância ao exercício físico pode ser usada para identificar limitações funcionais, bem como quantificar o reflexo da doença sobre as atividades da vida diária e sobre a qualidade de vida. É, também, útil para predizer o prognóstico da doença, permitindo a indicação, a prescrição e a supervisão mais segura do exercício físico, e para a avaliação de vários tratamentos (Rogers et al., 2003).

3.7 Exercício físico para pessoas com FC

Estudos recentes têm avaliado a influência de um programa de exercícios físicos regular em pessoas com FC; entretanto, ainda não existe consenso sobre o programa ideal de treinamento físico. A regularidade e a adesão ao programa de exercícios físicos são essenciais, e o apoio dos familiares é muito importante para a continuidade do programa de tratamento completo. Além disso, avaliações físicas criteriosas de aptidão física e de estado clínico demonstram que a maioria das pessoas com FC se encontra capaz para a prática de atividade física regular, o que é fundamental para o desenvolvimento saudável da pessoa com FC (Turchetta et al., 2004).

Até pouco tempo atrás, as pessoas com FC eram desencorajadas a fazer exercícios físicos, pois se pensava que o esforço e a falta de ar que a prática provoca seriam prejudiciais a elas. Pensava-se que seus pulmões não aguentariam os exercícios físicos, que possivelmente causariam mais danos aos pulmões e ao organismo como um todo. Atualmente, o que se nota é o efeito contrário: os exercícios físicos bem-indicados e orientados são ativamente encorajados para pessoas com FC.

A habilidade para o exercício físico nessas pessoas pode ser prejudicada pela presença de obstrução pulmonar crônica, inflamação das vias aéreas, desnutrição proteico-energética e redução da massa e da força musculares. Esses fatores podem levar a uma diminuição da tolerância ao exercício físico, apresentando-se pela maior resistência à expiração, que pode elevar o custo da respiração em repouso em três vezes mais do que o valor normal, e pelo aumento de até 10 ml de oxigênio para cada litro de ar respirado durante o exercício leve. Na FC grave, o custo da respiração pode alcançar 40% da captação total de oxigênio do exercício. Nesse sentido, esses fatores podem usurpar o oxigênio disponível para a massa muscular ativa não respiratória e limitar seriamente a capacidade para realizar exercícios. Na FC, a hipóxia celular pode ser provocada pela diminuição da ventilação e oxigenação alveolar e/ou por alterações na relação ventilação/perfusão. Além disso, a retenção de muco pode levar a infecções do sistema respiratório e prejudicar a função pulmonar, ocasionando sintomas respiratórios como tosse, produção excessiva de muco e dispneia (de Jong et al., 1994; Balfour-Lynn et al., 1998; Rogers et al., 2003; Turchetta et al., 2004).

Pessoas com FC apresentam perda óssea acelerada e, possivelmente, diminuição de sua formação, que pode ser modulada em parte pelas citocinas – produzidas pelas células (macrófagos e neutrófilos) das vias aéreas – liberadas na infecção pulmonar. Outro fator relacionado à diminuição da densidade mineral óssea, além dos já discutidos anteriormente (desnutrição, atraso no desenvolvimento da puberdade, deficiência de vitamina D, baixa ingestão e/ou absorção de cálcio, tratamento com corticoesteroides, níveis diminuídos de hormônios sexuais e de insulina), está ligado à baixa aptidão física. A aptidão física em pessoas com FC, avaliada pelo consumo máximo de oxigênio (VO_2máx), é diretamente proporcional à diminuição da densidade mineral óssea, ou seja, existe uma correlação entre o maior nível de VO_2máx e a maior densidade mineral óssea (Manolagas e Jilka, 1995; Romas e Martin, 1997; Frangolias et al., 2003).

A força muscular é um determinante fundamental da capacidade física. Pessoas com FC e massa muscular reduzida apresentam baixa resistência aos exercícios físicos e às atividades da vida diária. A principal causa da diminuição da massa muscular é a desnutrição proteico-energética, causada pelo desequilíbrio entre a absorção e o requerimento de nutrientes ingeridos. Esse tipo de desnutrição pode ocorrer em consequência da diminuição da ingestão ou da má absorção de nutrientes, dos efeitos endócrinos (particularmente a intolerância à glicose), do aumento do trabalho respiratório e da inflamação pulmonar (Gosselink et al., 1996; Stallings et al., 1998).

Listamos a seguir algumas recomendações para a prática de exercícios físicos em pessoas com FC (Dalcin e Silva, 2008; Chaves et al., 2007; Balfour-Lynn, 2011):

- Encorajar e promover qualquer tipo de prática de atividade física após a avaliação de um médico especialista.
- Incluir programas de exercícios físicos individualizados, aeróbios e resistidos.
- Verificar a necessidade de supervisão para os exercícios em domicílio que aumentem a frequência cardíaca para 70% a 80% do máximo, a fim de elevar a tolerância ao exercício aeróbio.
- Realizar testes de avaliação física de esforço (máximo ou submáximo) para identificar os limites de frequência cardíaca, de queda da saturação de oxigênio e de ventilação.
- Realizar testes de avaliação física de esforço (máximo ou submáximo) para o acompanhamento da evolução do tratamento.
- Caso haja tosse durante o exercício físico, não há necessidade de interromper a atividade. Será importante verificar com o médico especialista a necessidade de utilizar algum medicamento.
- Evitar atividades de mergulho.
- Evitar esportes de contato e potencial colisão, caso o indivíduo com FC tenha diagnóstico de hepatomegalia ou esplenomegalia.
- Evitar hiponatremia (transtorno de eletrólitos) e desidratação. É importante ingerir líquidos e verificar com o médico ou nutricionista a necessidade de nutrição ou suplementação adicional (de sódio, potássio e/ou cálcio, por exemplo).

Algumas pessoas com FC apresentam hipoxemia somente durante o exercício físico ou durante o sono. A oxigenoterapia durante o exercício físico é indicada se a saturação de oxigênio diminuir abaixo de 88% a 90%.

3.7.1 Exercício aeróbio

Os *exercícios aeróbios* são aqueles realizados de maneira contínua e que utilizam o oxigênio como principal fonte de energia, sob a forma de trifosfato de adenosina (ATP), para a geração de trabalho muscular. Os exercícios aeróbios aumentam o VO_2máx, o limiar anaeróbio, a concentração de enzimas oxidativas mitocondriais e a capilarização dos músculos treinados e diminuem o tempo de recuperação da creatina fosfato (CP), o que resulta em uma melhora na capacidade de exercício físico (McArdle et al., 2011). Esses exercícios podem, seguramente, ser recomendados para pessoas com FC. As atividades de caminhar, correr, nadar, pedalar, jogar futebol e as atividades lúdicas são recomendadas por pelo menos 30 minutos por dia, 3 vezes por semana, para crianças, adolescentes e adultos com FC e comprometimento pulmonar de leve a moderado (VEF_1 maior ou igual a 40%). Exercícios aeróbios, quando realizados de maneira regular, melhoram a capacidade cardiopulmonar, os níveis das atividades da vida diária, a tolerância ao exercício físico e a sensação de bem-estar em pessoas com FC (Schneiderman-Walker et al., 2000; Gulmans et al., 2001; Blau et al., 2002).

O exercício aeróbio regular induz um estado anabólico, o que foi evidenciado pelo aumento dos níveis de IGF-I e IGF-II circulantes em adolescentes com FC que realizaram exercício em bicicleta ergométrica por um período de 3 meses. Esse exercício produziu um efeito anabólico localizado que aumentou a força muscular dos quadríceps e pode ser comparado à reposição hormonal de hormônio de crescimento (Gulmans et al., 2001). A atividade aeróbia regular também diminui a resistência à insulina (Cooper, 1998), melhora a composição corporal e aumenta a densidade mineral óssea (Selvadurai et al., 2002; Frangolias et al., 2003) e a quantidade de água do muco pulmonar, sendo esta última uma provável explicação para a maior facilidade de eliminação da secreção pulmonar durante o esforço físico (Hebestreit et al., 2001). Além disso, o declínio da função pulmonar é mais lento em pessoas com FC que participaram de um programa de exercício físico regular (Schneiderman-Walker et al., 2000).

Os exercícios de caminhada ou corrida leve (trote) aumentam a resistência da musculatura respiratória e levam à diminuição da dispneia. Nesse sentido, a prescrição de exercício físico aeróbio regular é uma maneira terapêutica eficiente e relativamente simples que deve ser incluída no tratamento padrão das pessoas com FC (de Jong et al., 1994). Apesar dos benefícios citados, adolescentes com FC costumam evitar programas de atividades físicas mais vigorosas, o que é considerado um equívoco. Pessoas com FC que apresentam o VEF_1 avaliado por meio do teste de espirometria superior a 55% do previsto estão aptos para a prática de exercícios físicos em intensidade similar à dos indivíduos sem FC (Prasad e Cerny, 2002).

Quadro 3.3 – Recomendações atuais para os exercícios aeróbios aplicados às pessoas com fibrose cística

Variáveis	Recomendações
Duração	20 a 45 minutos por sessão.
Frequência	3 a 5 vezes por semana.
Intensidade*	60% a 80% da FCmáx ou 40% a 70% do VO_2máx ou 50% a 70% da carga máxima e escala de Borg entre 3 e 6.
Recuperação	24 horas.

* Uma alternativa para elevar a intensidade seria utilizar exercícios intervalados.

Fonte: adaptado de Cooper (1998); Schneiderman-Walker et al. (2000); Dourado e Godoy (2004); Chaves et al. (2007).

3.7.2 Exercício resistido

O *exercício resistido* (com pesos) é a modalidade de treinamento mais comum utilizada para treinar os músculos, fortalecê-los e, consequentemente, aumentá-los. Esse tipo de exercício aumenta as dimensões musculares (hipertrofia) por meio da melhora da síntese proteica, adaptação fundamental ao aumento da carga de trabalho, independentemente do sexo e da idade (McArdle et al., 2011). Tal tipo de treinamento físico tem grande importância para o tratamento desses indivíduos em virtude de a desnutrição proteico-energética e o processo inflamatório dos pulmões levarem à diminuição da massa corporal magra (hipotrofia muscular) e da força muscular, indicados como os principais fatores da diminuição da capacidade para o exercício físico em pessoas com FC (Moser et al., 2000). Além disso, ocorre perda de força da musculatura respiratória, que provoca hipoxemia e hipercapnia (o que, mais tarde, pode levar à hipertensão pulmonar), em razão da ventilação pulmonar ineficiente e insuficiente, e isso aumenta ainda mais a limitação aos exercícios físicos. Nesse sentido, aumentar a força e a resistência da musculatura periférica e da musculatura respiratória é fundamental para melhorar a aptidão física e a qualidade de vida das pessoas com FC (Gosselink et al., 1996).

Os exercícios resistidos induzem menor dispneia do que os exercícios aeróbicos, e isso é considerado por alguns autores mais seguro para pessoas com FC com comprometimento pulmonar moderado e grave (Bernard et al., 1999). Para Frangolias et al. (2003), o avanço da doença pulmonar leva à necessidade de exercícios físicos menos intensos para minimizar a dessaturação de oxigênio e a dispneia; porém, exercícios físicos mais leves e com menor impacto podem diminuir os benefícios para a saúde óssea. Em compensação, exercícios de força e resistência muscular têm demonstrado benefícios tanto no aumento quanto na manutenção da densidade mineral óssea.

No estudo de Selvadurai et al. (2002) foram verificados os benefícios do exercício resistido para crianças e adolescentes entre 8 e 16 anos de idade, com FC e internados por exacerbação (agudização) da infecção pulmonar. Para esses autores, o treinamento resistido refere-se à melhor modalidade de exercício físico para aumentar a VEF_1, a massa corporal, a massa livre de gordura e a força muscular de membros inferiores. O aumento da massa muscular do tórax está relacionado à melhora do trabalho da musculatura inspiratória e expiratória, ocasionando um aumento do VEF_1. Exercícios com peso para a musculatura dorsal, dos ombros, do peitoral e do abdome aumentam a pressão intratorácica, facilitando a eliminação do muco e, em conjunto com alguns exercícios respiratórios, melhoram a elasticidade e a mobilidade da caixa torácica (Sexauer et al., 2003).

Os exercícios resistidos melhoram a capacidade funcional e têm efeito benéfico para as atividades diárias. Entretanto, esses exercícios não resultam em ganho aeróbio, tendo em vista que variáveis como VO_2máx e limiar anaeróbio não se alteram significativamente. Portanto, esse trabalho deve ser associado aos exercícios aeróbios para aquisição de resistência aeróbia (Storer, 2001; Dourado e Godoy, 2004).

O treino combinado (aeróbio e resistido) parece ser a melhor prescrição para pessoas com FC. Orenstein et al. (2004) compararam o efeito do exercício aeróbio e do exercício resistido para membros superiores em 67 crianças e adolescentes entre 8 e 18 anos de idade e com FC. Os autores concluíram que os dois tipos de treinamento estão relacionados a um maior aumento no peso corporal, na estatura e na força muscular dos membros inferiores, sendo que a combinação dos dois treinamentos se mostra segura e de boa tolerância, mesmo para pacientes com $VEF_1 < 80\%$. Pacientes com DPOC que realizaram treinamento combinado alcançaram maior valor de VEF_1 e maior aumento de força no quadríceps e de tolerância ao exercício, se comparados aos que realizaram apenas exercício aeróbio (Bernard et al., 1999). O exercício resistido associado ao aeróbio resulta em melhora da capacidade de exercício físico e em incrementos adicionais da força e da massa muscular, que melhoram o desempenho para as atividades de vida diária, a capacidade funcional e a qualidade de vida (Panton et al., 2004).

Quadro 3.4 – Recomendações atuais para os exercícios resistidos aplicados às pessoas com FC

Variáveis	Recomendações
Duração	20 a 45 minutos por sessão. 8 a 15 repetições e 1 a 3 séries de repetições para cada grupo muscular. 8 a 10 exercícios para os grandes grupos musculares.
Frequência	2 a 3 vezes por semana.

continua

continuação

Variáveis	Recomendações
Intensidade*	50 a 85% de 1 RM. Ajuste da intensidade a cada 3 ou 4 semanas.
Recuperação	1 a 3 minutos entre as séries. 24 a 48 horas por sessão/grupo muscular.

* Pode-se estimar a carga pelo número de repetições, considerado mais simples e seguro para a pessoa com FC. Exemplo: 15 a 20 repetições conseguidas, e nenhuma mais, referem-se à faixa de treinamento de 50% a 60% de 1 RM; 12 repetições equivalem a 70% de 1 RM; e 8 repetições equivalem a 80% de 1 RM.

Fonte: adaptado de Cooper (1998); Chaves et al. (2007); Silva e Dourado (2008).

A *flexibilidade* é uma aptidão física importante, assim como a resistência e a força musculares e a resistência aeróbia. Nesse sentido, recomenda-se a prescrição de exercícios de alongamento para as pessoas com FC. Eles podem ser incorporados nos períodos de aquecimento e volta à calma das sessões diárias (de 10 a 15 minutos por sessão).

Quadro 3.5 – Recomendações atuais para os exercícios de alongamento/flexibilidade aplicados às pessoas com FC

Variáveis	Recomendações
Duração	10 a 15 minutos por sessão. 5 a 20 segundos de duração e 3 a 5 repetições para cada exercício.
Frequência	2 a 3 vezes por semana, podendo ser diariamente.
Intensidade	A amplitude do movimento articular deve ser confortável, sem provocar dores.
Recuperação	24 horas por sessão/grupo muscular.

Fonte: adaptado de Araujo (2000).

4 Doença pulmonar intersticial (DPI)

4.1 Definição

Muitas doenças podem provocar fibrose pulmonar, especialmente as alterações do sistema imunológico. Entretanto, apesar de as causas poderem ser diversas, o diagnóstico de aproximadamente 50% das pessoas com fibrose pulmonar é de difícil resolução. O termo *doença pulmonar intersticial* (DPI) refere-se a uma categoria ampla de doenças pulmonares que acometem o interstício pulmonar, e não a uma patologia específica. Muitas dessas doenças acarretam inflamação crônica, a qual leva à cicatrização progressiva (fibrose) do parênquima pulmonar e a uma grave insuficiência respiratória. As DPIs compreendem uma variedade de afecções que possuem em comum o acometimento do interstício pulmonar por distorção, fibrose ou destruição (Figura 4.1). Entre todas, a fibrose pulmonar idiopática (FPI) desperta importante interesse, seja por sua elevada incidência entre as doenças intersticiais, seja por suas características singulares (Crystal et al., 1976; ATS/ERS, 2002).

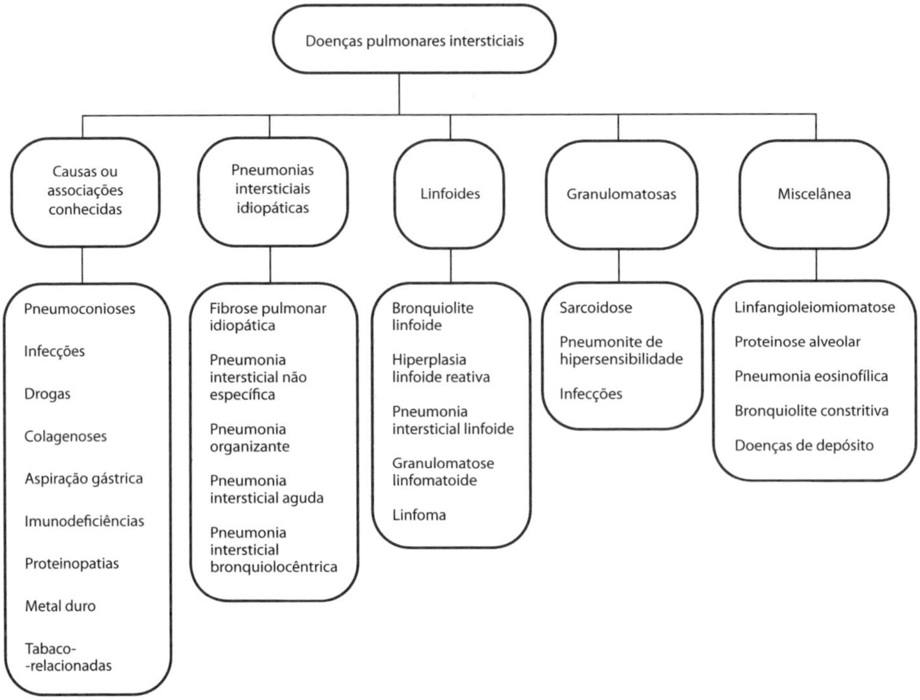

FIGURA 4.1 – Classificação das doenças pulmonares intersticiais.
Fonte: SBPT (2012b).

A fibrose pulmonar envolve a cicatrização dos pulmões. É uma doença debilitante que se caracteriza por deixar alterações (cicatrizes) permanentes e progressivas nos pulmões. Essas modificações provocam dificuldades respiratórias nas pessoas acometidas por essa doença. Nela, gradualmente os alvéolos são substituídos por fibroses. Quando a cicatriz é formada, os alvéolos são perdidos por onde ocorre a troca gasosa (hematose), o que leva a uma irreversível diminuição da capacidade dos pulmões de transferir oxigênio suficiente para a corrente sanguínea e, consequentemente, para os músculos. A queda de oxigênio no sangue acentua-se com o esforço, provocando falta de ar durante exercícios físicos (Crystal et al., 1991; ATS/ERS, 2002).

Os sintomas característicos começam de maneira insidiosa, como a dispneia durante um esforço físico e a diminuição da força física. Também pode haver tosse seca persistente, chiado no peito, perda de apetite, perda de peso, cansaço, debilidade e dores ligeiras no peito. O diagnóstico é frequentemente desconsiderado, e os sintomas são atribuídos ao tabagismo, à DPOC ou até mesmo ao envelhecimento (Crystal et al., 1991; ATS/ERS, 2002; SBPT, 2012b).

A American Thoracic Society e a European Respiratory Society propuseram uma classificação, em 2002, que se tornou popular. Nessa classificação (Figura 4.1), foram determinadas cinco categorias: DPI de causas ou associações conhecidas, pneumonias intersticiais idiopáticas (PII), linfoides, doenças granulomatosas e outras (ATS/ERS, 2002):

- Causas conhecidas: exposições ambientais e ocupacionais, fármacos, doenças do tecido conjuntivo, doenças infecciosas e neoplasias.
- Causas desconhecidas, divididas em:
  - Doenças granulomatosas, como a sarcoidose.
  - PII, dentre as quais se situa a fibrose pulmonar idiopática (FPI).
  - Entidades específicas, definidas por achados anatomopatológicos como a proteinose alveolar, a histiocitose pulmonar de células de Langerhans (HPCL), a linfangioleiomiomatose (LAM) e outras.

Conforme vimos, as DPIs são afecções heterogêneas que consistem em um elevado número de condições e cuja abordagem ainda é um grande desafio para os especialistas. Em função de semelhanças na apresentação, também estão incluídas nesse grupo diversas formas de bronquiolite, de doenças de preenchimento alveolar e de vasculites pulmonares (Baldi et al., 2012).

4.2 Epidemiologia da DPI

Não existem muitos dados epidemiológicos relativos às DPIs, mas pode-se afirmar que elas são mais frequentes do que se pensa. Muitos casos não são diagnosticados. A cada 100 mil pessoas, de 3 a 26 são acometidas pelas DPIs anualmente, número que varia conforme condições regionais e ambientais. No ambulatório de DPI da Universidade de São Paulo (USP), a distribuição das afecções mais frequentes é a seguinte: 35% de colagenoses, 15% de FPI, 10% de infecções, 10% de pneumoconiose, 8% de sarcoidose, 8% de vasculites, 3% de granulomatose e 2% de linfangioleiomiomatose. Especialistas dizem que as DPIs correspondem a 15% dos doentes observados em consultas de pneumologia.

A FPI é rara em pessoas com menos de 50 anos, e a sarcoidose tem incidência em qualquer idade, não apenas em jovens. As DPIs associadas às doenças do tecido conjuntivo predominam em mulheres ao passo que a FPI predomina no sexo masculino. Em virtude da exposição ocupacional, os homens apresentam maior risco para o desenvolvimento de pneumoconioses. A linfangioleiomiomatose (esporádica ou associada à esclerose tuberosa) ocorre exclusivamente em mulheres, em geral em idade fértil (SBPT, 2012b).

Não existem dados epidemiológicos relativos à FPI no Brasil. Dispõe-se de dados referentes à literatura norte-americana e a países desenvolvidos, que referem incidências em torno de 20 a 40 casos a cada 100 mil indivíduos, número que aumenta vertiginosamente com a idade e afeta mais de 100 indivíduos a cada 100 mil pessoas com 75 anos ou mais. No trabalho com base em observações feitas no Novo México, Estados Unidos, entre 1988-1990, a incidência anual foi de 31,5 casos por 100 mil em homens e 26,1 casos por 100 mil em mulheres, e a prevalência a cada 100 mil indivíduos foi de 80,9 para homens e de 67,2 para mulheres. A sobrevida média após o diagnóstico de FPI em grande parte dos estudos situa-se entre 2 e 4 anos, com uma taxa de sobrevida de 5 anos entre 20% e 40% dos casos (Coultas et al., 1994; Kim et al. 2006). A FPI afeta principalmente indivíduos com mais de 50 anos de idade, e a média de idade gira em torno de 67 anos. A doença é mais comum em homens (75%) e em pessoas com história de tabagismo. Estudos anteriores demonstraram que a incidência de FPI é crescente no Reino Unido e nos Estados Unidos. Registros de óbitos e dados de cuidados primários foram utilizados para determinar as taxas de incidência de FPI entre 2000 e 2008 no Reino Unido, estratificados por sexo, idade e região. Essas taxas foram comparadas com o período entre 1968 e 1972. As taxas anuais de morte por FPI aumentaram 6 vezes em todo o período de estudo: foram de 0,92 a cada 100 mil indivíduos, de 1968 a 1972, para 5,10 a cada 100 mil indivíduos, entre 2006 e 2008. As ocorrências foram maiores nos homens e em pessoas idosas. A incidência da FPI na atenção primária aumentou 35% entre 2000 e 2008, com uma taxa de incidência global de 7,44 a cada 100 mil indivíduos por ano (IC 95% 7,12 a 7,77). Os autores concluíram que a incidência de FPI nos cuidados primários e nos registros de óbitos no Reino Unido continua crescendo no século XXI e que há mais de 5 mil novos casos diagnosticados a cada ano no local (Pereira et al., 2006; Navaratnam, et al., 2011).

A *sarcoidose* é uma doença de etiologia desconhecida que se caracteriza pela presença de granulomas não caseosos em um ou mais sistemas e órgãos. Trata-se, portanto, de uma doença sistêmica. A sarcoidose pode ocorrer em qualquer região, em ambos os sexos e em qualquer faixa etária. A incidência nos Estados Unidos é cerca de três vezes maior em afro-americanos (35,5/100 mil indivíduos) do que em caucasianos (10,9/100 mil indivíduos) (Rybicki et al., 1997). A doença é mais comum em mulheres do que em homens, variando na proporção de 2:1. Alguns estudos epidemiológicos recentes mostraram que a sarcoidose pode apresentar maior incidência em mulheres acima de 40 anos (Baughman et al., 2001; Morimoto et al., 2008). No Brasil, ainda não há registros da real prevalência da sarcoidose. No entanto, estimativas não atuais apontam prevalência menor de 10/100 mil indivíduos (Bethlem et al., 1996).

As *pneumoconioses* representam um grupo de doenças causadas pela inalação e pelo acúmulo de poeira nos pulmões, que acarretam uma reação granulomatosa pulmonar. Possivelmente, a incidência de pneumoconiose deve ser elevada entre os expostos, mas não há informações epidemiológicas referentes a séries históricas sobre as internações hospitalares nas diversas regiões do país (Castro et al., 2007). A principal pneumoconiose no país, do ponto de vista epidemiológico e de Saúde Pública, é a *silicose* (Mossman e Churg, 1998), causada pela exposição à poeira de sílica livre ou a dióxido de silício (SIO_2) em sua forma cristalina. A *asbestose* é outra pneumoconiose caracterizada por produzir agravos importantes. Tem origem mineral, é incombustível e resistente à geração de calor, à fricção, à corrosão e à maior parte dos ácidos e outras propriedades que garantem sua utilização em mais de 3 mil produtos (Giannasi, 1997). A pneumoconiose ocorre mais em homens com 45 anos e concentra-se, principalmente, na região Sudeste (Castro et al., 2007).

4.3 Fisiopatologia da DPI

A DPI acomete o parênquima pulmonar de maneira progressiva, caracterizando-se por uma infiltração celular inflamatória crônica e variáveis graus de fibrose intersticial, mostrando uma série de características clínicas, radiológicas e fisiopatológicas particulares. Nas etapas mais avançadas da doença, à medida que a concentração de oxigênio diminui, a pele pode adquirir uma tonalidade azulada e as extremidades dos dedos engrossam, podendo formar baqueteamento digital. O baqueteamento digital (ou hipocratismo digital) é observado em 30% a 40% dos casos de fibrose pulmonar (FP), o que indica um prognóstico pior. A intensidade da dispneia na apresentação inicial da doença correlaciona-se inversamente à sobrevida. Ocasionalmente, a doença é detectada em fase assintomática. Achados de hipertensão pulmonar podem ser observados em fases tardias da doença. O esforço excessivo do coração pode provocar uma insuficiência cardíaca, que, por sua vez, poderá levar ao *cor pulmonale* (que, como já mencionado, é uma forma de insuficiência cardíaca). Com o tempo, poderá haver necessidade de suplementação de oxigênio. A DPI é a mais comum das PIIs e, infelizmente, é a que possui o pior prognóstico (Crystal et al., 1991; ATS/ERS, 2002; Ley et al., 2011).

Os mecanismos que levam ao desenvolvimento da FPI ainda são desconhecidos. A teoria fisiopatológica clássica para DPI envolve a caracterização de uma doença inflamatória crônica. A teoria atualmente mais aceita para a patogenia da FP envolve uma interação entre a agressão ao epitélio alveolar e o reparo mesenquimal anormal ("hipótese epitélio-mesenquimal") – ou teoria das agressões múltiplas (*multiple hits hypothesis*) –, que propõe que o tecido pulmonar é alvo de múltiplos ataques ao longo do tempo. Os alvéolos sofrem um agravo de origem desconhecida que leva à lesão do epitélio, do endotélio e da membrana basal. Essa perda de integridade resulta em uma incapacidade para a reepitelização e a reendotelização dos alvéolos lesados. Em resposta à lesão, ocorre um processo exsudativo intra-alveolar com infiltração de macrófagos, fibroblastos e outras células inflamatórias. Ocorre também a neovascularização intra-alveolar e uma resposta semelhante ao tecido de granulação cicatricial, o que resulta na obliteração alveolar. Nesse sentido, há invasão de miofibroblastos, formação dos focos fibroblásticos e deposição de matriz extracelular, determinando perda da arquitetura pulmonar e perda progressiva da função pulmonar (Selman et al., 2001; Harari e Caminati, 2010).

As células epiteliais alveolares são incapazes de reconstituir o revestimento alveolar por tendência à agressão associada à proliferação e à migração prejudicadas. Apesar do conceito atual de que os mediadores profibróticos provêm essencialmente das células inflamatórias, Selman e Pardo (2006) apontam que, na FP, as células epiteliais alveolares são a principal fonte de fator de crescimento derivado das plaquetas (*platelet-derived growth factor* – PDGF), de fator transformador de crescimento β (*transforming growth factor-β* – TGF-β), de fator de necrose tumoral α (TNF-α), de fator de crescimento do tecido conjuntivo (*connective tissue growth factor* – CTGF) e de fator de crescimento endotelial-1 (ET-1), todos eles envolvidos na patogênese da FP (Figura 4.2). As células epiteliais alveolares também podem contribuir para a formação de um ambiente pró-coagulante ou antifibrinolítico pulmonar por meio da síntese de fator tecidular (*tissue factor*) e do inibidor do plasminogênio ativado – 1 (*plasminogen activator inhibitor*-1 – PAI-1) (Selman et al., 2001; Strieter, 2005; Harari e Caminati, 2010).

A ativação mantida do TGF-β é um elemento importante que promove a evolução da FPI. Os membros da superfamília do TGF-β, que incluem as proteínas morfogenéticas ósseas (*bone morphogenetic proteins* – BMPs), são essenciais na manutenção da homeostasia tecidular e na regeneração após a lesão (Wang, 2009). Myllärniemi et al. (2008) afirmam que um antagonista das BMPs encontra-se aumentado na FP e que o equilíbrio da expressão do TGF-β e das BMPs, essencial nos fenômenos regenerativos pulmonares, encontra-se significativamente afetado na doença.

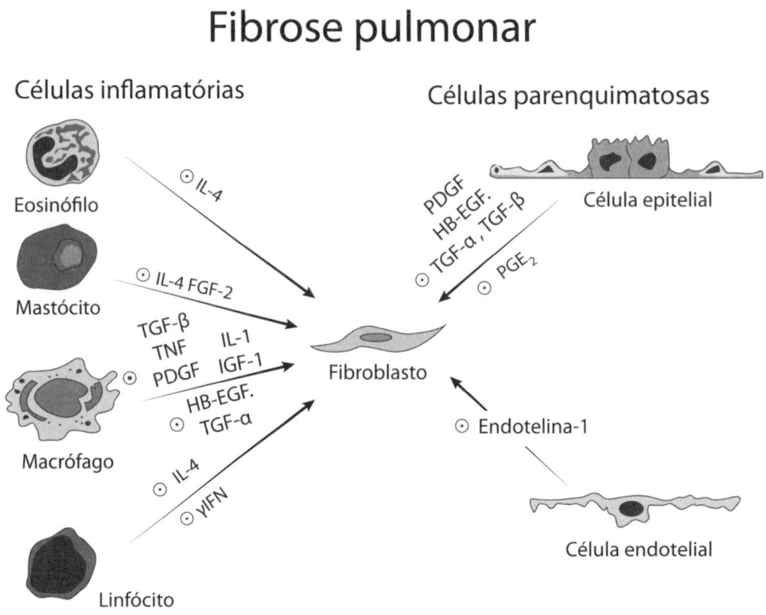

FIGURA 4.2 – Patogênese da fibrose pulmonar.
IL-4 (interleucina-4); FGF-2 (fator de crescimento-2 do fibroblasto, FGF básico); TGF-β (fator beta); TNF-α (fator de necrose de tumor); PDGF (fator de crescimento plaqueta-derivado); IL-1 (interleucina-1); IGF-1 (*insulina-simile* do fator crescimento-1); HB-EGF (heparina ligada ao fator epidérmico crescimento-*like*); γIFN (fator interferon gama); PGE2 (prostaglandina E2).

Observações recentes sugerem que, mais do que à necrose (ausência de células alveolares), as células podem estar submetidas a uma morte celular programada (apoptose). Embora o mecanismo de morte celular possa ser diferente, a questão principal refere-se à perda de superfície epitelial. Esse conceito da patogênese da FP como episódios repetidos de lesão pulmonar microscópica foi fortalecido por análise imuno-histoquímica em uma variedade de doenças pulmonares fibrosantes. Esses aglomerados subepiteliais de fibroblastos, sintetizando colágeno, sugerem que a fibrose na FP seja semelhante à fibrose intra-alveolar presente na lesão pulmonar aguda, mas em uma escala menor (Noble e Homer, 2004). Obter um melhor esclarecimento da patogênese da FP é um dos grandes desafios atuais das pesquisas na área da pneumologia (Strieter, 2005; Harari e Caminati, 2010).

Para a sarcoidose, as evidências disponíveis sugerem que a doença deriva de uma resposta celular imune exagerada a vários antígenos ou autoantígenos. Refere-se, também, a uma desordem imunológica mediada, primariamente, por linfócitos T-helper CD4+ e células derivadas de fagócitos mononucleares, embora outras células inflamatórias, como as epiteliais e endoteliais, possam contribuir para uma resposta inflamatória não específica, levando a um aumento da permeabilidade tecidual e da migração celular (Barnard e Newman, 2001; Daldon e Arruda, 2007; Iannuzzi et al., 2007; Cox et al., 2009).

Embora ainda não esteja claro por que a formação dos granulomas é persistente, tem sido proposto que o estímulo de algum antígeno, inadequadamente degradado e apresentado por macrófagos e células dendríticas, obtém uma resposta T CD4+ que, subsequentemente, induz a uma estimulação crônica dos macrófagos e à produção persistente de citocinas inflamatórias. Essas células exercem a função de células apresentadoras de antígenos e produzem citocinas proinflamatórias como interleucina 12 (IL-12) e interleucina 15 (IL-15). Acredita-se que o antígeno da sarcoidose seja de degradação lenta (Iannuzzi et al., 2007; Cox et al., 2009).

Os linfócitos Th1 secretam predominantemente interleucina 2 (IL-2) e IFN-γ. Essas citocinas inflamatórias, além de estimularem a diferenciação de mais linfócitos Th1 e a liberação de mais IL-2 e IFN-γ, recrutam monócitos circulantes para o órgão afetado, no qual se diferenciam em macrófagos que produzem fator de necrose tumoral-α (TNF-α) e interleucina 1 (IL-1), ambos com capacidade de promover a formação de granulomas. A IL-1 estimula os macrófagos a produzir interleucina 8 (IL-8) e o fator estimulador de colônias para granulócitos (GM-CSF). O GM-CSF também estimula a diferenciação de monócitos em macrófagos (Cox et al., 2009).

O desenvolvimento e o acúmulo de granulomas não caseosos constitui a anormalidade fundamental na sarcoidose. Os macrófagos, diante de uma estimulação crônica por citocinas, diferenciam-se em células epitelioides com capacidade bactericida e secretora, porém perdem algumas capacidades fagocitárias e se fundem para formar células multinucleadas gigantes. Embora os granulomas possam se resolver com poucas consequências, a fibrose pulmonar pode ocorrer em 20% a 25% dos pacientes com sarcoidose. A disfunção dos órgãos na sarcoidose, ao contrário, resulta principalmente do acúmulo de células inflamatórias, distorcendo a arquitetura do tecido acometido se um número suficiente de estruturas vitais para o funcionamento dos tecidos estiver comprometido. A doença se manifesta em órgãos como os pulmões, os olhos e a pele (Barnard e Newman, 2001; Daldon e Arruda, 2007; Cox et al., 2009).

Para que ocorra pneumoconiose, é necessário que o material particulado seja inalado e atinja as vias respiratórias inferiores em quantidades capazes de superar os mecanismos de depuração – o transporte mucociliar, o transporte linfático e a fagocitose pelos macrófagos alveolares. O transporte mucociliar é predominantemente executado pelo sistema mucociliar ascendente (80%), por meio do sistema ciliar dos bronquíolos terminais. Cerca de 20% do transporte pulmonar é realizado pelo sistema linfático, que recebe partículas livres ou fagocitadas por macrófagos alveolares (Brasil, 2006).

Para que as partículas atinjam as vias respiratórias inferiores, elas devem ter a mediana do diâmetro aerodinâmico inferior a 10 μm, pois, se tiverem mais do que esse tamanho, elas serão retidas nas vias aéreas superiores. A fração respirável (< 5 μm) tem maior chance de se depositar no trato respiratório inferior (bronquíolos terminais e respiratórios e alvéolos) e dar início ao processo inflamatório que, se perpetuado pela inalação crônica e/ou em quantidade que supera as defesas, pode levar à instalação das alterações pulmonares. Partículas com diâmetros de 5 a 10 μm, embora em menor proporção, também têm condições de se depositar nessas regiões e desencadear a doença (Brasil, 2006).

A característica comum das pneumoconioses é o distúrbio pulmonar restritivo por fibrose intersticial e consequente diminuição da expansibilidade do parênquima, associada a barreiras às trocas gasosas. A deposição de poeiras minerais em vias aéreas grandes e pequenas pode gerar quadros de bronquite crônica, por agressão direta ao epitélio brônquico, e limitação ao fluxo aéreo e/ou enfisema, por desbalanço nas relações protease/antiprotease. Esses efeitos ocorrem independentemente da presença de pneumoconiose e são funcionalmente semelhantes à doença obstrutiva provocada pelo fumo. A inflamação persistente ao redor das vias aéreas pode levar à formação de áreas localizadas de enfisema centrilobular por excesso de liberação de enzimas proteolíticas, justificando as alterações obstrutivas e o desenvolvimento de quadros de obstrução crônica ao fluxo aéreo em pessoas expostas e suscetíveis (Brasil, 2006).

4.4 Fatores de risco para a DPI

Diversos fatores de risco têm sido associados com a DPI (SBPT, 2012b):

- Predisposição genética: a deficiência de alfa-1-antitripsina tem sido observada em até 5% dos casos (Verleden et al. 2001; Steele e Brown, 2007).
- A FPI acomete principalmente o sexo masculino, com casos girando em torno de 75% (Pereira et al., 2006; Navaratnam, et al., 2011). As DPIs associadas às doenças do tecido conjuntivo predominam em mulheres, enquanto a FPI predomina no sexo masculino. Em virtude da exposição ocupacional, os homens têm maior risco para o desenvolvimento de pneumoconioses. A linfangioleiomiomatose (esporádica ou associada à esclerose tuberosa) ocorre exclusivamente em mulheres, principalmente nas que estão em idade fértil.

- A sarcoidose é mais comum em pessoas negras.
- A incidência de FPI ocorre em pessoas com idade superior a 50 anos, e a idade média gira em torno de 67 anos. A sarcoidose, no entanto, incide em qualquer idade (Pereira et al., 2006; Navaratnam, et al., 2011).
- Em relação ao fumo, as DPIs podem ser classificadas como as doenças que quase sempre ocorrem em fumantes (histiocitose pulmonar de células de Langerhans, pneumonia intersticial descamativa (PID) e bronquiolite respiratória, isoladas ou associadas entre si) e são, na maioria das vezes, associadas a enfisema (Vassallo et al., 2003). Além disso, as DPIs são doenças que podem ser antecipadas pelo tabagismo (pneumonia eosinofílica aguda e síndrome de Goodpasture) (Donaghy e Rees, 1983; Shorr et al., 2004) e estatisticamente mais prevalentes em fumantes (FPI). A *odds ratio* para o desenvolvimento da FPI é 2,3 vezes maior em indivíduos que consomem de 21 a 40 maço/ano (Baumgartner et al., 1997). Algumas DPIs são menos prevalentes em fumantes, destacando-se a pneumonite de hipersensibilidade (PH) e a sarcoidose (Patel et al., 2008);
- Aspiração crônica decorrente de doença do refluxo gastroesofágico.
- Medicamentos e substâncias tóxicas como antidepressivos, bleomicina, metotrexato, ciclofosfamida, nitrofurantoína, bussulfano, ciclofosfamida, ouro, penicilamina, sulfonamidas, amiodarona e paraquat, por exemplo (Pereira et al., 2006; Taskar e Coultas, 2006).
- Exposição ambiental a poeiras de metais pesados e de madeiras e exposição a poeiras de rochas, areia, asbesto, berílio e sílica (Pereira et al., 2006; Taskar e Coultas, 2006; Raghu et al., 2011).
- Exposição a gases, fumaças e vapores, bem como a exposição ao cloro e ao dióxido de enxofre (Taskar e Coultas, 2006; Raghu et al., 2011).
- Agentes infecciosos, como o vírus Epstein-Barr, o vírus da hepatite C, o citomegalovírus ou o vírus *influenza* (Verleden et al. 2001; Taskar e Coultas, 2006; Raghu et al., 2011).

- Infecção fúngica disseminada: coccidioidomicose, blastomicose e histoplasmose;
- Diabetes melito (Raghu et al., 2011).
- Alterações do sistema imune associadas a doenças como artrite reumatoide, esclerodermia, polimiosite e, raramente, lúpus eritematoso sistêmico (LES) (Taskar e Coultas, 2006; Raghu et al., 2011).

Foi demonstrado também um aumento do risco de FPI em indivíduos com alterações do gene IL-1RN – que codifica uma proteína antagonista dos receptores de interleucina-1 – e em portadores de um polimorfismo genético do TNF-α.

4.5 Diagnóstico da DPI

Para o diagnóstico da DPI, preconiza-se atualmente uma abordagem multidisciplinar com a colaboração entre pneumologistas, imaginologistas e anatomopatologistas. O diagnóstico de DPI é frequentemente aceito em bases clínicas, porém, para o diagnóstico definitivo, o médico pode considerar necessária uma biópsia cirúrgica. Na prática médico-pneumológica, os métodos de imagem e as provas de função pulmonar são os exames mais frequentemente utilizados na condução dos casos. A biópsia pulmonar cirúrgica, embora seja essencial para a definição do diagnóstico, é um método invasivo e, portanto, não indicado durante o acompanhamento e a avaliação da resposta terapêutica (Schwartz et al., 1994; Costabel e King, 2001).

Em um contexto clínico correto, um diagnóstico seguro de DPI pode ser feito sem a biópsia pulmonar cirúrgica, que pode ser necessária em pacientes com idade inferior a 50 anos ou sem um padrão de doença característico na tomografia computadorizada de tórax de alta resolução. Os achados histológicos considerados essenciais para o diagnóstico incluem um processo intersticial com distribuição temporal heterogênea, com áreas de pulmão preservado ao lado de outras comprometidas por fibrose, com remodelamento do parênquima pulmonar e com presença de focos fibroblásticos (Fukuda et al., 1995; Hunninghake et al., 2001)

Quadro 4.1 – Procedimentos diagnósticos para DPI e suas descrições

Procedimento diagnóstico	Descrição
Imagem do tórax	Utiliza uma máquina para realizar raios X ou tomografia dos pulmões.
Testes de função pulmonar	Utiliza um aparelho de espirometria para a realização de provas de expiração máxima.
Gasometria arterial	Coleta de sangue de uma artéria.
Teste de exercício	Utiliza uma esteira ou bicicleta ergométrica
Lavado broncoalveolar	Utiliza um tubo (broncoscópio) que é introduzido pelo nariz ou pela boca, para observar toda a árvore brônquica e lançar uma quantidade de líquido que será escolhido para o exame.
Biópsia pulmonar	Procedimento em que uma amostra de tecido pulmonar é obtida pelo broncoscópio ou por uma pequena incisão cirúrgica.

Na FPI, a radiografia simples de tórax continua sendo o exame mais importante na avaliação inicial e no acompanhamento, uma vez que, com frequência, a suspeita do diagnóstico da doença ocorre por meio de um exame anormal. A gasometria arterial pode ser utilizada, pois revela uma concentração baixa de oxigênio no sangue. Entretanto, nenhum outro método de imagem trouxe tanto auxílio na avaliação diagnóstica quanto a tomografia computadorizada do tórax de alta resolução, que apresenta exatidão de quase 90% (Costabel e King, 2001).

A avaliação funcional em repouso e ao esforço em pessoas com DPI tem como principais aplicações detectar precocemente a limitação, facilitar o diagnóstico diferencial, determinar a gravidade e a resposta ao tratamento e estabelecer o prognóstico (SBPT, 2012b).

O Quadro 4.1, apresentado anteriormente, resume os procedimentos diagnósticos, sua descrição e seus objetivos.

4.6 Tratamento da DPI

O tratamento da DPI depende do estágio em que a doença se encontra e também de sua causa suspeita/provável. Em muitos casos, o tratamento usual é a administração de um corticosteroide (como a prednisona). O médico avalia a resposta com o auxílio de radiografias ou tomografias torácicas e de provas da função pulmonar. Alguns indivíduos não beneficiados com o uso da prednisona apresentam uma melhora do quadro com o uso de outras medicações (azatioprina e ciclofosfamida, por exemplo). Outros tratamentos visam ao alívio dos sintomas, como a oxigenoterapia, quando a concentração de oxigênio no sangue está baixa; a antibioticoterapia, para o tratamento de infecções; e medicamentos específicos para a insuficiência cardíaca. Em alguns casos mais graves, poderá haver a indicação de um transplante pulmonar.

Diversos estudos terapêuticos foram revistos, a grande maioria com resultados frustrantes. Até o momento, não existe tratamento farmacológico que comprovadamente modifique a evolução da DPI. O tratamento se resume à realização de cuidados paliativos, à abordagem de comorbidades, ao encaminhamento precoce para o transplante de pulmão e à inclusão em ensaios randomizados com novas medicações. Perspectivas favoráveis com algumas drogas foram demonstradas, como com a N-acetilcisteína (terapia antioxidante), com os inibidores de tirosinoquinases (terapia antifibrótica e antioxidante) e com a pirfenidona (ação antioxidante, antifibrótica e anti-inflamatória), mas ainda são aguardados resultados de estudos em andamento (Phillips et al., 2004; Raghu et al., 2011). O estresse oxidativo acentua a inflamação e a fibrose, tendo um papel importante na patogenia da doença.

Com base na hipótese da alveolite, diversos fármacos anti-inflamatórios foram utilizados como primeira linha de tratamento na DPI. Uma revisão sistemática não encontrou evidência para o uso de corticosteroides na FPI (Richeldi et al., 2003), o que levou a uma forte recomendação contra seu uso na diretriz recente (ATS/ERS, 2002; SBPT, 2012b). Essa importante recomendação baseia-se na indisponibilidade de evidências de boa qualidade e aplica um alto valor na prevenção de morbidade relacionada ao tratamento pelo uso de corticosteroides a longo prazo. Pelo exposto na recomendação, pacientes com FPI nunca devem ser tratados com corticosteroides isoladamente. Além dos corticosteroides, outros fármacos citotóxicos e imunossupressores são utilizados, incluindo azatioprina e ciclofosfamida. A maior restrição ao uso desses agentes é o fato de que ensaios clínicos controlados e com poder suficiente para confirmar ou refutar a eficácia dessas drogas não foram realizados até o momento (ATS/ERS, 2002).

Além das terapias anti-inflamatória, antioxidante e antifibrótica, o tratamento do refluxo gastroesofágico é realizado algumas vezes em conjunto. Apesar da alta prevalência de refluxo gastroesofágico em pessoas com FPI, a importância das microaspirações do conteúdo gástrico na patogenia da doença ainda não é conhecida. Mesmo na ausência de evidências com base em estudos adequados, a recente diretriz sobre FPI recomenda que um tratamento do refluxo gastroesofágico deva ser prescrito mesmo para os assintomáticos, o que é discutível para alguns autores (ATS/ERS, 2002; SBPT, 2012b). O tratamento da tosse, da dispneia, da fadiga, da ansiedade e da depressão; o uso da oxigenoterapia; a educação em saúde; e o transplante pulmonar também podem ser utilizados pelos médicos especialistas para pessoas com DPI.

Na FPI, a *tosse* pode se tornar um sintoma incapacitante, pois se associa com a doença mais avançada, expressa por menor capacidade vital forçada (CVF) e menor saturação de oxigênio (SpO_2) da hemoglobina arteriolar, e sua presença sinaliza uma doença progressiva. Os antitussígenos habituais são ineficazes, e uma observação comum é a de que os corticosteroides podem suprimir a tosse em pessoas com FPI (ATS/ERS, 2002; Ryerson et al., 2011).

A *dispneia* tem um papel importante no prejuízo da qualidade de vida na FPI e se associa com a ansiedade e a depressão. Além do uso de oxigênio para os hipoxêmicos (que nem sempre terão alívio da dispneia), alguns médicos utilizam opioides (Allen et al., 2005).

Pessoas com DPI queixam-se frequentemente de *fadiga* e possuem mais predisposição à *ansiedade* e à *depressão*. Quando a dispneia é acompanhada de ansiedade, o tratamento dos fatores psicossociais e o uso de ansiolíticos podem ser indicados. Sintomas de depressão foram observados em 25% das pessoas com FPI em um estudo recente (Ryerson et al., 2012). Os sintomas são persistentes e se correlacionam com dispneia, qualidade do sono e redução da CVF. Inibidores de recaptação da serotonina podem ser prescritos para o tratamento da depressão (ATS/ERS, 2002).

A *oxigenoterapia* é fortemente recomendada em pessoas com hipoxemia em repouso, embora não existam estudos controlados para pessoas com DPI. O uso de oxigênio pode melhorar o desempenho em exercícios físicos, e sua utilização por meio de um dispositivo portátil deve ser considerada em pessoas com capacidade de deambulação. A oxigenoterapia domiciliar pode ser necessária para melhorar a qualidade de vida e a sobrevida das pessoas com DPI, tendo como objetivo a manutenção da saturação de oxigênio (SpO_2) da hemoglobina arteriolar a pelo menos 90%. Valores normais situam-se entre 95% e 100% (ATS/ERS, 2002).

O *transplante pulmonar* é uma opção em pacientes com doença grave e progressiva. Pessoas com FPI apresentam sobrevida de 2 a 4 anos, e o transplante pulmonar confere maior sobrevida a esse grupo e representa a melhor opção de tratamento disponível na atualidade (Thabut et al., 2003). Uma série recente de sobrevida englobando 3.327 pacientes com FPI transplantados em 88 centros nos Estados Unidos mostrou média de sobrevida de quatro anos (IC95% = 3,8 – 4,3 anos) (Thabut et al., 2009).

A *reabilitação pulmonar* é definida como um programa amplo, multiprofissional e com base em evidências para portadores de doenças respiratórias crônicas que, apesar da máxima terapêutica medicamentosa, apresentam sintomas e têm baixa tolerância ao exercício físico e às atividades diárias. A intervenção é individualizada, integrada e dirigida a pessoas com problemas pulmonares crônicos e seus familiares, com o objetivo de aperfeiçoar o desempenho físico geral e a autonomia, bem como reduzir os sintomas, melhorar o estado funcional e a qualidade de vida, aumentar sua participação na sociedade e reduzir os custos com cuidados em saúde. Os programas de reabilitação pulmonar incluem tratamento medicamentoso, exercício físico, exercício para a musculatura ventilatória e programa de educação em saúde com aconselhamento nutricional e intervenções psicossociais e comportamentais. A reabilitação pulmonar pode ser realizada em centros especializados, hospitais, ambulatórios e em domicílio. Entre essas modalidades, o ambiente domiciliar vem adquirindo grande importância para se obter maior abrangência de atuação.

Alguns serviços especializados utilizam critérios de não inclusão no Programa de Reabilitação Pulmonar, como a presença de arritmias cardíacas não controladas; eventos isquêmicos do miocárdio recentes; valvopatia aórtica grave; doenças psiquiátricas graves; limitações osteomusculares que impeçam os exercícios físicos; falta de colaboração do indivíduo; pessoas entre zero e 12 anos; tabagismo; doença infecciosa em atividade; comorbidades não controladas, como hipertensão arterial sistêmica e diabetes; entre outras.

O programa de reabilitação pulmonar consiste geralmente em um período de avaliação que contará com as seguintes etapas: teste de caminhada de 6 minutos, avaliação de força dos músculos respiratórios, medida de pico de fluxo expiratório, ventilometria, avaliação da oximetria nas atividades de vida diária, teste incremental de membros inferiores (MMII) para determinar a carga de treinamento, teste de *endurance* de MMII, teste incremental de membros superiores (MMSS), avaliação da qualidade de vida (questionário St. Georges) e avaliação nutricional.

Em um estudo randomizado, 57 pessoas com DPI (34 das quais com FPI) foram alocadas para treinamento supervisionado ou para grupo controle. O oxigênio suplementar foi administrado para manter a SpO_2 acima de 85%, e, após oito semanas, a diferença média no teste de caminhada de 6 minutos foi de 35 metros para o grupo total. Também houve redução significativa dos níveis de dispneia e fadiga (Holland et al., 2008). Outro estudo dos mesmos autores verificou que as pessoas com FPI que apresentaram benefícios maiores e mais sustentados durante um programa de reabilitação pulmonar foram aqueles com CVF mais preservada e sem dessaturação significativa ao esforço físico (Holland et al., 2012).

Rammaert et al. (2011) aplicaram um programa de treinamento físico domiciliar em 17 pessoas com FPI, e, ao final do 8 semanas, houve aumento significativo no tempo de resistência (*endurance*) em 75% da carga máxima em cicloergômetro, no número de degraus subidos por minuto, na distância percorrida de 6 minutos, na sensação de dispneia e na sensação de limitação física do questionário de qualidade de vida (SF-36). Em contraste, não foi observada diferença significativa na função pulmonar em repouso e nos outros itens do questionário de qualidade de vida. Os autores concluíram que um programa de treinamento físico em domicílio ou em um ambiente especializado é viável e importante para pessoas com FPI, pois aumenta significativamente os parâmetros de capacidade física e de resistência muscular, o que pode melhorar a qualidade de vida e as atividades diárias desses indivíduos.

4.7 Medidas e avaliação física para pessoas com DPI

A exemplo do que ocorre com DPOC e com câncer do pulmão, os métodos de avaliação física (ou testes de exercício) que podem ser utilizados para pessoas com DPI são o teste de caminhada de 6 minutos (ATS, 2002); os testes incrementais, como o *shuttle walking test* (Payne e Skehan, 1996); a ergoespirometria, com a medida do consumo máximo de oxigênio (VO_2máx) e/ou da carga de trabalho; e o teste do degrau (Balfour-Lynn et al., 1998).

Os testes de exercício nas DPIs podem envolver o teste cardiopulmonar incremental ou feito em carga constante e testes mais simples, como o teste de caminhada ou do degrau. O teste incremental fornece informações sobre os mecanismos fisiológicos de limitação ao exercício, enquanto o teste de caminhada reflete um nível submáximo de esforço, que é mais compatível com o esforço requerido para as atividades físicas da vida diária.

De acordo com as Diretrizes de DPIs da Sociedade Brasileira de Pneumologia e Tisiologia (SBPT, 2012b), o teste de exercício está indicado em três cenários:

- em pessoas com dispneia desproporcional aos demais achados, pois outros mecanismos para a dispneia podem ser sugeridos. Se a troca gasosa se revelar anormal, isso pode indicar que a gravidade da doença foi subestimada pelos testes funcionais em repouso e pela tomografia computadorizada de alta resolução;
- na presença de fibrose clinicamente significativa, mas na ausência de dispneia relevante ou de doença aparentemente estável. Nesse caso, a ausência de distúrbios maiores de troca gasosa pode justificar apenas a observação;
- quando a pressão sistólica da artéria pulmonar medida pelo ecocardiograma (ou ecodopplercardiograma) for normal ou limítrofe. Um componente de hipertensão pulmonar (HP) pode tornar-se evidente no exercício físico, e a hipoxemia durante o esforço físico mais a limitação ventilatória associadas à elevada da relação VE/VCO_2 (VE = volume minuto; VCO_2 = volume de gás carbônico) sugerem HP (Wells, 2007).

Nas DPIs, os testes funcionais têm também um papel central no monitoramento da doença e na resposta ao tratamento. Os valores de corte para a avaliação de piora (queda CVF > 10% basal) podem não ser atingidos, mas valores limítrofes podem indicar piora se concordantes ou associados à piora clínica ou tomográfica. Na doença avançada, entretanto, pode ser mais útil monitorar a saturação de O_2 do que os valores das provas funcionais. Em pessoas em uso de O_2, medidas decrescentes da SpO_2 com fluxos fixos de O_2 podem indicar progressão da doença. Em casos de variações limítrofes dos testes de função pulmonar, estes podem ser repetidos após 3 a 4 meses. Na presença de doença estável, os testes podem ser feitos semestralmente e, se após 3 anos a doença permanecer estável, os testes podem ser feitos anualmente (ATS/ERS, 2002; SBPT, 2012b).

O teste cardiopulmonar de exercício (teste cardiopulmonar incremental), com medidas metabólicas, é um teste de maior complexidade, mas de disponibilidade crescente no Brasil. A limitação de exercício físico em pessoas com DPIs foi inicialmente atribuída a fatores ventilatórios, tais como ventilação elevada do espaço morto, ventilação ineficiente, estimulação dos mecanorreceptores e comando neural elevado. Embora os fatores ventilatórios tenham um papel claro, existem evidências de que fatores cardiovasculares, tais como hipertensão pulmonar e disfunção do coração direito, bem como envolvimento dos músculos periféricos e respiratórios, contribuem para a limitação ao exercício físico em muitos casos (Ferrazza et al., 2009; Holland, 2010).

O Quadro 4.2 compara os equipamentos comumente utilizados para o teste cardiopulmonar de exercício físico, como bicicleta e esteira ergométricas. A esteira impõe estresse com aumento progressivo de exercício físico por meio de uma combinação de aumentos de velocidade e do grau de inclinação. Existem diversos protocolos para o teste, e a escolha entre eles depende dos objetivos do teste e da gravidade da doença (Balke e Ware, 1959; Bruce, 1971; Patterson et al., 1972; Astrand e Rodahl, 1977; Ellestad, 1980; Buchfuhrer et al., 1983; ATS, 2003). O teste cardiopulmonar de exercício físico incremental em esteira ergométrica possui algumas vantagens em relação ao cicloergômetro. Para a maioria dos indivíduos, realizar uma caminhada é uma atividade mais familiar do que pedalar em uma bicicleta. Caminhar sobre a esteira rolante, no entanto, é mais complexo do que a caminhada livre realizada no TC6M (ATS, 2003).

Quadro 4.2 – Equipamentos para o teste cardiopulmonar de exercício: bicicleta ergométrica *versus* esteira

Variáveis	Bicicleta	Esteira
VO_2máx	Menor	Maior
Medição da carga de trabalho (w)	Sim	Não
Coleta de gases sanguíneos	Mais fácil	Mais difícil
Ruídos e artefatos	Menos	Mais
Segurança	Mais seguro	Menos seguro

continua

continuação

Variáveis	Bicicleta	Esteira
Equilíbrio	Mais	Menos
Sobrecarga de peso em obesos	Menos	Mais
Utilização de massa muscular das pernas	Menos	Mais
Atividades da rotina diária	Menos próximas	Mais próximas
Mais apropriado para	Pessoas com patologias	Pessoas sem patologias

Fonte: ATS (2003).

A caminhada permite a utilização de uma maior massa muscular durante o exercício máximo, e é realizado mais trabalho contra a gravidade. Consequentemente, em média, o consumo máximo de oxigênio relatado pode ser de 5% a 10% maior quando comparado ao cicloergômetro. Esse fato pode ser importante para atletas, nos quais a determinação do VO_2máx é crítica, e em alguns doentes nos quais anormalidades cardiovasculares e pulmonares podem ocorrer apenas com uma maior exigência metabólica. Se o teste de exercício foi indicado pelo médico para ser utilizado para prescrição da prática de exercício físico subsequente, então poderá ser vantajoso usar o mesmo tipo de exercício para iniciar o programa de treinamento. Outras comparações podem ser verificadas no Quadro 4.3 (ATS, 2003). Na maioria das situações clínicas, o cicloergômetro é o modo preferível para o teste de exercício físico em pessoas com suspeitas de patologias ou com o diagnóstico definido, no entanto, dependendo das razões para as quais foi solicitado o teste cardiopulmonar de exercício e a disponibilidade do equipamento, a esteira ergométrica pode ser uma alternativa bastante considerável.

A resposta ao exercício físico nas DPIs é bastante complexa. Indicações e achados esperados no teste cardiopulmonar de exercício incremental em pessoas com DPIs foram abordados em um documento de consenso (ATS, 2003). O teste pode ser indicado para detecção precoce de anormalidades da troca gasosa, avaliação funcional precisa e monitoramento da resposta ao tratamento. O teste cardiopulmonar de exercício pode mostrar dados sugestivos de DPI em pessoas com dispneia de causa não aparente. Nas pessoas com diagnóstico estabelecido de DPI, o teste cardiopulmonar de exercício pode ser considerado em pacientes com dissociação entre dispneia e achados funcionais de rotina. Na FPI, ocorre redução no consumo de oxigênio (VO_2) e na pressão parcial de oxigênio no sangue (PaO_2), assim como há elevação da SpO_2 e da relação volume minuto/produção de gás carbônico ou relação volume minuto/VO_2. Essas variáveis correlacionam-se com o pior prognóstico na FPI e se associam com hipertensão pulmonar (ATS, 2003; Fell et al., 2009; Boutou et al., 2011; Wallaert et al., 2011).

A sarcoidose e as doenças do tecido conjuntivo, caracterizadas por comprometimento sistêmico, por alguns outros mecanismos limitantes e por disfunção pulmonar, podem ser evidenciadas pelo teste cardiopulmonar de exercício. Em pessoas com sarcoidose que apresentam testes funcionais pulmonares de rotina normais, o VO_2máx pode se apresentar reduzido (Delobbe et al., 2002). Na sarcoidose, um maior distúrbio de troca gasosa durante o exercício físico e menores valores de CVF correlacionam-se com a necessidade de tratamento mais prolongado e pior função pulmonar no acompanhamento (Kollert et al., 2011; Lopes et al., 2012). Ainda para a sarcoidose, nos graus de doença mais leve, a dispneia associa-se mais frequentemente à limitação cardiocirculatória, e na maior gravidade a limitação ventilatória predomina (Wallaert et al., 2011).

No teste de caminhada de 6 minutos (TC6M), a distância percorrida reflete a capacidade física dos indivíduos para executar tarefas rotineiras. O teste é considerado simples, bem-tolerado e reprodutível, requerendo equipamentos de baixo custo. O TC6M já foi amplamente discutido e descrito na literatura, sendo indicado na avaliação do estado funcional, na comparação dos efeitos de intervenções terapêuticas (exercício físico, por exemplo) e na predição de morbidade e mortalidade em diversas doenças cardiopulmonares. Valores previstos para a população brasileira adulta foram recentemente publicados (Soares e Pereira, 2011), e as diretrizes para aplicação padronizada do TC6M foram publicadas pela American Thoracic Society em 2002 (ATS, 2002).

Nas DPIs, a distância percorrida no TC6M correlaciona-se ao VO_2máx medido por meio do teste incremental, à qualidade de vida, à dispneia, aos volumes pulmonares e à difusão alveolo-capilar (difusão pulmonar por monóxido de carbono = DLCO) (Eaton et al., 2005; Baughman et al., 2007). Variações no TC6M entre 25 e 45 metros podem ser consideradas significativas (Holland et al., 2009; Du Bois et al., 2011).

No recente estudo de Du Bois et al. (2011), a variação da distância no TC6M, após 6 meses de seguimento, foi preditora de mortalidade. Pessoas com FPI com declínio na distância > 50 metros nesse período apresentaram um risco de mortalidade 4,3 vezes maior (IC 95%: 2,57-7,20; $p < 0,001$). O valor preditivo (tabelado e esperado) da distância no TC6M inicial sobre a mortalidade na FPI é controverso. Estudos indicaram que pessoas com FPI que obtiveram distância abaixo de 200 metros no TC6M apresentaram mortalidade 4 a 7 vezes maior (Hallstrand et al., 2005; Flaherty et al., 2006; Lederer et al., 2006; Lettieri et al., 2006; Mackay et al., 2007).

Para a avaliação, além da distância percorrida em 6 minutos, pode-se utilizar a frequência cardíaca (FC) e a FC de recuperação. Indivíduos submetidos ao TC6M apresentaram uma velocidade de recuperação mais lenta da FC após o término do teste, o que se associa com uma maior mortalidade. Pessoas com FPI e queda da FC ≤ 13 bpm após o TC6M tiveram um risco de morte 5,2 vezes maior (IC95%: 1,8-15,2; $p = 0,002$) em comparação àqueles de recuperação mais rápida da FC. Indivíduos com recuperação mais lenta da FC possuem mais frequentemente hipertensão pulmonar, o que explica o pior prognóstico (Swigris et al., 2009a; Swigris et al., 2011).

Para a Esclerose Sistêmica Progressiva (ESP), o TC6M desperta interesse em virtude de sua aplicação na presença de DPI e, ainda, para a avaliação de pessoas com hipertensão pulmonar, situação na qual o teste é amplamente utilizado. Embora o TC6M seja sensível para a presença de complicações cardiovasculares e pulmonares na ESP, eles também são limitados por uma disfunção musculoesquelética e pela dor. Na ESP, tal como na FPI, a SpO_2 em um teste de exercício físico prediz a sobrevida e o risco de morte durante uma média de tempo de seguimento de 7,1 anos, que foi 2,4 vezes maior naqueles com SpO_2 no exercício < 89% (IC 95%: 1,1-4,9; p = 0,02) (Garin et al., 2009; Swigris et al., 2009b).

As recomendações para os testes de exercício envolvem todas as pessoas com DPIs que devem ser submetidas à espirometria, à medida da difusão pulmonar por monóxido de carbono e à avaliação de saturação arterial da oxihemoglobina (SaO_2) em exercício físico e na avaliação inicial; a SpO_2 durante o esforço físico é preditora de mortalidade em diversas DPIs; todas as pessoas com DPIs devem ser acompanhadas por medidas funcionais seriadas, incluindo espirometria e DLCO, para a avaliação da resposta ao tratamento e o estabelecimento de prognóstico; o teste cardiopulmonar de exercício deve ser realizado em casos com dispneia desproporcional aos demais dados de função pulmonar, especialmente na presença de doença sistêmica ou na possibilidade de hipertensão pulmonar; e o TC6M com medida da distância percorrida, da SpO_2, da SaO_2 e da recuperação da FC após o teste e sua repetição durante o acompanhamento da doença podem fornecer informações prognósticas importantes (ATS/ERS, 2002; SBPT, 2012b).

Para a aplicação dos testes, veja os Capítulos 2 e 3. Outros testes que podem ser utilizados são: avaliação de força dos músculos respiratórios; medida de pico de fluxo expiratório; ventilometria (mensuração dos volumes pulmonares); avaliação da oximetria nas atividades de vida diária; teste incremental de membros superiores (ou teste de 1 repetição máxima – RM – ou de estimação de carga pelo número de repetições); e avaliação da qualidade de vida (Questionário St. Georges ou SF-36).

4.8 Exercício físico para pessoas com DPI

Pessoas com DPIs possuem redução da capacidade de exercício físico e falta de ar durante o esforço. O treinamento físico aeróbio e resistido pode melhorar o bem-estar em pessoas com outras doenças pulmonares crônicas, mas pouco se sabe sobre o treinamento físico em DPIs. Em recente estudo de revisão (Holland e Hill, 2010), os autores verificaram se o treinamento físico foi seguro para pessoas com DIPs, e também examinaram os efeitos do programa de exercício físico sobre a capacidade ou a tolerância ao exercício, sobre a falta de ar e sobre a qualidade de vida. Cinco estudos foram incluídos; no entanto, apenas dois deles continham informações suficientes para a análise (43 participantes do grupo exercício físico e 42 do grupo controle). Não houve relatos de efeitos indesejáveis de treinamento físico. Imediatamente após os programas de exercícios, os participantes podiam andar mais do que aqueles que não haviam realizado o treinamento (em média, 39 metros a mais em 6 minutos), e relataram menos falta de ar e melhor qualidade de vida. As pessoas com FPI também apresentaram melhoras após o treinamento físico. Os autores concluíram que mais estudos são necessários para determinar qual tipo de exercício físico é mais benéfico e se a gravidade da DIP influencia os benefícios do treinamento físico.

A limitação ao exercício nas DPIs em geral tem causas multifatoriais. O principal achado nas DPIs é a incapacidade de expandir o volume corrente apropriadamente para a carga metabólica crescente no esforço (Ferrazza et al., 2009). No exercício físico, o consumo de oxigênio (VO_2) máximo pode ser normal ou reduzido; a FC máxima pode ou não ser atingida, dependendo dos mecanismos limitantes; a reserva ventilatória pode ser normal ou reduzida; a frequência respiratória (FR) é tipicamente elevada; e a relação entre o volume do espaço morto/volume corrente é normal ou elevada, bem como a relação entre a ventilação e a produção de CO_2. O limiar de lactato pode situar-se na faixa prevista ou estar reduzido. A FC pode estar elevada quando relacionada ao consumo de oxigênio. A tensão arterial e a SaO_2 são reduzidas em muitos casos, com alargamento do gradiente alveoloarterial (Chetta et al., 2004; Ferrazza et al., 2009).

Alterações da mecânica pulmonar e da troca gasosa representam os principais motivos para a intolerância ao exercício físico; contudo, anormalidades cardiovasculares (incluindo hipertensão pulmonar) e disfunção da musculatura periférica podem contribuir para a capacidade reduzida de exercício nas DPIs (Gläser et al., 2009; Parker et al., 2011). Embora essas alterações musculares tenham origem multifatorial, autores apontam que o descondicionamento físico seja o fator mais importante para a perda de massa e de força muscular nos pneumopatas (Storer, 2001; Silva e Dourado, 2008).

Para pessoas com DPI avançada, deve-se monitorar a intensidade do exercício físico e a conservação de energia, pois a dispneia e a dessaturação de oxigênio podem ser graves durante o esforço, podendo ser difícil de corrigir com O_2 suplementar. Caminhadas livres e exercícios físicos de baixo impacto realizados na água são indicados para pessoas com doenças pulmonares associadas à obesidade. Pessoas com distúrbios neuromusculares associados à doença respiratória podem exigir equipamentos de apoio adaptativo para otimizar o estado funcional. O exercício físico deve ser realizado de modo a evitar a fadiga muscular em excesso (Bach, 1993).

Até pouco tempo, a hipertensão pulmonar grave foi considerada uma contraindicação para iniciar um programa de exercícios físicos. No entanto, um programa supervisionado com atenção para o tipo e a intensidade pode ser útil antes do transplante ou para o tratamento de limitação funcional. Exercícios de alta intensidade não são recomendados para essa população, mas atividades aeróbias de baixa e média intensidades, sim. A interrupção do exercício é especialmente importante se a pessoa com DPI desenvolver dor no peito, tonturas ou palpitações. Atividades resistidas de alta intensidade aumentam a pressão intratorácica e devem ser evitadas em virtude do risco de síncope e colapso circulatório. A pressão arterial sistêmica deve ser monitorada durante toda a sessão de exercício, e cuidados precisam ser tomados para se evitar quedas. Pessoas com DPI que estejam recebendo terapia de longo prazo com oxigênio devem continuar o treinamento físico, e deve-se verificar, ainda, se há necessidade de elevar os fluxos (Nici et al., 2006).

Com relação à frequência, pessoas com DPIs devem realizar exercícios físicos pelo menos 3 vezes por semana com supervisão e orientação regular durante as sessões para atingir melhores benefícios fisiológicos (Ringbaek et al., 2000; Puente-Maestu et al., 2000). Alternativamente, o treinamento físico duas vezes por semana de forma supervisionada e uma ou mais sessões sem supervisão em casa pode ser aceitável, embora não esteja claro se isso é eficaz (Vogiatzis et al., 2000). Realizar apenas uma sessão semanal supervisionada parece ser insuficiente (Engstrom et al., 1999).

Para a intensidade de exercício, embora os efeitos para a baixa intensidade de treinamento físico tenham apresentado melhoras nos sintomas, na qualidade de vida relacionada à saúde e em alguns aspectos do desempenho das atividades da vida diária (Normandin et al., 2002), execícios em alta intensidade apresentaram efeitos fisiológicos maiores. Em indivíduos sadios, os execícios de alta intensidade podem ser definidos pelos limiares anaeróbios (níveis sanguíneos de lactato) (Casaburi et al., 1991). No entanto, em pneumopatas, não há uma definição geralmente aceita de alta intensidade, uma vez que muitos são limitados pela insuficiência respiratória antes de atingir essa alteração fisiológica. A intensidade de treinamento em torno de 60% VO_2máx é empiricamente considerada suficiente para provocar efeitos fisiológicos importantes, embora maiores intensidades tendem a ser mais benéficas e, muitas vezes, bem toleradas. Na prática, níveis subjetivos de percepção dos sintomas (escala de Borg) podem ser usados para ajustar a carga de exercício físico (Horowitz et al., 1996). A escala de Borg adaptada (entre zero e 10) de 3 a 6 para dispneia ou fadiga é geralmente uma meta razoável. Alternativamente, a FC e a carga de trabalho também têm sido usadas para prescrever e monitorar a intensidade do exercício (Vallet et al., 1997).

Com relação à especificidade do treinamento, os programas de reabilitação pulmonar tradicionalmente utilizam cicloergômetros ou esteiras ergométricas e, consequentemente, o treinamento dos membros inferiores. No entanto, muitas atividades diárias envolvem os membros superiores. Exercícios físicos para os músculos dos membros superiores também devem ser incorporados no programa de treinamento físico, tais como cicloergômetro de braço, pesos livres, elásticos e máquinas de musculação. Os exercícios para membros superiores têm a finalidade de aumentar a tolerância para as atividades de rotina e melhorar a capacidade funcional. As atividades físicas desempenhadas com os braços estão relacionadas à dispneia intensa em virtude de alguns músculos do ombro também serem acessórios da respiração, como o peitoral maior e o grande dorsal. Esses músculos, quando envolvidos em outras atividades, passam a ter função diminuída na respiração, e o trabalho do diafragma aumenta (Couser et al., 1993; Orozco-Levi et al., 1995; Epstein et al., 1997; ATS/ERS, 1999).

As orientações práticas envolvem: um mínimo de 20 sessões, que devem ser feitas pelo menos três vezes por semana para se conseguir benefícios fisiológicos; duas vezes por semana de maneira supervisionada e mais uma sessão em casa sem supervisão podem ser aceitáveis; alta intensidade de exercício físico produz maior benefício fisiológico e deve ser incentivada, no entanto, o treinamento de baixa e média intensidade também é eficaz para pessoas com DPIs que não conseguem atingir esse nível de intensidade; o treinamento intervalado pode ser útil para promover níveis mais elevados de intensidade do treinamento físico; os treinamentos de membros superiores e de membros inferiores devem ser utilizados; a combinação entre exercícios aeróbios e resistidos tem efeitos aditivos e benéficos e é bem tolerado; e o treinamento resistido é particularmente indicado para pessoas com DPI com atrofia muscular significativa (ATS/ERS, 1999; Nici et al., 2006).

4.8.1 Exercício aeróbio

Os *exercícios aeróbios* em bicicleta ergométrica ou caminhada livre são mais comumente utilizados em um programa de reabilitação pulmonar para pessoas com DPI. A abordagem consiste em sessões de 30 minutos ou mais de exercícios físicos de média a alta intensidade (60% ou mais da FCmáx ou da carga máxima de trabalho) (ACSM, 1998; Gosselink et al., 1998; Coppoolse et al., 1999). No entanto, para algumas pessoas com DPI, pode ser difícil atingir esse tempo ou essa intensidade de treinamento, mesmo com supervisão direta. Nessa situação, um programa com treinamentos intervalados pode ser uma alternativa razoável. O treinamento intervalado refere-se à realização de várias sessões repetidas de menor duração com maiores intensidades e períodos de repouso ou exercícios de baixa intensidade entre as sessões para recuperação. Os treinamentos intervalados resultam em escores de sintomas significativamente menores, apesar de as altas cargas de trabalho resultarem em melhores efeitos de treinamento (Maltais et al., 1997; Gosselink et al., 1998; Coppoolse et al., 1999; Vogiatzis et al., 2002).

Os exercícios aeróbios aumentam o VO_2máx, o limiar anaeróbio, a concentração de enzimas oxidativas mitocondriais, a capilarização dos músculos treinados e diminuem o tempo de recuperação da creatina-fosfato (CP), o que resulta em melhora da capacidade de exercício (McArdle et al., 2011). Os efeitos do exercício aeróbio para as pessoas com doenças pulmonares resultaram em aumento do VO_2máx, da tolerância ao exercício e da distância percorrida no teste de caminhada de 6 minutos; na melhora do desempenho em questionários sobre qualidade de vida; e no alívio da intolerância ao exercício. Para os membros inferiores, pode-se realizar caminhadas livres em esteiras rolantes, em bicicletas ergométricas ou em elípticos/*transports*. Os exercícios aeróbios para os membros superiores (MMSS) podem ser realizados em ergômetros de braço (ATS/ERS, 1999; Courneya et al., 2000; Courneya, 2001). O Quadro 4.3 apresenta recomendações para os exercícios aeróbios aplicados às pessoas com DPIs.

Quadro 4.3 – Recomendações atuais para os exercícios aeróbios aplicados às pessoas com doenças pulmonares intersticiais

Variáveis	Recomendações
Duração*	20 a 45 minutos por sessão.
Frequência	3 a 5 vezes por semana; no início poderá ser diário.
Intensidade**	60% a 80% da FCmáx ou 40-70% do VO_2máx e escala de Borg entre 3 e 6.
Recuperação	24 a 48 horas.

* Poderá ser necessário alcançar esse objetivo por meio de múltiplas sessões intermitentes mais curtas com intervalos adequados de repouso.

** Dependerá do estado de aptidão e dos resultados dos testes de avaliação física.

Observação: a progressão e o aumento da intensidade nem sempre poderão ser lineares, mas cíclicos e com períodos de regressão dependendo dos tratamentos.

Fonte: adaptado de Nici et al. (2006); Raghu et al. (2011).

4.8.2 Exercício resistido

O *exercício resistido* é recomendado para pessoas com DPIs. Esse tipo de treinamento tem maior potencial para melhorar a resistência, a força e a massa muscular de pessoas com doenças pulmonares. As sessões incluem geralmente de 2 a 4 séries de 8 a 12 repetições em intensidades variando de 50% a 85% de 1 RM. O treinamento resistido pode resultar em menor dispneia durante o exercício físico, tornando mais fácil tolerar o treinamento aeróbio. A combinação de exercício aeróbio e resistido é, provavelmente, a melhor estratégia para a disfunção muscular periférica em pessoas com doença respiratória crônica (Bernard et al., 1999; Raghu et al., 2011).

A disfunção muscular periférica em pessoas com DPIs contribui diretamente para a intolerância ao exercício físico e às atividades diárias. Embora essas alterações musculares tenham origem multifatorial, os autores apontam que o descondicionamento físico é um dos fatores mais importantes para a perda de massa e força muscular nas pessoas com doenças pulmonares crônicas (Jones et al., 2010; Hwang et al., 2012; Peddle-McIntyre et al., 2012). O Quadro 4.4 apresenta recomendações para os exercícios resistidos aplicados às pessoas com DPIs.

Quadro 4.4 – Recomendações atuais para os exercícios resistidos aplicados às pessoas com doenças pulmonares intersticiais

Variáveis	Recomendações
Duração	20 a 45 minutos por sessão. 8 a 12 repetições e 2 a 4 séries de repetições para cada grupo muscular. 8 a 10 exercícios para os grandes grupos musculares.
Frequência	2 a 3 vezes por semana.
Intensidade*	50% a 85% de 1 RM. Ajuste da intensidade a cada 3 ou 4 semanas.
Recuperação	2 a 3 minutos entre as séries. 24 a 48 horas por sessão/grupo muscular.

* Pode-se estimar a carga pelo número de repetições, considerado mais simples e seguro para pessoas com DPIs. Exemplo: 15 a 20 repetições conseguidas, e nenhuma mais, referem-se à faixa de treinamento de 50% a 60% de 1 RM; 12 repetições equivalem a 70% de 1 RM; e 8 repetições equivalem a 80% de 1 RM.

Fonte: adaptado de Nici et al. (2006); Raghu et al. (2011).

A combinação de exercício aeróbio e resistido (treino/exercício combinado) é, provavelmente, a melhor estratégia para a disfunção muscular periférica em pessoas com doença respiratória crônica (Bernard et al., 1999; Raghu et al., 2011). A *flexibilidade* é uma importante aptidão física, assim como a resistência e a força musculares e a resistência aeróbia. Nesse sentido, recomenda-se a prescrição de exercícios de alongamento para pessoas com DPIs, que podem ser incorporados nos períodos de aquecimento e de volta à calma nas sessões diárias.

5 Câncer de pulmão

5.1 Definição

O *câncer de pulmão* (CP) refere-se a uma doença caracterizada pelo crescimento celular descontrolado nos tecidos pulmonares. Não há sintomas específicos que caracterizem o câncer de pulmão. Em geral, são semelhantes àqueles que os fumantes ou pessoas com DPOC costumam apresentar. Diante desses sintomas, o não fumante também deve investigar a causa do problema, embora o risco de câncer seja muito mais raro em pessoas que não fumam. Muitos dos sintomas do câncer de pulmão não são exclusivos dele, podendo manifestar-se em inúmeras outras doenças bem menos graves. A persistência dos sintomas, mesmo não sendo uma característica única de câncer de pulmão, sugere a necessidade de uma avaliação médica. Os sintomas mais comuns do câncer de pulmão são a tosse persistente, que piora com o passar do tempo; a dor torácica localizada e persistente; o cansaço; a falta de ar; o chiado no peito; a rouquidão; o baqueteamento digital; as infecções pulmonares de repetição; o inchaço na face e no pescoço; o catarro com sangue; e a perda de peso ou de apetite (De Backer et al., 2007).

No final do século XX, o câncer do pulmão tornou-se uma das principais causas de morte evitáveis. O consumo de vegetais e frutas e de outros alimentos de fontes naturais e saudáveis tem mostrado um efeito protetor para o desenvolvimento do câncer do pulmão, principalmente os alimentos com carotenoides (pigmentos vermelhos e amarelos), já que possuem propriedades antioxidantes. Entretanto, o controle do tabagismo é a principal maneira de redução da ocorrência desse tipo de neoplasia. Entre as diversas estratégias que englobam o tratamento oncológico, tem-se evidenciado os efeitos positivos do exercício físico na qualidade de vida desses indivíduos. A atividade física regular vem demonstrando ser um opositor aos efeitos deletérios do tratamento, que ocorre por meio de uma redução da FC em repouso e em atividade, da melhora do transporte de oxigênio, do ganho de força e de resistência muscular, da redução da fadiga e da depressão, entre outras variáveis. Esses fatores resultam no aumento da capacidade funcional e cardiopulmonar (De Backer et al., 2007).

5.2 Epidemiologia do câncer de pulmão

O câncer de pulmão, entre as neoplasias malignas, caracteriza-se por ser um dos mais incidentes e prevalentes, além de possuir altos índices de mortalidade na população mundial e brasileira. O fumo está presente em aproximadamente 90% dos casos. O câncer de pulmão era considerado uma doença rara até o início do século XX e, desde então, sua ocorrência aumentou rapidamente, fazendo dessa doença a mais frequente na população mundial e a causa mais importante de morte por câncer no mundo (INCA, 2011). A estimativa mundial apontou uma incidência de 1,61 milhão de novos casos de câncer do pulmão para o ano de 2008, representando 12,7% de todos os novos casos de câncer (WHO, 2004; Brasil, 2005).

O câncer configura-se como um problema de saúde pública tanto nos países desenvolvidos como naqueles em desenvolvimento. Para o ano de 2012 no Brasil, estimaram-se 17.210 novos casos de câncer de pulmão em homens e 10.110 em mulheres. Esses valores correspondem a um risco estimado de 18 novos casos a cada 100 mil homens e de 10 novos casos a cada 100 mil mulheres. Sem considerar os tumores de pele do tipo não melanoma, o câncer do pulmão em homens é o segundo mais frequente nas regiões Sul (37/100 mil habitantes) e Centro-Oeste (17/100 mil habitantes). Nas regiões Sudeste (20/100 mil habitantes), Nordeste (8/100 mil habitantes) e Norte (8/100 mil habitantes), o câncer de pulmão ocupa a terceira posição. Para as mulheres, o câncer de pulmão é o terceiro mais frequente na região Sul (19/100 mil habitantes), o quarto na região Centro-Oeste (9/100 mil habitantes) e o quinto nas regiões Sudeste (11/100 mil habitantes), Nordeste (6/100 mil habitantes) e Norte (5/100 mil habitantes) (INCA, 2011).

O câncer de pulmão é um dos tumores mais frequentes e letais no mundo. O risco de um homem fumante morrer de câncer de pulmão é de 20 a 30 vezes maior do que o de uma pessoa não fumante. O mesmo risco é 12 vezes maior para uma mulher fumante. O fumante passivo, que não fuma mas respira a fumaça dos fumantes, também tem risco aumentado de desenvolver câncer de pulmão (WHO, 2004; Brasil, 2005; INCA, 2011).

5.3 Fisiopatologia do câncer de pulmão

O corpo humano encontra-se exposto a múltiplos fatores carcinogênicos. A predisposição individual tem um papel decisivo na resposta final, porém não é possível ainda definir em que grau ela influencia a relação entre a dose e o tempo de exposição ao carcinógeno e a resposta individual à exposição. Independentemente da exposição aos carcinógenos, as células sofrem processos de mutação espontânea, que não alteram o desenvolvimento normal da população celular como um todo. Esses fenômenos incluem danos oxidativos, erros de ação das polimerases e das recombinases e redução e reordenamento cromossômico. Em síntese, a carcinogênese pode iniciar-se de maneira espontânea ou ser provocada pela ação de agentes carcinogênicos (químicos, físicos ou biológicos). Em ambos os casos, verifica-se a indução de alterações mutagênicas e não mutagênicas ou epigenéticas nas células (INCA, 2002; Fong et al., 2003).

O tempo para a carcinogênese ser completada é indeterminável, podendo ser necessários muitos anos para que se verifique o aparecimento do tumor. Em teoria, a carcinogênese pode ser interrompida em qualquer uma das etapas se o organismo for capaz de reprimir a proliferação celular e de reparar o dano causado ao genoma (Figura 5.1).

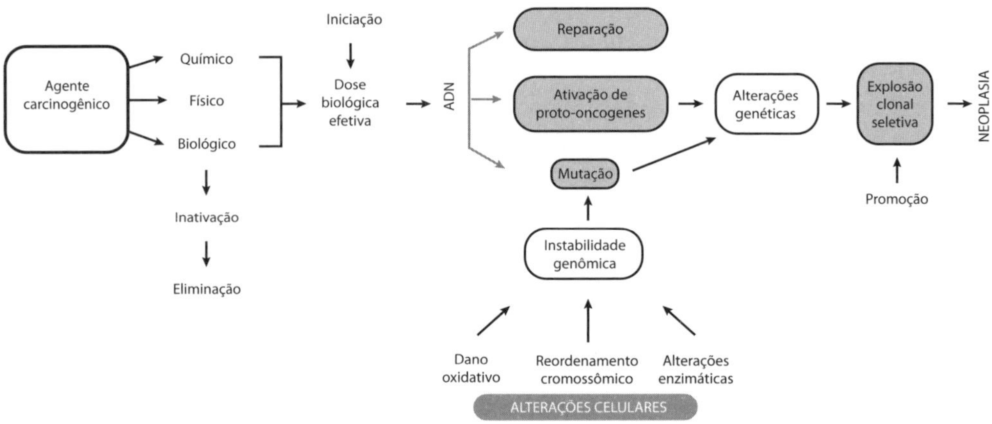

FIGURA 5.1 – As etapas da carcinogênese.
Fonte: INCA (2002).

Oncogenes são genes que tornam as pessoas mais suscetíveis ao câncer. Podem ser genes normais que são expressos em níveis inadequadamente elevados ou genes alterados que têm propriedades novas. Em ambos os casos, a expressão desses genes promove o fenótipo maligno das células cancerosas. Do mesmo modo que muitos outros tipos de câncer, o câncer de pulmão é iniciado pela ativação de um oncogene ou pela inativação de um gene supressor de tumores. O carcinoma broncogênico origina-se a partir da mutação de uma única célula epitelial nas vias traqueobrônquicas. Um carcinógeno liga-se ao DNA da célula epitelial e provoca lesão, o que gera crescimento celular anormal e alterações morfológicas, transformando-a em uma célula maligna. Como seu DNA foi afetado, as células-filhas subsequentes também sofrem alterações, o que determina a transformação maligna do epitélio pulmonar normal (INCA, 2002; Fong et al., 2003).

A *oncogênese física* pela energia radiante, solar e ionizante é o mais importante carcinógeno físico. Cânceres de mama, de ossos e do intestino são menos suscetíveis à carcinogênese por esse tipo de radiação. A *oncogênese biológica* envolve alguns vírus de ácido desoxirribonucleico e de ácido ribonucleico responsáveis por produzir alguns cânceres no homem. A *oncogênese química* é um processo sequencial, dividido em duas fases: a iniciação e a promoção. A primeira etapa consiste em um fator iniciador ou carcinogênico que causa dano ou mutação celular. A mutação dos ácidos nucleicos é o fenômeno central da etapa de iniciação da carcinogênese. As células "iniciadas" permanecem latentes até que agentes promotores atuem sobre elas. A segunda etapa estimula o crescimento da célula que sofreu mutação e pode acontecer a qualquer momento após a transformação celular inicial (Figura 5.1). Os fatores de promoção podem ser agentes químicos (como o asbesto), processos inflamatórios, hormônios, fatores que atuam no crescimento celular normal, entre outros. É importante destacar que o agente promotor não tem ação mutagênica nem carcinogênica, e que, para conseguir efeito biológico, o agente deve persistir no ambiente. Isso significa que seus efeitos revertem-se caso a exposição a ele seja suspensa, e essa é a principal diferença entre ele e o agente carcinogênico, decisiva para as ações preventivas do câncer (Abbas et al., 1994; Devita Jr. et al., 2005).

Muitos dos agentes carcinogênicos químicos encontram-se no meio ambiente humano e relacionam-se a hábitos sociais, alimentares ou ocupacionais. Nos processos de iniciação e promoção, a célula ainda pode encontrar-se sob a ação dos fatores de inibição do crescimento, e o resultado final dependerá do balanço obtido entre esses fatores e a intensidade das alterações provocadas nas células pela ação dos agentes iniciadores e promotores (Fong et al., 2003).

O câncer de pulmão é classificado de acordo com o tipo histológico em células pequenas e não pequenas. Os carcinomas de pulmão de células não pequenas são agrupados em virtude do prognóstico e do manejo similares. Existem três subtipos principais: adenocarcinoma (Figura 5.2), carcinoma de pulmão de células escamosas (Figura 5.3) e de grandes células (Figura 5.4).

Aproximadamente 40% dos tumores de pulmão são adenocarcinomas, e esse tipo de câncer é frequentemente originado no tecido pulmonar periférico. A maioria dos casos de adenocarcinoma está associada ao tabagismo, sendo essa a forma mais comum de câncer de pulmão. O carcinoma de células escamosas, também conhecido como epidermoide ou espinocelular, corresponde a 25-30% dos tumores de pulmão, e ocorre tipicamente nas proximidades das vias aéreas. Os carcinomas de grandes células correspondem a 10-15% dos tumores de pulmão. Eles recebem esse nome porque as células cancerosas são grandes, com núcleo e citoplasma vastos e nucléolos evidentes. No *carcinoma de pulmão de células pequenas*, as células contêm densos grânulos neurossecretores, que conferem a esse tumor uma associação com a síndrome endócrina. A maior parte dos casos surge nas grandes vias aéreas (brônquios primários e secundários), e esses tumores crescem rapidamente e se espalham precocemente no curso da doença. Entre 60% e 70% dos doentes já possuem metástase no diagnóstico, e esse tipo de câncer de pulmão está fortemente associado ao tabagismo (Raz et al., 2006; Rosti et al., 2006; Collins et al., 2007; Subramanian e Govindan, 2007).

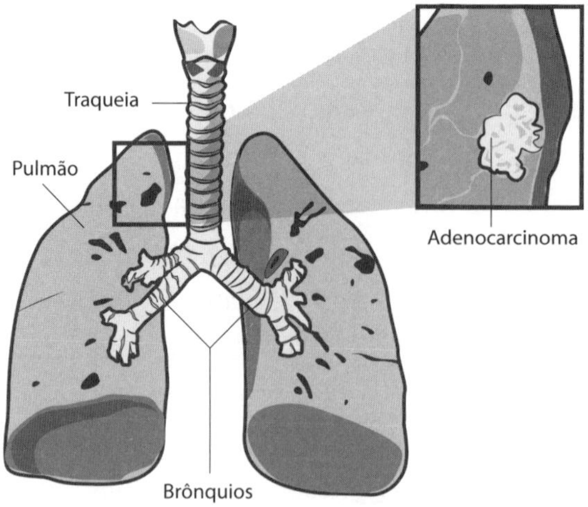

FIGURA 5.2 – O adenocarcinoma é o tipo mais comum de câncer de pulmão (40% dos casos). Embora seja mais relacionado ao cigarro, também é o tipo mais comum de câncer de pulmão em não fumantes.

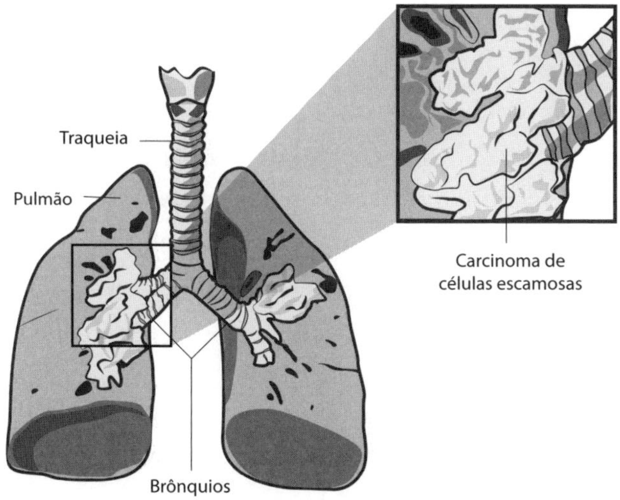

Figura 5.3 – O carcinoma de células escamosas ou epidermoide (25% a 30% dos casos) tende a se desenvolver como uma massa anormal perto do centro dos pulmões.

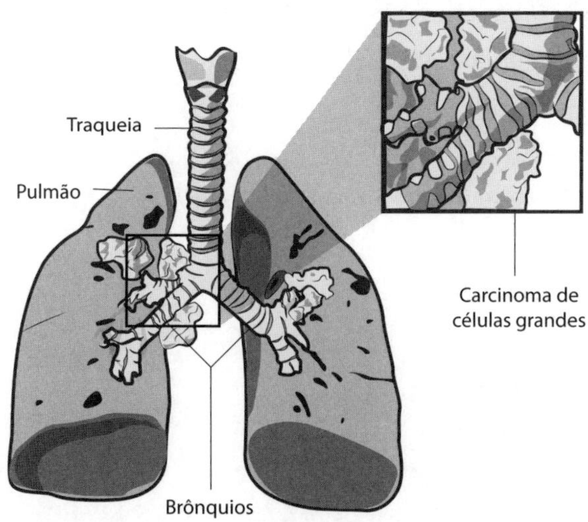

Figura 5.4 – O carcinoma de grandes células (10% a 15% dos casos) tende a se desenvolver na periferia dos pulmões e a se espalhar para a pleura.

O câncer de pulmão de células pequenas tem sido mais associado ao tabagismo. Estudos também têm demonstrado que a incidência do câncer de pulmão de células pequenas aumenta se associado à exposição e à radiação.

A exposição ao tabagismo e à radiação tem efeitos sinérgicos (interação), por serem fatores de risco. Além disso, a exposição ao agente industrial bis-clorometil-éter também foi associada ao câncer de pulmão de células pequenas. Ainda não está claro o papel de fatores dietéticos, imunológicos, entre outros. O câncer de pulmão de células pequenas é um tumor agressivo. Apesar das características neuroendócrinas, não está claro se a origem desse tumor é de uma célula neuroendócrina ou de uma célula epitelial não diferenciada das vias aéreas. O câncer de pulmão de células pequenas se origina nas vias aéreas proximais, tais como o brônquio lobar ou o brônquio principal. Uma pequena porcentagem (< 5%) tem origem nas áreas periféricas do pulmão. O tumor é altamente celular, tem resposta fibrótica ou inflamatória limitada e se espalha para os tecidos submucosos e conjuntivos perivasculares, bem como para os vasos linfáticos e sanguíneos em um estágio inicial, resultando em depósitos precoces nodais e metastáticos (Fong et al., 2003; Raz et al., 2006; Rosti et al., 2006; Collins et al., 2007; Subramanian e Govindan, 2007).

5.4 Fatores de risco para o câncer de pulmão

O câncer de pulmão é a mais intimidante complicação associada ao cigarro. Em aproximadamente 70% a 90% dos casos trata-se de uma doença que acomete os fumantes.

A incidência, a distribuição geográfica e o comportamento de tipos específicos de cânceres estão relacionados a múltiplos fatores, incluindo sexo, idade, etnia/cor da pele, predisposição genética e exposição a carcinógenos ambientais. Desses fatores, os ambientais são, provavelmente, os mais importantes. Os carcinógenos químicos (particularmente aqueles presentes no tabaco e resultantes de sua combustão e metabolismo), e determinados agentes como os azocorantes, as aflatoxinas e o benzeno foram claramente implicados na indução de câncer em homens e animais (Fong et al., 2003; INCA, 2002).

O *tabagismo* é o fator de risco principal, responsável por aproximadamente 90% dos casos de câncer de pulmão em homens e 70% em mulheres. O câncer de pulmão tornou-se mais comum em mulheres em virtude do aumento do tabagismo entre o sexo feminino. O risco de câncer de pulmão é proporcional ao número de cigarros por dia, à força utilizada para tragar o cigarro, ao tipo de fumo e à duração do hábito de fumar. Tal risco é reduzido após a interrupção do hábito. Em comparação aos fumantes, os ex-fumantes têm risco reduzido entre 20% e 90% de serem acometidos pelo câncer de pulmão. Os fumantes que consomem cerca de 20 cigarros por dia por muitos anos apresentam um risco de desenvolver câncer de pulmão 10 vezes maior em comparação aos não fumantes. Por sua vez, os que consomem mais de 40 cigarros por dia por muitos anos apresentam risco 20 vezes maior. O tabagismo não contribui somente para o aumento do câncer de pulmão, mas também para a maior incidência de outros tipos de câncer, tais como o de laringe, o de esôfago, o de boca e o de faringe. Estes dois últimos têm chances aumentadas, principalmente se associados ao consumo de álcool e a precárias condições de nutrição (Wynder e Kabat, 1988; Augustine et al., 1989; Menezes et al., 2002; Wunsch-Filho, 2002).

O *fumo passivo* também é considerado um risco para o câncer de pulmão. São considerados fumantes passivos as pessoas que não têm o hábito de fumar, mas convivem com pessoas que fumam em recintos fechados, como em casa, no trabalho ou em ambientes de lazer. Essa exposição à fumaça do cigarro também é maléfica. Inalar a fumaça oriunda de cigarros ou similares também pode favorecer o câncer de pulmão. Evitar inalar essas substâncias, principalmente em ambientes fechados, é uma forma de prevenir o desenvolvimento desse tipo de tumor (Hackshaw et al., 1997).

Uma menor porcentagem de cânceres de pulmão (aproximadamente de 10% a 15% para os homens e 5% para as mulheres) pode ser provocada por substâncias que se encontram ou que são aspiradas no local de trabalho. O contato com asbesto, radiação, arsênico, cromo, amianto, níquel, prata, cádmio, cobalto, selênio, carvão, berílio, ferro, éter clorometílico e gás mostarda tem sido relacionado ao câncer de pulmão. O papel da poluição do ar na etiologia do câncer de pulmão ainda é incerto. A exposição ao gás radônio no ambiente doméstico pode ser importante em um pequeno número de casos (Zamboni, 2002).

Além desses, repetidas infecções pulmonares, tuberculose, DPOC, deficiência e excesso de vitamina A também são considerados fatores de risco para o desenvolvimento desse tipo de neoplasia. A história familiar de câncer de pulmão também representa um aumento no risco de aparecimento da doença, em especial em indivíduos mais jovens. Alguns estudos sugerem que alterações genéticas, juntamente com o tabagismo, podem responder por cerca de 50% dos casos diagnosticados em pessoas com idade inferior a 60 anos. Entretanto, é difícil estabelecer quanto desse excesso de risco é decorrente de fatores hereditários e o quanto provém do ato de fumar (Zamboni, 2002).

Assim como outros tipos de câncer, a alimentação pode se tornar tanto um fator de risco como um método de prevenção. O baixo consumo de frutas e verduras pode ser um fator determinante para o desenvolvimento do câncer de pulmão (Zamboni, 2002).

Trabalhadores relacionados à construção naval e a mineradoras e aqueles que manuseiam isolantes térmicos e prestam serviços em fábricas de freios estão de 3 a 4 vezes mais propensos a estar em contato com essas substâncias, em comparação a quem nunca esteve exposto a esses ambientes. Se o trabalhador também tiver o hábito de fumar, o nível de incidência de câncer de pulmão aumenta. É importante conhecer os riscos que estão relacionados à realização do trabalho, procurando utilizar os equipamentos de segurança individual adequados e seguir as práticas corretas (Zamboni, 2002).

5.5 Diagnóstico do câncer de pulmão

Para diagnosticar o câncer de pulmão, o médico necessita avaliar o histórico do paciente, analisar os sintomas, seus antecedentes, seus familiares e, especialmente, sua exposição a substâncias cancerígenas, principalmente à fumaça do cigarro e a poeiras e produtos químicos ocupacionais (Collins et al., 2007).

Como segundo passo, há a necessidade de realização de exame físico minucioso, especialmente voltado a alterações pulmonares, como aquelas que possam sugerir a existência de um tumor pulmonar. O médico especialista poderá solicitar ainda exames diagnósticos, como raios X de tórax, análise de catarro e tomografia computadorizada de tórax (Collins et al., 2007).

Finalmente, poderá ser necessária a obtenção de uma amostra de tecido para a realização de um diagnóstico definitivo. O diagnóstico definitivo de câncer de pulmão somente pode ser feito por meio do exame anatomopatológico, ou seja, é necessária a obtenção de uma amostra de tecido para que se possa fazer um exame da célula pelo médico patologista e, assim, definir o tipo de tumor que a pessoa apresenta. Essa amostra de tecido pode ser obtida por biópsia, por meio de seis exames distintos, cada um indicado para um caso específico (Fernandez et al., 2002; Collins et al., 2007):

- *Broncoscopia (endoscopia respiratória)*: exame endoscópico que consiste na introdução de um aparelho fino e flexível através da via aérea, permitindo a visualização do caminho que o ar percorre para os pulmões. A biópsia já é automaticamente solicitada nos casos que indicam alguma alteração.
- *Biópsia percutânea por agulha (punção transtorácica)*: feita com anestesia local e com o auxílio da tomografia, o radiologista pode alcançar a lesão com uma agulha e realizar uma coleta de material, para complementar a investigação diagnóstica.
- *Toracoscopia (vídeo)*: procedimento cirúrgico por meio do qual um tubo é introduzido dentro da cavidade torácica e, com o auxílio do vídeo, pode-se avaliar a cavidade e, eventualmente, obter material para biópsia.
- *Mediastinoscopia*: procedimento cirúrgico realizado por meio de um pequeno corte no pescoço, alcançando alguns locais dentro do tórax para obtenção de material para biópsia.

- *Toracocentese*: procedimento simples com o qual se extrai um pouco de líquido nos casos de aparecimento de líquido no pulmão (também conhecido como derrame pleural).
- *PET-Oncológico*: tipo especial de tomografia que ajuda o médico a definir a atividade da lesão pulmonar. A base desse exame é a avidez dos tumores pela glicose. No PET, as lesões mais suspeitas aparecem de maneira mais intensa, porém, se o resultado for positivo, não necessariamente significa a presença de câncer, mas deve sempre ser interpretado pelo médico especialista.

O diagnóstico diferencial para pessoas que apresentam anormalidades na radiografia de tórax inclui distinguir o tipo de câncer de pulmão de doenças não malignas como tuberculose, pneumonia e sarcoidose, por exemplo. Essas doenças podem resultar em linfadenopatia mediastinal ou em nódulos pulmonares e, eventualmente, em estruturas que imitam um câncer de pulmão (Vaporciyan et al., 2000).

Uma vez estabelecido o diagnóstico, o médico especialista realiza o estadiamento da doença, ou seja, verifica sua extensão (avaliando a relação do tumor com suas estruturas vizinhas) com possível presença de metástases em outras partes do corpo. Para tanto, uma série de exames poderá ser solicitada, como tomografias, cintilografia óssea (mapeamento dos ossos), ressonância nuclear magnética, ultrassonografia e PET-scan (Vaporciyan et al., 2000; Fernandez et al., 2002; Collins et al., 2007).

5.6 Tratamento do câncer de pulmão

O tratamento do câncer, de modo geral, pode ser feito com cirurgia, quimioterapia ou radioterapia. Nos casos de câncer de pulmão, pode-se utilizar uma, duas ou as três modalidades de tratamento. Isso dependerá da condição clínica do doente e do estadiamento da doença, ou seja, se o câncer estiver localizado apenas no pulmão ou se já tiver alcançado os gânglios linfáticos e as estruturas adjacentes (coração, artéria aorta, coluna vertebral, pleura etc.) ou órgãos distantes (metástases). Para o câncer de células não pequenas, a cirurgia, quando possível, é o tratamento escolhido por permitir melhores resultados, porém, em aproximadamente 90% dos casos a cirurgia não é possível na ocasião do diagnóstico ou pela grande extensão da doença. Há também a possibilidade de que o tumor esteja próximo a estruturas nobres (como o coração) ou que o paciente não suporte uma perda de parte do pulmão. Para o câncer de células pequenas, a quimioterapia é o tratamento de escolha, podendo ser ou não seguida de radioterapia. Geralmente, o médico não indica tratamento cirúrgico para o carcinoma de células pequenas.

Quando o câncer de pulmão é confirmado, poderão ser indicados os seguintes procedimentos cirúrgicos:

- *Ressecção "em cunha"*: remoção do tumor e do tecido pulmonar ao redor dele.

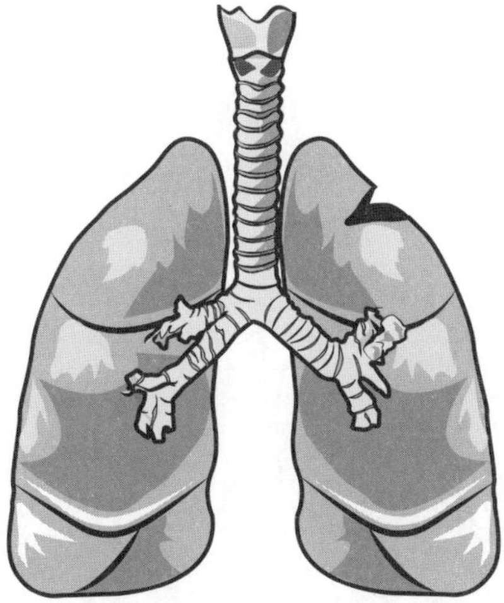

FIGURA 5.5 – Ressecção "em cunha".

- *Segmentectomia*: remoção do tumor e das estruturas anatômicas próximas (vasos e brônquios) para um controle oncológico mais rigoroso, que deve ser suficiente para tumores pequenos e na periferia do pulmão. Reservada para aqueles com tumores pequenos e que não suportam cirurgias maiores por apresentarem idade avançada ou condições clínicas e/ou respiratórias limitadas.

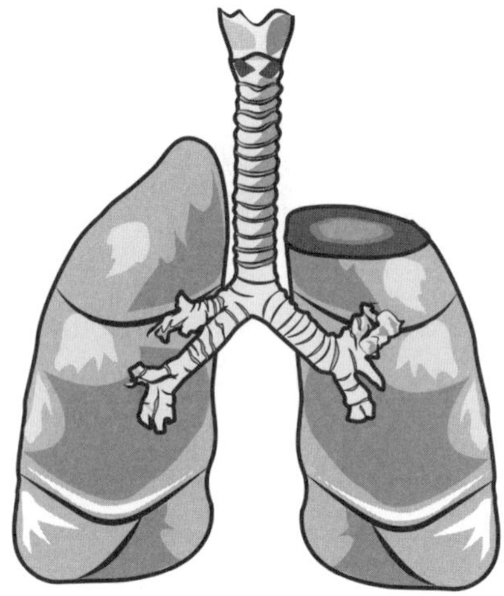

Figura 5.6 – Segmentectomia.

- *Lobectomia*: remoção de uma parte inteira, ou um lobo, do pulmão que contém o tumor. Essa é a cirurgia padrão para a maioria dos casos de câncer de pulmão.

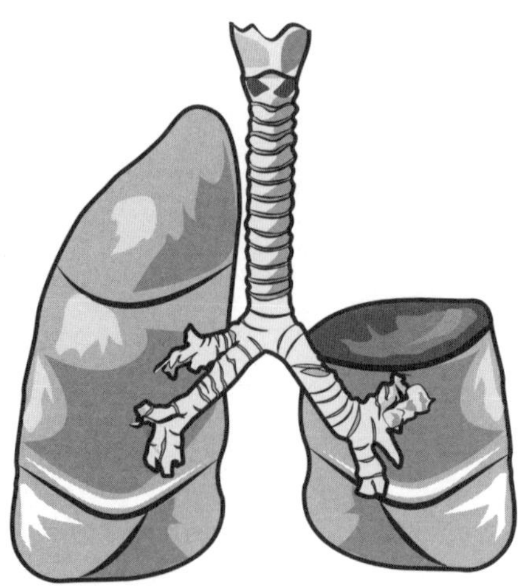

Figura 5.7 – Lobectomia.

- *Pneumectomia*: retirada de um pulmão inteiro, o que, para a maioria das pessoas, acarreta uma qualidade de vida ruim. É indicada nos casos de doença avançada, mas com boa reserva respiratória.

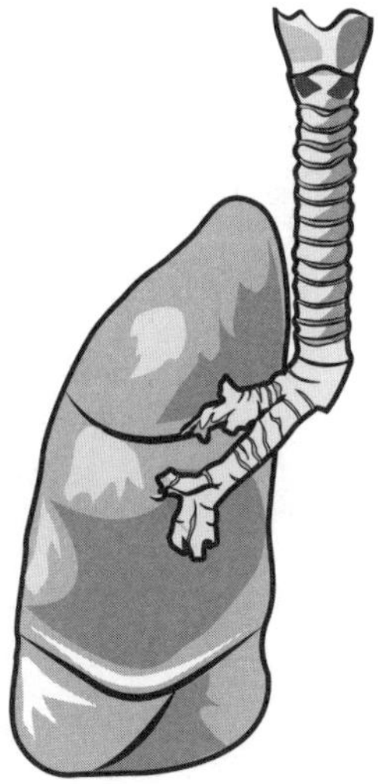

FIGURA 5.8 – Pneumectomia.

O tratamento não cirúrgico é aplicável para pacientes com câncer de pulmão diagnosticado como doença mais avançada e em complemento ao tratamento cirúrgico. Entretanto, em determinados casos, a cirurgia não é possível, pois a doença já comprometeu áreas do corpo que não podem ser retiradas, tais como o coração, o fígado, a coluna vertebral ou o cérebro.

A quimioterapia baseia-se na administração de medicações pela veia (endovenosas) ou por via oral, cujo objetivo é destruir ou bloquear o crescimento anormal das células cancerosas. Assim como em outros tipos de câncer, o tratamento quimioterápico do câncer de pulmão pode tanto visar destruir as células cancerígenas como reduzir o crescimento do tumor ou amenizar os sintomas da doença. A quimioterapia pode ser combinada com radioterapia nos pulmões em pessoas que apresentam a doença limitada (Figura 5.9).

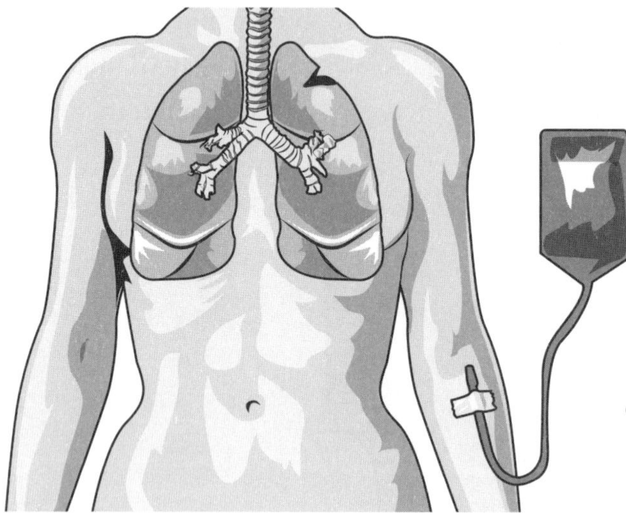

Figura 5.9 – Quimioterapia para tratamento de câncer de pulmão.

A radioterapia, ou tratamento radioterápico, utiliza energia em forma de radiação para destruir células cancerígenas e auxiliar no controle local da doença. A radioterapia pode ser utilizada antes ou após a cirurgia. Como outros tipos de radioterapia, o tratamento pode implicar uma série de efeitos colaterais. Existem diferentes formas de aplicação da radioterapia, que dependerão do tipo de tumor e de sua localização.

Em muitos casos, a cirurgia videoassistida permite a alta hospitalar bastante rápida, em 2 ou 4 dias, tempo reduzido em relação ao praticado na cirurgia convencional, que é de 4 a 6 dias.

5.7 Medidas e avaliação física para pessoas com câncer de pulmão

A exemplo do que ocorre com a DPOC e a FC, os métodos de avaliação mais utilizados para pessoas com câncer de pulmão são o teste de caminhada de 6 minutos (ATS, 2002); os testes incrementais, como o *shuttle walking test* (Payne e Skehan, 1996); e a ergoespirometria, com a medida do consumo máximo de oxigênio (VO_2máx) e/ou da carga de trabalho (Tabela 5.1).

Tabela 5.1 – Principais resultados relacionados às medidas de capacidade funcional em estudos sobre exercício físico aeróbio para pessoas com câncer de pulmão

Autor	Variáveis	Pré (média ± dp)	Pós (média ± dp)	Valor de p
		ou valor de aumento pré e pós		
Spruit et al. (2006)	TC6min (metros)	Aumento de 145		0,002
	Carga de trabalho (W)	Aumento de 26		0,008
Cesario et al. (2007)	TC6min (metros)	297,8 ± 70,7	393,4 ± 110,6	< 0,01
Jones et al. (2007)	VO_2máx (ml/kg/min)	15,7 ± 3,7	18,0 ± 3,4	0,002
	TC6min (metros)	438 ± 77	478 ± 75	0,003
Bobbio et al. (2008)	VO_2máx (ml/kg/min)	13,5 ± 1,3	16,3 ± 1,9	0,001
	Carga de trabalho (W)	65 ± 14	79 ± 19	0,001
Jones et al. (2008)	VO_2máx (ml/kg/min)	15,7 ± 3,3	16,8 ± 3,9	ns
	Carga de trabalho (W)	74 ± 9	83 ± 22	0,003
Jones et al. (2009)	TC6min (metros)	Sem informação		0,041
	VO_2máx (ml/kg/min)	Aumento de 2,9		0,016
Temel et al. (2009)	TC6min (metros)	410,55 ± 83,28	435,73 ± 72,66	ns
Riesenberg e Lübbe (2010)	TC6min (metros)	322 ± 11	385 ± 13	< 0,001
	Carga de trabalho (W)	68 ± 3	86 ± 4	< 0,001
Andersen et al. (2011)	*Shuttle walking test* (%)	Aumento de 9		0,021
Arbane et al. (2011)	TC6min (metros)	Aumento de 131,6 ± 101,8		ns
Glattki et al. (2012)	TC6min (metros)	Aumento de 41		< 0,001

continua

continuação

Autor	Variáveis	Pré (média ± dp)	Pós (média ± dp)	Valor de p
		ou valor de aumento pré e pós		
Quist et al. (2012)	VO_2máx (ml/kg/min)	Sem informação		< 0,05
	TC6min (metros)	Sem informação		< 0,05
Hwang et al. (2012)	VO_2máx (ml/kg/min)	Aumento de 1,6		< 0,005

ns: não significativo.

Grande parte dos estudos sobre exercício físico e câncer de pulmão avaliou a capacidade funcional pré e pós-intervenção. De acordo com a Tabela 5.1, é possível observar um ganho significativo no VO_2máx, na carga de trabalho e no teste de caminhada de 6 minutos na maioria dos estudos com treino aeróbio, apesar de terem sido utilizados diferentes protocolos em diferentes populações com neoplasia pulmonar. Essa análise inicial sugere que os programas de exercício aeróbio podem trazer ganhos significativos em diferentes fases do tratamento para o câncer de pulmão.

Embora esses estudos tenham optado por uma abordagem com base na realização de exercícios aeróbios, a realização de atividade física resistida, de maneira isolada, também possui um impacto positivo em sintomas comumente referidos pelas pessoas com câncer, tais como ansiedade, fadiga e fraqueza de musculatura periférica. Contudo, essas atividades apresentam a desvantagem de possuir um benefício limitado sob o ponto de vista cardiopulmonar (Kirshbaum, 2007). Nesse sentido, acredita-se que um programa de exercícios físicos que inclua componentes aeróbios e não aeróbios possa ser mais eficaz (Schneider et al., 2007).

A Figura 5.10 ilustra o efeito do treino aeróbio isolado, do treino resistido isolado e do treino combinado sobre os componentes da cascata de oxigênio (difusão pulmonar) e seu impacto na tolerância ao exercício (VO_2máx). O treino combinado de adaptação fisiológica resultará em maior oferta e distribuição de oxigênio cardiovascular (CV), em maior capilarização e resistência da musculatura esquelética e em composição das fibras do tipo I (vermelha, de contração lenta). Envolve, ainda, redução da fadiga muscular, aumento do limiar anaeróbio e redução dos níveis ventilatórios durante o exercício físico. Em resumo, o exercício/treino combinado para as pessoas com câncer de pulmão promove aumento da resistência cardiovascular para ganho metabólico e muscular e melhora a capacidade respiratória para diminuição da ventilação pulmonar.

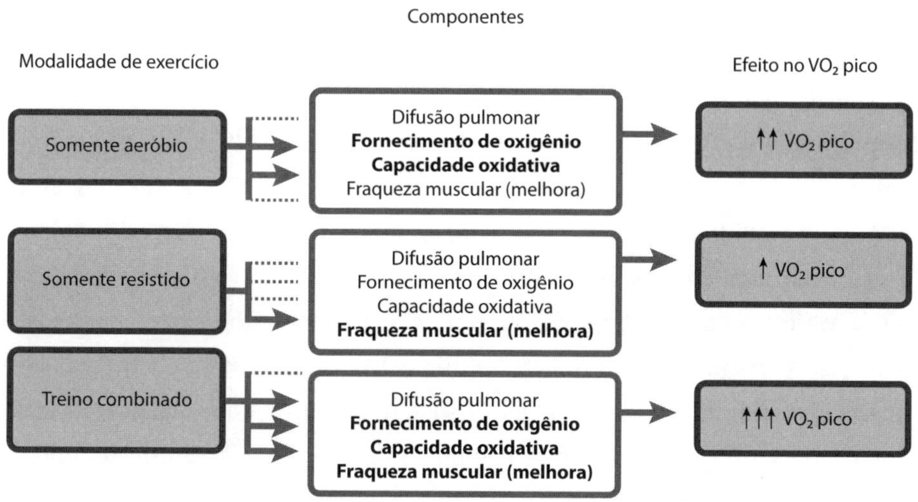

FIGURA 5.10 – Efeito do treino aeróbio e resistido sozinhos e do treino combinado.
Fonte: Jones et al. (2010).

Alguns estudos avaliaram o efeito do exercício físico na qualidade de vida das pessoas com câncer de pulmão. Essa avaliação foi realizada especialmente por meio de dois questionários, o *Functional Assessment of Cancer Therapy General* (FACT-G) e o *European Organization for Research and Treatment of Cancer Quality of Life Questionnaire* (EORTC-30). Alguns estudos utilizaram, além dos questionários gerais, subescalas adicionais específicas para pessoas com câncer de pulmão (FACT-L e EORTC QLQ-LC 13). Jones et al. (2008), após um programa de exercícios físicos de 14 semanas, relataram que houve uma melhora significativa nas subescalas bem-estar funcional e emocional e fadiga do FACT-L. O estudo de Temel et al. (2009) demonstrou, após 8 semanas de intervenção, uma melhora significativa na subescala específica do FACT-L referente ao bem-estar físico e funcional e à fadiga. Além disso, Riesenberg e Lübbe (2010) verificaram diferenças significativas em diversas subescalas do EORTC-30, como bem-estar físico e emocional e qualidade de vida geral, após 28 dias contínuos de treinamento aeróbio. O aumento da preocupação clínica com a qualidade de vida das pessoas com câncer tem incentivado estudos que envolvam essa medida.

Pode-se pensar que um modelo de avaliação física que reúna modelos relacionados ao grau de dispneia, às medidas de trocas gasosas, à composição corporal e à tolerância máxima ao exercício físico da pessoa com câncer de pulmão seja o ideal. A ergoespirometria, ou teste de esforço cardiopulmonar, possibilita determinar variáveis respiratórias, metabólicas e cardiovasculares pela medida das trocas gasosas pulmonares durante o exercício físico e a expressão dos índices de avaliação funcional. Esse teste oferece uma avaliação objetiva da capacidade e/ou limitação ao exercício físico. O consumo máximo de oxigênio e os limiares ventilatórios são os principais indicadores de aptidão funcional cardiorrespiratória, sendo utilizados na prática para diagnóstico e indicação de um programa de exercício físico porque permitem avaliar o potencial aeróbio e identificar as zonas ideais para treinamento aeróbio leve, moderado e máximo. Entretanto, existe um problema básico. Essas medidas são realizadas em laboratórios de avaliação cardiopulmonar e não estão ao alcance da maioria dos profissionais da saúde e das pessoas com câncer de pulmão, além de geralmente não serem determinantes para o direcionamento final e a escolha do melhor tratamento e do melhor programa de exercícios físicos para a maioria desses doentes (Neder e Nery, 2005).

Uma alternativa acessível aos profissionais da saúde e às pessoas com câncer de pulmão envolve o uso de avaliações físicas consideradas mais simples e, de certa maneira, eficientes. Nesse sentido, o TC6M já se converteu em um teste habitual para avaliação física e evolução clínica das pessoas com cânceres. Isso se deve em virtude de uma padronização do TC6M, e sobretudo, por sua simplicidade, acessibilidade e validade das medidas (ATS, 2002). O *shuttle walking test* (Payne e Skehan, 1996) também é indicado. Esses testes são importantes para se observar o nível de capacidade aeróbia submáxima e o estado funcional da pessoa com câncer de pulmão.

Esses testes são utilizados como elemento complementar para o diagnóstico da capacidade de exercício, para a avaliação no período pré e pós-operatório e para monitorar a resposta e o progresso dos programas de reabilitação pulmonar e cardíaca, dos processos cirúrgicos como transplante e/ou ressecção pulmonar, entre outras intervenções terapêuticas. Podem ajudar, também, a demonstrar para a pessoa com câncer de pulmão o seu progresso em relação à capacidade do exercício, bem como obter informações sobre sua morbidade/mortalidade. Finalmente, pode-se utilizá-los para a avaliação pré e pós-programa de exercício físico para verificar o efeito do treinamento e a melhora no desempenho da tolerância ao exercício.

Para mais detalhes sobre a aplicação dos testes, veja os Capítulos 2 e 4.

5.8 Exercício físico para pessoas com câncer de pulmão

Apesar dos avanços nas formas de tratamento para o câncer de pulmão, muitos dos efeitos colaterais produzidos contribuem para um declínio do funcionamento normal do sistema fisiológico dos pacientes. Os efeitos colaterais relacionados ao tratamento do câncer variam de acordo com o tipo e a intensidade desse tratamento. Os mais frequentes são: náusea, depressão, perda de apetite e de peso corporal, perda de cabelos, dificuldade respiratória, perda de força e de massa muscular e fadiga (ACS, 2005).

A fadiga tem sido o efeito colateral mais comumente relatado pelas pessoas com câncer. A fadiga relacionada ao câncer pode afetar até 70% daqueles que se submetem à quimioterapia ou à radioterapia. As causas da fadiga relacionada ao tratamento de câncer devem ser observadas como multifatoriais e associadas tanto ao descondicionamento físico quanto ao emocional que surgem após um diagnóstico de câncer e seu subsequente tratamento. Verifica-se que um decréscimo na atividade física agrava os efeitos colaterais, levando os indivíduos a um efeito negativo recorrente que exacerba ainda mais a sensação de fadiga. A redução nos níveis de atividade física associada a outros efeitos colaterais, como a perda de apetite, pode intensificar o desgaste físico e, consequentemente, a perda de força e de massa musculares. Essa perda de força muscular leva os pacientes a mais esforços para executar tarefas diárias simples, comprometendo significativamente sua qualidade de vida (Dimeo et al., 1997; Dimeo et al., 1999; Dimeo, 2001; Mock et al., 2001).

A atividade física regular pode ajudar a pessoa com câncer a se recuperar e a retornar a um estilo de vida normal com maior independência e capacidade funcional. Para a maioria dos indivíduos que sobrevivem ao câncer, a perda de massa corporal e um menor nível de energia e de estado funcional são consequências a serem enfrentadas, particularmente após a cirurgia e durante a radioterapia e a quimioterapia (Brown, 1993; Sarna, 1994; Dimeo et al., 1998; Galvão e Newton, 2005; McTiernan, 2005).

A diminuição do estado funcional inclui a dificuldade para caminhar e a fadiga crônica, que limita a realização das atividades da vida diária. Aproximadamente 75% das pessoas que sobrevivem ao câncer relatam fadiga intensa no período da radioterapia ou da quimioterapia, provavelmente em virtude da menor perda de peso, da menor força e resistência muscular e da menor capacidade cardiovascular. A manutenção e a restauração da função física constituem desafios para os que sobrevivem ao câncer de pulmão (USDHHS, 1990; McArdle et al., 2011).

Evidências epidemiológicas demonstram uma relação inversa entre atividade física de intensidade baixa a moderada e redução do risco de câncer por todas as causas. Várias hipóteses explicam de que maneira o exercício físico pode reduzir o risco de cânceres. O mecanismo para redução do risco de câncer de mama pode envolver o efeito redutor do exercício físico sobre o estrogênio que, por sua vez, estimula o crescimento das células mamárias. A atividade física regular exerce também os seguintes efeitos que se opõem à formação de tumores: aumenta as citocinas anti-inflamatórias; eleva os hormônios corticosteroides; reduz os níveis circulantes de glicose e insulina no sangue; amplia a expressão do receptor da insulina nas células T responsáveis pela luta contra o câncer; promove a produção de interferon; estimula a atividade de glicogênio sintetase; aprimora a função dos leucócitos; melhora o metabolismo do ácido ascórbico; e exerce efeitos benéficos sobre a ativação do provírus ou do oncogene (Kramer e Wells, 1996; McArdle et al., 2011).

Existem poucos estudos sobre a melhor prescrição de exercício físico para pessoas com câncer. São poucas as pesquisas que tenham abordado o momento mais apropriado do exercício físico em relação às várias fases do tratamento da doença. Desse modo, continua sendo incerto determinar o melhor momento para iniciar a intervenção com exercícios físicos no processo de recuperação. Não existe informação acerca da dose apropriada de treinamento físico nem da resposta correspondente de cânceres específicos a uma intervenção com exercícios entre doentes com idades diferentes. Em virtude das informações limitadas, as recomendações acerca da prescrição de exercício físico para intervenção oncológica em geral incluem atividades físicas limitadas pelos sintomas, que são também progressivas e individualizadas (Hicks, 1990; McArdle et al., 2011).

A Figura 5.11 apresenta os efeitos de um programa de exercícios físicos com caminhada em esteira rolante cinco vezes por semana durante seis semanas, a 80% da FC máxima, em cinco pacientes com câncer que sofriam de fadiga intensa. Durante as primeiras três semanas, eles caminhavam 5 intervalos de 3 minutos, com outros 3 minutos de recuperação ativa. A duração do exercício físico aumentava a cada semana, com o número de intervalos reduzido até que se pudesse completar uma única sessão contínua de 30 a 35 minutos durante a sexta semana. A FC de exercício submáximo (aproximadamente 5 km/h) e a concentração sanguínea de lactato diminuíram (Figura 5.11A), ao passo que a velocidade e a distância da caminhada e o desempenho máximo no teste de esforço aumentaram após seis semanas (Figura 5.11B). Além disso, todos os indivíduos aumentaram seu nível de atividades da vida diária sem limitações substanciais e apresentaram melhoras na saúde física e emocional (Dimeo et al., 1998).

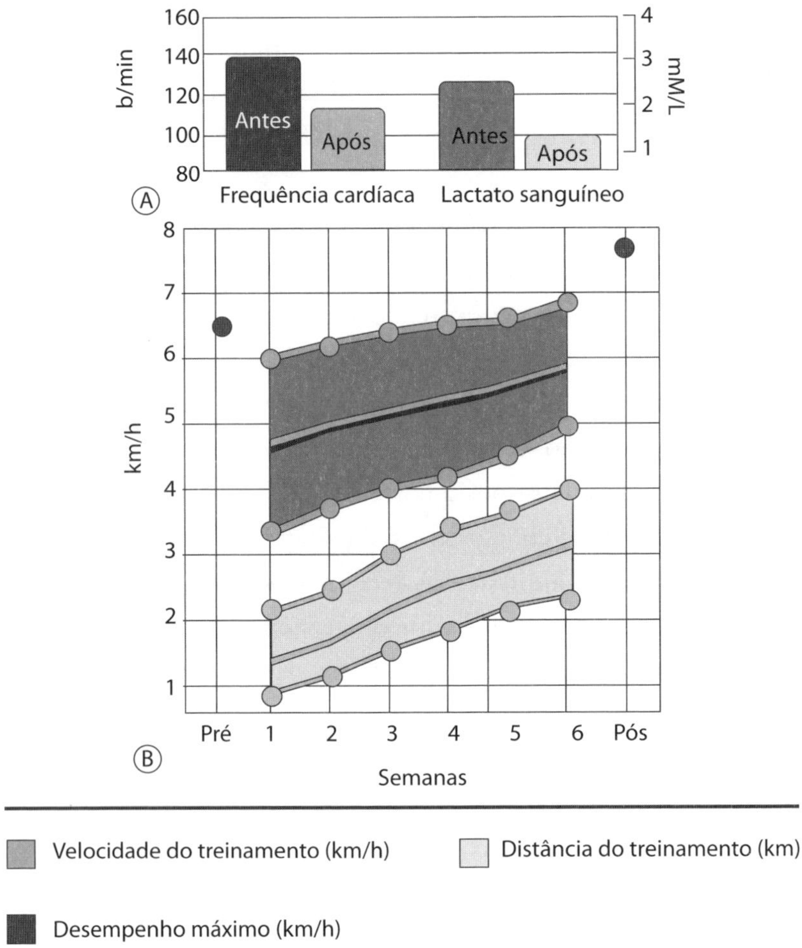

Figura 5.11 – Efeitos de um programa de caminhada de 6 semanas em pessoas com câncer.
Fonte: adaptado de Dimeo et al. (1998).

A maioria das pessoas sedentárias com câncer consegue benefícios clinicamente significativos ao acumular 30 minutos de caminhada diária (ou um gasto energético semelhante em outras atividades). Os benefícios para a saúde podem ocorrer com um programa de exercícios estruturado, de atividades da vida diária e de atividades esportivas, ocupacionais ou recreativas (Hicks, 1990; McArdle et al., 2011).

Inicialmente, as pessoas com câncer são submetidas aos testes de esforço submáximo limitado por sintomas. Em geral, elas não devem exercitar-se ao máximo. A prescrição inicial de exercícios físicos tem por objetivo o aumento da capacidade física para as atividades diárias e as caminhadas servem para promover a independência funcional. A prescrição envolve também atividades com amplitude de movimento e outros exercícios destinados a aumentar a força e a resistência musculares, aumentar a massa magra e aprimorar a mobilidade física global (Hicks, 1990).

Exercícios com ergômetros de braços e pernas logo após a intervenção cirúrgica e/ou medicamentosa tornam-se importantes para a maioria das pessoas com câncer, que é extremamente sedentária e descondicionada. A progressão e a intensidade são individualizadas e devem ser gradativas. A ênfase pode se concentrar em intervalos de exercícios aeróbios de intensidade leve a moderada várias vezes ao dia (2 ou 3 vezes), em vez de uma única sessão contínua extenuante. Eventualmente, uma única sessão contínua de 15 minutos poderá substituir as sessões de exercícios intermitentes. Parece existir uma relação dose-resposta entre o nível aumentado de atividade física e a saúde e a capacidade funcional aprimoradas em pessoas com câncer (Hicks, 1990).

Como relatado, embora os estudos mencionados tenham optado pela realização de exercícios aeróbicos, é importante salientar que a realização de exercícios resistidos, de maneira isolada, também possui efeito positivo na resistência e na força muscular periférica e nos níveis de ansiedade e depressão (Kirshbaum, 2007). Schneider et al. (2007) avaliaram a capacidade cardiopulmonar e a fadiga antes e após um programa de exercícios com duração de doze semanas em pessoas com diferentes diagnósticos de câncer. O protocolo utilizado consistiu em uma combinação de treinamento físico aeróbio e resistido, que resultou na manutenção ou melhora da função cardiopulmonar e na redução dos sintomas de fadiga dos participantes.

Esses resultados sugerem que os programas de exercício físico agem positivamente sobre a capacidade funcional e a qualidade de vida dos indivíduos com câncer de pulmão. Contudo, apesar do aumento na produção científica nessa área nos últimos anos, nota-se a existência de importantes lacunas para a implantação segura dos programas de exercício físico. Entre elas, precisam ser considerados a diversidade dos protocolos de exercício existentes e o escasso conhecimento acerca dos mecanismos pelos quais o exercício é capaz de promover benefícios na capacidade funcional e na qualidade de vida dos indivíduos com câncer de pulmão. Novos estudos com alto rigor metodológico e maiores amostras são necessários para melhor compreender os possíveis benefícios do exercício físico para pessoas com câncer pulmonar.

5.8.1 Exercício aeróbio

Os *exercícios aeróbios* aumentam o VO_2máx, o limiar anaeróbio, a concentração de enzimas oxidativas mitocondriais e a capilarização dos músculos treinados e diminui o tempo de recuperação da creatina-fosfato (CP), o que resulta em melhora da capacidade de exercício (McArdle et al., 2011). Os efeitos do exercício aeróbio para as pessoas com câncer de pulmão resultaram em aumento do VO_2máx, da tolerância ao exercício e da distância percorrida no teste de caminhada de 6 minutos; na melhora do desempenho em questionários sobre qualidade de vida; e no alívio da intolerância ao exercício. Para os membros inferiores, pode-se realizar caminhadas livres ou exercitar-se em esteiras rolantes, em bicicletas ergométricas ou em elípticos/*transports*. Os exercícios aeróbios para os membros superiores (MMSS) podem ser realizados em ergômetros de braço (ATS/ERS, 1999; Courneya et al., 2000; Courneya, 2001). O Quadro 5.1 apresenta recomendações para os exercícios aeróbios aplicados às pessoas com câncer de pulmão.

Quadro 5.1 – Recomendações atuais para os exercícios aeróbios aplicados às pessoas com câncer de pulmão

Variáveis	Recomendações
Duração*	20 a 45 minutos por sessão.
Frequência	3 a 5 vezes por semana; no início poderá ser diário.
Intensidade**	60% a 80% da FCmáx ou 40% a 70% do VO_2máx e escala de Borg entre 3 e 6.
Recuperação	24 a 48 horas.

* Poderá ser necessário alcançar esse objetivo por meio de múltiplas sessões intermitentes mais curtas com intervalos adequados de repouso.

** Dependerá do estado de aptidão e dos resultados dos testes de avaliação física.

Observação: a progressão e o aumento da intensidade nem sempre poderão ser lineares, mas cíclicos e com períodos de regressão dependendo dos tratamentos.

Fonte: adaptado de Courneya et al. (2000); Courneya, (2001).

5.8.2 Exercício resistido

A perda de peso e a desnutrição são distúrbios frequentemente observados em pessoas com câncer de pulmão. Até 30% delas apresentam perda superior a 10% do peso corporal. No entanto, o estabelecimento de desnutrição em quadros oncológicos está diretamente relacionado ao tipo e à localização da neoplasia. Uma das consequências do câncer refere-se ao estado de disfunção progressiva, fraqueza generalizada, perda de massa e de força muscular, saciedade precoce, anemia e emagrecimento acentuados, que caracterizam o estado de caquexia (Kirshbaum, 2007; Schneider et al., 2007; Peddle-McIntyre et al., 2012; Hwang et al., 2012).

A disfunção muscular periférica nas pessoas com câncer de pulmão contribui diretamente para a intolerância ao exercício físico e a atividades de rotina; entretanto, atualmente não há um número suficiente de estudos e um consenso sobre as estratégias adequadas de exercícios resistidos para pessoas com câncer de pulmão. Embora essas alterações musculares tenham origem multifatorial, autores indicam que o descondicionamento físico seja um dos fatores mais importantes para a perda de massa e força musculares em pessoas com câncer (Jones et al., 2010; Hwang et al., 2012; Peddle-McIntyre et al., 2012). O Quadro 5.2 apresenta recomendações para os exercícios resistidos aplicados às pessoas com câncer de pulmão.

Quadro 5.2 – Recomendações atuais para os exercícios resistidos aplicados às pessoas com câncer de pulmão

Variáveis	Recomendações
Duração	20 a 45 minutos por sessão. 8 a 12 repetições e 1 a 3 séries de repetições para cada grupo muscular. 8 a 10 exercícios para os grandes grupos musculares.
Frequência	2 a 3 vezes por semana.
Intensidade*	50% a 85% de 1 RM. Ajuste de intensidade a cada 3 ou 4 semanas.
Recuperação	2 a 3 minutos entre as séries. 24 a 48 horas por sessão/grupo muscular.

* Pode-se estimar a carga pelo número de repetições, considerado mais simples e seguro para a pessoa com câncer. Exemplo: de 15 a 20 repetições conseguidas, e nenhuma mais, referem-se à faixa de treinamento de 50% a 60% de 1 RM; 12 repetições equivalem a 70% de 1 RM; e 8 repetições equivalem a 80% de 1 RM.

Fonte: adaptado de Jones et al. (2010); Hwang et al. (2012); Peddle-McIntyre et al. (2012).

5.8.3 Exercício/treino combinado

Apesar de os estudos terem sido baseados, em sua maioria, em exercícios aeróbios, pesquisadores têm constatado progressos na qualidade de vida, nos níveis de fadiga e nas atividades diárias das pessoas com câncer de pulmão quando incluíram os exercícios resistidos ao aeróbio isolado ou treino combinado. Segal et al. (2003) demonstraram que exercícios de resistência, em vez de um programa puramente aeróbico, reduziram os níveis de fadiga e melhoraram a qualidade de vida das pessoas com câncer. Recentemente, a investigação de Roth et al. (2005) demonstrou um importante efeito de um programa de exercício combinado na melhora da força muscular e da tolerância ao exercício em pessoas com diferentes diagnósticos de câncer durante seus tratamentos.

As aptidões físicas relacionadas à capacidade funcional e às atividades da vida diária sofrem um processo de declínio com o envelhecimento, independentemente da doença. Portanto, é preciso pensar nos exercícios físicos escolhidos e se perguntar: qual a principal componente da aptidão física que está sendo trabalhada com essa atividade? Que adaptações ou que outras atividades físicas precisarei acrescentar para trabalhar as demais componentes da aptidão física e conseguir um trabalho completo? Lembre-se de que os exercícios físicos, além de trabalharem a aptidão física, devem também ser agradáveis, prazerosos e integrativos. As componentes da aptidão física relacionadas à saúde incluem resistência aeróbia, força e resistência musculares e flexibilidade e composição corporal.

A flexibilidade é uma importante aptidão física, bem como a resistência, a força muscular e a resistência aeróbia. Nesse sentido, recomenda-se a prescrição de exercícios de alongamento para pessoas com câncer de pulmão, que podem ser incorporados nos períodos de aquecimento e volta à calma das sessões diárias.

6 Bronquiectasia

6.1 Definição

A *bronquiectasia* refere-se a uma dilatação anormal e irreversível dos brônquios decorrentes de uma lesão de suas paredes e da destruição dos componentes elásticos. A bronquiectasia não é, em si, uma doença isolada, mas é produzida de diversas maneiras e em consequência de diferentes processos que atacam a parede brônquica, interferindo direta ou indiretamente em suas defesas. A condição pode ser difusa ou afetar somente uma ou duas áreas dos pulmões. Tipicamente, a bronquiectasia provoca dilatação dos brônquios de calibre médio; contudo, frequentemente os brônquios menores ou bronquíolos apresentam ainda cicatrização e obstrução (Moreira et al., 2003).

A destruição e a inflamação crônica ocorrem em áreas das paredes brônquicas. As células ciliadas são destruídas e perdem sua função, o que provoca aumento da produção de muco. Além disso, a parede da mucosa brônquica perde seu tônus normal. A área afetada torna-se mais dilatada e flácida e pode produzir protuberâncias ou bolsas semelhantes a pequenos balões. O aumento de muco possibilita a proliferação de bactérias e produz obstrução brônquica e acúmulo de secreções, gerando um dano ainda maior à parede brônquica. A inflamação pode estender-se até os alvéolos, causando broncopneumonia, formação de cicatrizes e perda de tecido pulmonar funcional. Em alguns casos, os sintomas surgem muito mais tarde ou, ao contrário, jamais se manifestam. Os sintomas começam de maneira gradual, geralmente após uma infecção respiratória, e tendem a piorar no decorrer dos anos. A maioria dos indivíduos apresenta tosse crônica e produtiva. Geralmente, as crises de tosse ocorrem no início da noite e de manhã, ao acordar. A tosse com sangue é comum e pode ser o primeiro sintoma. Além disso, há possibilidade de ocorrer sibilos ou falta de ar, e a doença pode se associar com bronquite crônica, enfisema ou asma. Os casos mais graves apresentam possibilidade de levar à insuficiência cardíaca, a inchaço (edema) nos pés e nas pernas, a acúmulo de líquido no abdome e a uma maior dispneia mesmo nas atividades diárias ou em repouso (Barker, 2002; Moreira et al., 2003; Dalcin et al., 2007).

6.2 Epidemiologia da bronquiectasia

A bronquiectasia ocorre mais frequentemente no sexo feminino (65%). A incidência de bronquiectasia tem diminuído nas últimas três décadas, principalmente em países industrializados. Essa redução está associada à introdução da antibioticoterapia no tratamento à doença, o que tornou bem menos frequentes as bronquiectasias de origem pós-infecciosas. Atualmente, nos países desenvolvidos, a maior parte das bronquiectasias é atribuída a doenças sistêmicas. Já em países em desenvolvimento, com menores recursos na área da saúde, ou em comunidades pobres, as bronquiectasias pós-infecciosas continuam sendo um importante problema de saúde pública (Barker, 2002; Tsang et al., 2004).

Dados sobre a incidência e a prevalência de bronquiectasia refletem a condição socioeconômica da população, permanecendo como uma importante causa de morbidade e mortalidade em países subdesenvolvidos. Como a maioria dos estudos baseia-se em achados radiográficos, os dados epidemiológicos sobre a frequência e a distribuição devem ser analisados com cautela, já que podem ser subestimados em razão das limitações do método. Apesar de a prevalência de bronquiectasias no Brasil não ser bem-estabelecida, estima-se que deva ser maior do que a encontrada em países desenvolvidos.

A alta incidência de tuberculose no país e o inadequado controle de infecções respiratórias em crianças seriam responsáveis por essa diferença. Em virtude da dificuldade de acesso a recursos diagnósticos em muitos locais do país, a ausência de determinação etiológica dos casos de bronquiectasias não sequelares ainda é considerada grande. Como a incidência de tuberculose pulmonar no Brasil encontra-se em torno de 26,5 a cada 100 mil habitantes, acredita-se que esse fator seja o responsável pelo grande número de casos de bronquiectasias. Para alguns autores, a principal causa de bronquiectasia é a tuberculose pulmonar, com associação em torno de 87% entre as duas doenças (Rea e Wells, 1977; Bogossian et al., 1998; Moreira et al., 2003).

A bronquiectasia é, atualmente, uma doença rara nos países desenvolvidos. O declínio na incidência deve-se ao desenvolvimento de potentes antibióticos, a programas de reabilitação pulmonar e à universalização das imunizações na infância, especialmente do sarampo e da coqueluche. Embora possa ser encontrada em pessoas das mais diversas classes socioeconômicas, a maioria dos doentes pertence à população economicamente menos favorecida e com pouco acesso aos serviços de saúde. No Brasil, a prevalência ainda é considerada elevada, pois a frequência de bronquiectasia em uma população está relacionada ao número e à gravidade das infecções na infância e na fase adulta. Entre as infecções pulmonares na criança, pode-se citar o sarampo e a coqueluche e, entre os adultos, as pneumonias e a tuberculose pulmonar (Bogossian et al., 1998; Moreira et al., 2003).

6.3 Fisiopatologia da bronquiectasia

Alterações patológicas comprometem brônquios e bronquíolos, caracterizando-se por uma dilatação anormal e permanente, com destruição da parede dessas estruturas. As bronquiectasias estão envolvidas em múltiplas causas, que, associadas, levam à retenção de secreções e infecções respiratórias frequentes, produzindo alterações fisiológicas e estruturais nos brônquios e no parênquima pulmonar. Secreções infectadas, alteração na drenagem das secreções, obstrução da via aérea e/ou defeitos nos mecanismos de defesa das vias aéreas são fatores importantes que iniciam o processo do desenvolvimento das alterações morfológicas, cujo resultado será a formação da bronquiectasia.

A parede brônquica é formada por várias camadas que variam em espessura e em composição segundo as diferentes partes das vias aéreas. A mucosa e a submucosa brônquicas contêm células que ajudam a proteger as vias aéreas inferiores e os pulmões de substâncias potencialmente perigosas. Algumas segregam muco, outras são células ciliadas com finas estruturas, cujos movimentos auxiliam na eliminação de partículas e mucosidades das vias aéreas inferiores. Outras células também desempenham um papel na imunidade e na defesa do organismo contra os micro-organismos invasores e as substâncias nocivas. Fibras elásticas e musculares e uma camada cartilaginosa proporcionam estrutura às vias aéreas, permitindo a variação de seu diâmetro segundo as necessidades. Os vasos sanguíneos e o tecido linfático proporcionam os nutrientes e protegem a parede brônquica.

As vias aéreas envolvidas pelo processo tornam-se dilatadas, sinuosas, flácidas e parcialmente obstruídas por secreções purulentas. Já as vias aéreas mais periféricas usualmente estão inflamadas e preenchidas por secreções, decorrentes da obstrução mais proximal (Figura 6.1). A longa duração do processo obstrutivo pode ocasionar a substituição das pequenas vias aéreas por um processo fibrótico acelular (Barker e Bardana, 1988).

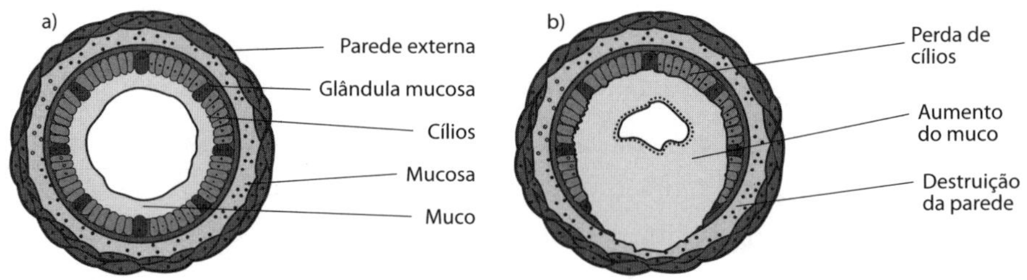

Figura 6.1 – Brônquios normais (a) e com bronquiectasias (b): alguns locais da parede brônquica estão destruídos e inflamados; as células ciliadas estão destruídas, o que leva a uma elevada produção de muco.

O local afetado das vias aéreas torna-se espesso por edema e células inflamatórias, enquanto outras áreas da mucosa apresentam erosões, úlceras e até mesmo formações de abscessos. A inflamação persistente pode levar à metaplasia escamosa. Podem ocorrer, também, broncomalácia, hipertrofia da musculatura lisa brônquica e intensa neovascularização de artérias brônquicas. Embora o processo envolva primariamente as vias aéreas, as pneumonias recorrentes podem comprometer o parênquima pulmonar com inflamação, edema e fibrose, bem como com distorção da estrutura alveolar (Barker e Bardana, 1988; Luce, 2000).

Os três mecanismos mais importantes para a patogênese da bronquiectasia são a *infecção*, a *obstrução das vias aéreas* e a *fibrose peribrônquica*. Em algumas situações, os três mecanismos estão envolvidos, e, em outras, um deles constitui o principal processo patogênico. Frequentemente, a infecção está presente em algum momento da evolução da doença, mas não está claro em que extensão pode ser considerada como causa ou efeito das bronquiectasias (Tsang e Tipoe, 2004). Ainda que esse processo patogenético possa variar conforme a origem das bronquiectasias, a dilatação anormal de brônquios e bronquíolos resulta de um círculo vicioso que envolve infecção transmural, inflamação e liberação de mediadores inflamatórios. A resposta inflamatória envolve o recrutamento de neutrófilos e linfócitos T. Ocorre a liberação de elastase, de colagenase e de outras substâncias pelos neutrófilos recrutados. Os macrófagos e as células epiteliais das vias aéreas liberam substâncias químicas como a interleucina-8, fator de necrose tumoral e prostanoides que influenciam a migração de células. O resultado final da inflamação na parede brônquica é a destruição de suas camadas elástica e muscular, o que leva às dilatações. A distorção brônquica originada desse processo irá proporcionar, ainda, maior obstrução e retenção de secreção, aumentando o processo infeccioso (Barker e Bardana, 1988; Barker, 2002).

6.4 Fatores de risco para a bronquiectasia

As principais causas de bronquiectasia são: infecções respiratórias, como sarampo, coqueluche, infecção por adenovírus, infecção bacteriana (como por *Klebsiella*, *Staphylococcus* ou *Pseudomonas*), gripe, tuberculose, infecção por fungos e infecção por *Mycoplasma*; obstrução brônquica, como aspiração de corpo estranho, tumor pulmonar e tampão de muco; lesões por inalação, causadas por vapores, gases ou partículas nocivas; distúrbios genéticos, fibrose cística e deficiência de alfa-1-antitripsina; e anormalidades imunológicas, como a síndrome de deficiência de imunoglobulina, disfunções dos leucócitos e distúrbios autoimunes ou hiperimunes.

O Quadro 6.1 descreve com mais detalhes as principais causas ou condições associadas com bronquiectasias.

Quadro 6.1 – Causas ou condições associadas com bronquiectasias

Infecções respiratórias	Tuberculose Sarampo Infecções virais (adenovírus, sarampo, *influenza*) Infecção bacteriana (*Klebsiella*, *Haemophilus*) Infecção por fungos Infecções pelo complexo *Mycobacterium Avium* Gripe Tosse convulsiva
Obstrução brônquica localizada	Aspiração de corpo estranho Gânglios linfáticos aumentados de volume Neoplasia de crescimento lento (benigna ou maligna) Rolhas de muco
Sequela de inalação tóxica ou aspiração	Lesões por vapores nocivos, gases ou partículas Heroína Aspiração de conteúdo gástrico

continua

continuação

Condições congênitas	Fibrose cística Discinesia ciliar, incluindo a síndrome de Kartagener Traqueobroncomegalia (síndrome de Mounier-Kuhn) Síndrome de Marfan Deficiência de cartilagem (síndrome de Williams Campbell) Deficiência de alfa-1-antitripsina
Imunodeficiência	Hipogamaglobulinemia Disfunções dos glóbulos brancos Leucemia linfocítica crônica Quimioterapia Imunomodulação (após transplante) Vírus da imunodeficiência humana Determinadas perturbações autoimunes ou hiperimunes, como a artrite reumatoide e a colite ulcerosa
Condições reumáticas	Lúpus eritematoso sistêmico Artrite reumatoide Policondrite recidivante Síndrome de Sjögren
Outras	Doença inflamatória intestinal (retocolite ulcerativa ou Crohn)
	Síndrome de Young (discinesia ciliar secundária)
	Síndrome da unha amarela
	Fístula brônquica
Idiopáticas	Causas desconhecidas

Fonte: adaptado de Barker (2002).

Para a prevenção dos fatores associados, as vacinações infantis contra o sarampo e a coqueluche têm ajudado a reduzir o número de indivíduos com bronquiectasia. As vacinações anuais contra a gripe também podem ajudar a impedir a ação destrutiva dos agentes virais causadores da doença. A vacina pneumocócica auxilia a evitar determinados tipos de pneumonia pneumocócica e suas graves complicações. O uso de antibióticos na fase inicial de infecções, como a pneumonia e a tuberculose, também pode evitar a bronquiectasia ou reduzir sua gravidade. A administração de imunoglobulinas na síndrome de deficiência imunoglobulínica pode evitar a ocorrência de infecções recorrentes e complicações. O uso adequado de medicamentos anti-inflamatórios, como os corticosteroides, pode evitar as lesões brônquicas que produzem as bronquiectasias, principalmente nos indivíduos com aspergilose broncopulmonar alérgica. A aspiração de corpos estranhos pode ser prevenida pelo controle rigoroso do que as crianças levam à boca; evitando-se a sedação excessiva por drogas ou álcool; e buscando auxílio médico no caso de a pessoa apresentar sintomas neurológicos, como o comprometimento do nível de consciência, ou sintomas gastrointestinais, como a dificuldade de deglutição, a regurgitação ou a tosse após a alimentação. Evitar a inalação de vapores lesivos, gases (cloro), fumaça (inclusive do tabaco) e poeiras nocivas (como a de sílica ou o talco) também ajuda a evitar a bronquiectasia ou a reduzir sua gravidade. Além disso, deve ser evitada a instilação de gotas oleosas ou de óleo mineral na boca ou no nariz no momento de dormir, pois essas substâncias podem ser aspiradas até os pulmões. A broncoscopia pode ser utilizada para detectar e tratar uma obstrução brônquica antes que ocorram lesões graves (Barker, 2002; Moreira et al., 2003; Dalcin et al., 2007).

6.5 Diagnóstico da bronquiectasia

A bronquiectasia pode se apresentar de duas maneiras: como um processo focal ou como um processo difuso. As bronquiectasias focais envolvem um segmento ou lobo pulmonar e estão associadas a uma obstrução localizada das vias aéreas, que pode ser ocasionada por bloqueio luminal (corpo estranho ou tumor de crescimento lento), compressão extrínseca por linfonodomegalia (síndrome do lobo médio) ou por distorção brônquica (após ressecção lobar). As bronquiectasias difusas envolvem porções significativas de ambos os pulmões e estão, em geral, associadas a doenças sistêmicas (Barker e Bardana, 1988; Tsang e Tipoe, 2004).

A avaliação diagnóstica da bronquiectasia envolve três fases: a identificação, a busca da causa etiológica e a avaliação da gravidade da doença. Pessoas com bronquiectasias podem ter sintomas decorrentes do processo bronquiectásico ou da doença subjacente. O quadro bronquiectásico pode se apresentar clinicamente como uma doença indolente, supurativa ou com hemoptise. A apresentação como uma doença indolente envolve o fato de as bronquiectasias serem encontradas em indivíduos assintomáticos ou em pessoas com apenas uma tosse leve. A caracterização desse grupo se deve ao fato de o avanço no diagnóstico radiológico por imagem ter tornado mais fácil a identificação de graus menores de bronquiectasias, ampliando, assim, o diagnóstico da doença (Tsang e Tipoe, 2004).

A bronquiectasia pode ser diagnosticada pelos sintomas ou pela presença de outro processo associado. No entanto, são necessárias radiografias para confirmar o diagnóstico e avaliar a extensão do processo e a localização da doença. A radiografia do tórax pode apresentar-se normal, mas, algumas vezes, é possível detectar as alterações pulmonares causadas pelas bronquiectasias. A tomografia axial computadorizada (TAC) de alta resolução pode, em geral, confirmar o diagnóstico, sendo especialmente útil para determinar a extensão da doença no caso de se admitir um tratamento cirúrgico. Pessoas com suspeita clínica de bronquiectasia apresentam alterações radiológicas em 90% dos casos. O exame radiológico convencional do tórax tem sensibilidade de 88% e especificidade de 74% para o diagnóstico de bronquiectasias. Os achados são inespecíficos e incluem infiltrado alveolar focal, opacidades irregulares, atelectasias e imagens arredondadas com paredes espessadas semelhantes a anéis (Barker e Bardana, 1988; Moreira et al., 2003).

A prova de função pulmonar (espirometria) avalia a gravidade do acometimento pulmonar e, geralmente, demonstra o padrão obstrutivo (redução do VEF_1 ou da relação VEF_1/CVF). A redução na CVF pode indicar que as vias aéreas estão bloqueadas por muco, que estão colapsadas ou que há pneumonia associada (Luce, 2000).

Após o diagnóstico da bronquiectasia, exames complementares que indicam sua causa devem ser solicitados pelo médico especialista, como o fator reumatoide; a dosagem de IgA, IgG, IgM, IgE; o nível de alfa-1-antitripsina; o teste de cloro no suor (para fibrose cística); a cultura de catarro (para pesquisa de micobactérias e fungos); e o exame de amostras nasais, brônquicas ou de esperma (para determinar se as células ciliadas têm defeitos estruturais ou funcionais). Quando as bronquiectasias limitam-se a uma zona, como um lobo pulmonar, costuma-se realizar uma broncoscopia de fibra óptica (exame que utiliza um tubo de observação introduzido nos brônquios) para determinar se a causa da doença é um objeto estranho ou um tumor. Os médicos também podem solicitar outros exames para identificar as doenças subjacentes, como a aspergilose broncopulmonar alérgica (Luce, 2000; Tsang e Tipoe, 2004).

6.6 Tratamento da bronquiectasia

Os objetivos do tratamento das bronquiectasias são evitar ou limitar dano adicional ao parênquima pulmonar, prevenir ou reduzir a frequência de exacerbações e manter uma boa qualidade de vida. Sendo assim, a base de tratamento das bronquiectasias inclui tratamento da causa específica (quando possível), administração de antibióticos para tratamento da exacerbação e para supressão da carga microbiana, redução da resposta inflamatória excessiva, promoção da higiene brônquica, controle da hemorragia brônquica e remoção cirúrgica de segmentos ou lobos muito danificados que possam se constituir em focos de infecção ou sangramento. Outras recomendações gerais envolvem evitar o tabagismo, manter uma boa nutrição e realizar um programa de reabilitação pulmonar com inclusão de exercícios físicos (Luce, 2000; Barker, 2002; Tsang e Tipoe, 2004; Dalcin et al., 2007).

Manobras fisioterápicas (em especial a drenagem postural) e antibióticos de amplo espectro (como amoxicilina ou similares, tetraciclinas e cefalosporinas de primeira ou segunda geração) são utilizados no tratamento das bronquiectasias. Não são recomendados os medicamentos que suprimem a tosse, pois podem agravar o problema. As infecções são tratadas com antibióticos. Em alguns casos, os antibióticos são prescritos durante um longo período para evitar as frequentes recidivas. Os medicamentos anti-inflamatórios, como os corticosteroides e os mucolíticos (substâncias que diminuem a viscosidade do pus e do muco) também podem ser administrados. Caso a concentração de oxigênio no sangue esteja baixa, a administração de oxigênio ajuda a prevenir complicações como o *cor pulmonale*. Se o indivíduo apresentar insuficiência cardíaca, os diuréticos podem reduzir o edema e, caso apresente sibilos ou dificuldade respiratória, os broncodilatadores também podem ser receitados pelos médicos (Barker, 2002).

A remoção cirúrgica da parte afetada dos pulmões raramente é realizada. Esse tipo de procedimento é uma opção somente quando a doença está limitada a um pulmão ou, de preferência, a um lobo ou segmento pulmonar. A cirurgia também pode ser proposta para indivíduos que apresentam infecções repetidas mesmo com o tratamento ou para aqueles que expectoram grandes quantidades de sangue (Barker, 2002).

A fisioterapia respiratória convencional, com suas manobras desobstrutivas, constitui-se um recurso importante e bastante utilizado por fisioterapeutas no tratamento da bronquiectasia, em virtude de a doença levar à retenção de muco, ao aumento da obstrução do fluxo aéreo e à dificuldade nas trocas gasosas, o que torna mais difícil o trabalho dos músculos respiratórios e facilita as reinfecções, reforçando a importância da higiene brônquica. Entre os recursos utilizados na desobstrução brônquica, a drenagem postural e a percussão são recomendadas (Langenderfer, 1998).

A drenagem postural é um recurso com base na ação da gravidade que o fisioterapeuta utiliza para pacientes com acúmulo de secreção pulmonar. Consiste no posicionamento do indivíduo de modo a favorecer aplicação de forças gravitacionais, que aumentam o transporte de muco de lobos e segmentos específicos do pulmão em direção às vias aéreas centrais, onde as secreções devem ser removidas mais rapidamente com tosse ou aspiração. A posição de drenagem deve ser precisa para as áreas afetadas do pulmão, e, como as bronquiectasias geralmente ocorrem nas bases pulmonares, a drenagem postural emprega o posicionamento sentado a fim de facilitar a ventilação em ápice. Para a drenagem da secreção, o paciente deverá ser mantido em posição capaz de facilitar o fluxo da secreção patológica para fora do sistema respiratório. Alguns autores relatam que são necessárias nove das doze posições para drenar todas as áreas pulmonares. Além disso, as posições devem ser mantidas de 3 a 15 minutos, totalizando o tempo mínimo de uma hora, com frequência de três a quatro vezes ao dia. Essa técnica é importante para a higiene brônquica de pessoas com fibrose cística e bronquiectasia, pois alguns benefícios da técnica puderam ser comprovados cientificamente (van der Schans et al., 1999; Fink, 2002).

A percussão (tapotagem) é utilizada na área de secreção. Por se tratar de um estímulo brusco, proporciona maior estímulo à tosse. Entretanto, essa técnica não é muito utilizada, por ser desconfortável e ter atuação localizada e limitada. A percussão é definida como uma manobra aplicada com as mãos em formato côncavo, nos lados ventral, lateral e dorsal do tórax, a uma frequência repetitiva. Essa técnica de fisioterapia promove a mobilização das secreções por meio de seu estremecimento e é realizada com o indivíduo em diferentes posições de drenagem. A percussão torácica também aumenta a pressão intratorácica e a hipoxemia, sendo esta última não relevante quando a técnica é realizada em períodos menores de 30 segundos e combinada com três ou quatro exercícios de expansão pulmonar. As contraindicações incluem: tuberculose pulmonar, ressecção tumoral de tórax ou pescoço, contusão pulmonar, coagulopatias, enfisema subcutâneo, anestesia espinhal recente, broncoespasmo, osteoporose, osteomielite em arcos costais, dor torácica, enxerto cutâneo torácico e feridas torácicas abertas (Langenderfer, 1998; Pryor, 1999; van der Schans et al., 1999; Jones e Rowe, 2000; Fink, 2002).

A drenagem postural e a percussão predominavam no tratamento da higiene brônquica na bronquiectasia; atualmente, entretanto, estão associadas a outras técnicas, tais como exercícios respiratórios, *flutter*, drenagem autógena, técnica de expiração forçada, ciclo ativo, terapia de pressão positiva expiratória e ventilação percussiva intrapulmonar. Em virtude de a percussão e a drenagem postural exigirem auxílio de um profissional, o que pode dificultar a prática diária da terapia, vários autores sugerem a utilização da combinação de técnicas que garantam a facilidade na aplicação e a independência do doente pulmonar (Langenderfer, 1998; Pryor, 1998; van der Schans et al., 1999; Jones e Rowe, 2000).

No curso evolutivo da bronquiectasia, assim como em outras doenças pulmonares crônicas, é comum haver redução da tolerância ao exercício físico, acarretando diminuição da qualidade de vida e prejuízo no desenvolvimento das atividades diárias dos indivíduos afetados. Estudos recentes têm demonstrado benefícios significativos da reabilitação pulmonar e do treinamento da musculatura inspiratória na capacidade de exercício e na qualidade de vida das pessoas com bronquiectasia (Bradley et al., 2002; Newall et al., 2005).

6.7 Medidas e avaliação física para pessoas com bronquiectasia

Os testes para avaliação da capacidade de exercício físico em pessoas com bronquiectasia são testes simples, que consistem em caminhar em terreno plano ou subir e descer degraus impondo uma velocidade cadenciada e constante. Os testes mais habituais são: teste de caminhada de 6 minutos (ATS, 2002), teste incremental ou *shuttle walking test* (Payne e Skehan, 1996), teste do degrau (Balfour-Lynn et al., 1998) e a ergoespirometria, com a medida do consumo máximo de oxigênio (VO_2máx) e/ou da carga de trabalho.

Para a aplicação dos testes, consulte os Capítulos 2 e 3.

6.8 Exercício físico para pessoas com bronquiectasia

A fisiopatologia da bronquiectasia pode resultar no desenvolvimento de dispneia e na diminuição da tolerância ao exercício físico, podendo também ter impactos sobre a qualidade de vida e a capacidade de realizar atividades rotineiras. Existe pouca informação na literatura sobre os benefícios do treinamento físico na bronquiectasia; no entanto, é provável que os benefícios de programas regulares de exercícios físicos sejam pelo menos comparáveis aos demonstrados em outras doenças respiratórias, como a DPOC. Também não há informações sobre os efeitos da não adesão ao programa regular de treinamento físico na bronquiectasia. Porém, em pessoas com DPOC, a não adesão pode contribuir para a deterioração da condição física e, possivelmente, para a piora da doença (Bradley et al., 2002; Newall et al., 2005).

Bradley et al. (2002) publicaram um estudo com o objetivo de determinar se um programa regular prescrito de treinamento físico produz melhoras e/ou previne a deterioração nos resultados fisiológicos e clínicos em pessoas com bronquiectasia, se comparado a nenhum treinamento físico. Apenas dois estudos preencheeram os critérios, e os principais resultados demostraram que um grupo controle com treinamento muscular inspiratório, em comparação a um grupo controle sem o treinamento, melhorou a tolerância ou a capacidade de exercício, além da pressão inspiratória máxima (PImáx) e a medida de qualidade de vida relacionada à saúde. Esse estudo de revisão mostrou evidências sobre os benefícios do treinamento muscular inspiratório, mas não forneceu nenhuma evidência do efeito de outros tipos de treinamento físico (aeróbio e resistido) na bronquiectasia. A bronquiectasia é uma doença pulmonar crônica que muitas vezes leva à obstrução do fluxo aéreo e à hiperinsuflação pulmonar, que favorecem a diminuição da tolerância ao exercício físico e ao estado de saúde reduzida. O papel da reabilitação pulmonar e do treinamento físico não foi bem investigado em pessoas com bronquiectasia.

Newall et al. (2005) avaliaram 32 pessoas com bronquiectasia idiopática, que foram aleatoriamente alocadas em 3 grupos:

- reabilitação pulmonar (treinamento físico geral) com inserção de treinamento da musculatura inspiratória;
- reabilitação pulmonar com foco principal no treinamento da musculatura inspiratória;

- grupo de controle, no qual o programa de treinamento físico foi realizado por 8 semanas, durante 45 minutos, três vezes por semana, a 80% da FCmáx.

O treinamento da musculatura inspiratória foi realizado no domicílio por 15 minutos, duas vezes por dia, durante o período de 8 semanas. Os grupos 1 e 2 obtiveram aumentos significativos no teste incremental (*shuttle walking test*); de 96,7 metros (IC 95%: 59,6-133,7) e 124,5 metros (IC 95%: 63,2-185,9), respectivamente, e um aumento da capacidade de resistência do exercício físico de 174,9% (IC 95%:34,7-426,1) e 205,7% (IC95%:31,6-310,6). Não houve diferença estatisticamente significativa nas melhoras entre esses dois grupos. Melhoras significativas na força muscular inspiratória (PImáx, em cm H_2O) também foram observadas tanto no grupo 2 (21 centímetros de aumento no H_2O, IC95%:9,3-33,4, $p = 0,008$) quanto no grupo 1 (12 centímetros de aumento no H_2O, IC 95%:1,1-22,9, $p = 0,04$), não havendo diferença entre os dois grupos ($p = 0,220$). Os efeitos positivos na capacidade de exercício foram mantidos três meses depois do término dos programas de treinamento apenas no grupo 2. Os autores concluíram que um programa de treinamento físico geral tem efeito positivo importante na capacidade física de pessoas com bronquiectasia e que não houve vantagem adicional com a inserção do treinamento da musculatura inspiratória. Contudo, o treinamento da musculatura inspiratória pode ser importante para a longevidade dos efeitos dos programas de reabilitação pulmonar.

Para pessoas com bronquiectasia, o treinamento físico vem sendo considerado parte obrigatória no tratamento e é oferecido, geralmente, em programas de reabilitação pulmonar. Esses indivíduos com doenças pulmonares crônicas (inclusive bronquiectasia) usualmente apresentam intolerância ao exercício físico de intensidade variável e relacionada à disfunção muscular esquelética. Exercícios aeróbios e exercícios resistidos são fundamentais para o desenvolvimento da capacidade física e da qualidade de vida, principalmente nos indivíduos com as formas moderada ou grave da doença (Maltais et al., 1996). A intolerância ao exercício físico é uma manifestação comum em pessoas com doenças pulmonares crônicas. Antes, essa intolerância era atribuída exclusivamente ao distúrbio respiratório que esses indivíduos apresentavam, no entanto, tem sido verificado recentemente que a disfunção muscular esquelética periférica é um fator importante para a diminuição da capacidade de realização de exercícios físicos (Gosselink et al., 2000). Killian et al. (1992) reconheceram a importância da disfunção muscular esquelética na diminuição dessa capacidade, de forma que muitos dos pacientes se queixavam de cansaço nos membros inferiores durante o teste de esforço máximo sem relatarem a dispneia como um fator limitante.

6.8.1 Exercício aeróbio

Os exercícios aeróbios aumentam o VO_2máx, o limiar anaeróbio, a concentração de enzimas oxidativas mitocondriais e a capilarização dos músculos treinados. Além disso, diminuem o tempo de recuperação da creatina fosfato (CP), o que resulta em melhora da capacidade de exercício (McArdle et al., 2011). Para os membros inferiores pode-se realizar caminhadas livres ou em esteiras rolantes e exercitar-se em bicicletas ergométricas ou em elípticos/*transports*. Os exercícios aeróbios para os membros superiores podem ser realizados em ergômetros de braço (ATS/ERS, 1999).

O exercício aeróbio para os membros inferiores melhora a tolerância ao exercício, a adaptação muscular ao exercício aeróbio com menor acúmulo de lactato sanguíneo e a produção de CO_2; aumenta a resistência dos quadríceps; e eleva a capacidade oxidativa mitocondrial (Maltais et al., 1996). O exercício aeróbio para membros superiores tem a finalidade de aumentar a tolerância para as atividades diárias, que, em sua maioria, são realizadas com os braços (Orozco-Levi et al., 1995; ATS/ERS, 1999; ATSS, 1999).

Quadro 6.2 – Recomendações atuais para os exercícios aeróbios aplicados às pessoas com bronquiectasia

Variáveis	Recomendações
Duração	20 a 45 minutos por sessão.
Frequência	3 a 5 vezes por semana.
Intensidade*	60% a 90% da FCmáx ou 40% a 80% do VO_2máx ou 50% a 80% da carga máxima e escala de Borg entre 4 e 6.
Recuperação	24 horas.

* Uma alternativa para elevar a intensidade seria utilizar exercícios intervalados.

Fonte: Bradley et al. (2002); Newall et al. (2005); Dourado e Godoy (2004).

6.8.2 Exercício resistido

A disfunção muscular periférica em pessoas com doenças pulmonares crônicas contribui diretamente para a intolerância ao exercício físico e às atividades de rotina; entretanto, atualmente não há um número suficiente de estudos e um consenso sobre as estratégias adequadas de exercícios resistidos para pessoas com bronquiectasia. A redução da força muscular é proporcional à redução da massa muscular, e, pelo fato de os membros superiores serem mais utilizados nas atividades diárias, essa perda ocorre com predomínio nos membros inferiores. Embora essas alterações musculares tenham origem multifatorial, autores indicam que o descondicionamento físico seja o fator mais importante para a perda de massa e força musculares em pessoas com doenças pulmonares crônicas (Storer, 2001; Silva e Dourado, 2008).

Os exercícios resistidos melhoram a capacidade funcional e têm efeito benéfico para atividades de rotina diária, como sentar-se, levantar-se, vestir-se e subir escadas. Os exercícios resistidos não resultam em ganho aeróbio, tendo em vista que variáveis como VO_2máx e limiar anaeróbio não se alteram significativamente, e, portanto, esse trabalho deve ser associado aos exercícios aeróbios para a aquisição de resistência aeróbia (Storer, 2001; Dourado e Godoy, 2004). Uma grande variedade de equipamentos para o treino de resistência e força muscular pode ser utilizada, entre eles destacam-se os aparelhos ou as máquinas de musculação, os pesos livres e os elásticos (Silva e Dourado, 2008).

Quadro 6.3 – Recomendações atuais para os exercícios resistidos aplicados às pessoas com bronquiectasia

Variáveis	Recomendações
Duração	20 a 45 minutos por sessão. 8 a 12 repetições e 1 a 3 séries de repetições para cada grupo muscular. 8 a 10 exercícios para os grandes grupos musculares.
Frequência	2 a 3 vezes por semana.
Intensidade*	50% a 85% de 1 RM. Ajuste de intensidade a cada 3 ou 4 semanas.
Recuperação	2 a 3 minutos entre as séries. 24 a 48 horas por sessão/grupo muscular.

* Pode-se estimar a carga pelo número de repetições, considerado mais simples e seguro para a pessoa com bronquiectasia. Exemplo: conseguir 15 a 20 repetições, e nenhuma mais, refere-se à faixa de treinamento de 50% a 60% de 1 RM; 12 repetições equivalem a 70% de 1 RM; e 8 repetições equivalem a 80% de 1 RM.

Fonte: Bradley et al. (2002); Newall et al. (2005); Silva e Dourado (2008).

A combinação de exercícios aeróbios e resistidos (treino/exercício combinado) é, provavelmente, a melhor estratégia para a disfunção muscular periférica em pessoas com doença pulmonar crônica (Bernard et al., 1999; Raghu et al., 2011). A flexibilidade é uma importante aptidão física, assim como a resistência, a força muscular e a resistência aeróbia. Nesse sentido, recomenda-se a prescrição de exercícios de alongamento para pessoas com bronquiectasia. Eles podem ser incorporados nos períodos de aquecimento e volta à calma das sessões diárias.

7 Hipertensão arterial pulmonar (HAP)

7.1 Definição

A hipertensão arterial pulmonar (HAP) caracteriza-se como uma alta pressão nas artérias dos pulmões que faz o lado direito do coração trabalhar com mais dificuldade do que o normal. É definida como uma anormalidade circulatória caracterizada por aumento da resistência vascular na pequena circulação, em geral por meio de mecanismos mistos que envolvem vasoconstrição, remodelamento da parede arterial e trombose. O aumento progressivo da resistência vascular pulmonar leva à insuficiência ventricular direita (IVD) e à morte precoce (Elkayam e Gleicher, 1998; ESC, 2004).

Trata-se de uma doença grave e progressiva que se associa, frequentemente, a elevada morbimortalidade. Nos últimos anos, com base nos avanços no entendimento da fisiopatologia da HAP, foram desenvolvidas drogas específicas para o seu tratamento, com ganhos significativos tanto na qualidade de vida como na sobrevida dos indivíduos afetados (ESC, 2004; Callou e Ramos, 2009).

A HAP é classificada em três subgrupos:

- hipertensão arterial pulmonar idiopática (HAPI);
- hipertensão arterial pulmonar familiar (HAPF);

- hipertensão arterial relacionada a fatores de risco ou a condições associadas (HAPA). Este último subgrupo pode se associar a cardiopatias, doença tromboembólica, colagenoses, infecção por HIV, drogas, toxinas, parasitas (*Schistosoma mansoni*), entre outros (ESC, 2004).

A dispneia é o principal sintoma da HAP e aparece, de forma geral, inicialmente com esforço e posteriormente em repouso. A dor torácica subesternal também é comum, afetando entre 25% e 50% dos indivíduos. Os outros sinais e sintomas incluem: encurtamento gradual da respiração, que pode piorar com exercícios físicos; fadiga; dor ou desconforto torácico; inchaço nas pernas e nos pés; tosse persistente; arritmia (sensação do batimento forte ou anormal do coração); cianose (tom azulado da pele, principalmente nas mãos, nos pés e na face); tontura; e síncope (desmaio) (ESC, 2004).

7.2 Epidemiologia da HAP

Ainda não existem dados nacionais sobre a prevalência da HAP. Atualmente, está em andamento o Registro Nacional de Hipertensão Pulmonar, elaborado pelo Comitê Brasileiro de Hipertensão Pulmonar, que é formado pelas Sociedades Brasileiras de Cardiologia, de Pneumologia e Tisiologia e de Reumatologia. Registros internacionais recentes na França e na Escócia estimam a prevalência anual de HAP entre 15 e 26 casos a cada 1 milhão de habitantes. No registro francês, observou-se que 75% dos indivíduos apresentavam classes funcionais III ou IV (Quadro 7.2) no momento do diagnóstico e 40% dos indivíduos apresentavam HAPI ou HAPF. A HAP é uma doença de baixa incidência, porém de alta morbidade e mortalidade. A HAPI é considerada rara e predomina em mulheres jovens, em uma relação de 5:1 se comparada à incidência nos homens. É pouco descrita na gravidez, com uma incidência de cerca de 1/500 mil mulheres por ano. A gestação está associada a um mau prognóstico, em virtude da alta morbimortalidade materno-fetal. O diagnóstico é de grande importância, pois a prevenção da gestação ou o aborto terapêutico precoce podem ser considerados em tempo hábil. Além disso, as modificações fisiológicas da gravidez são mal toleradas porque podem provocar complicações, como tromboembolismo, disfunção ventricular direita e óbito materno-fetal. A estimativa de incidência de casos de HAPI é de aproximadamente 1 ou 2 casos por milhões de pessoas a cada ano. A incidência dos casos associados à doença do tecido conjuntivo (HAPA) é aproximadamente dez vezes maior do que a encontrada para HAPI (Elkayam e Gleicher, 1998; Rau, 2003; SBPT, 2005).

Segundo o registro francês, a prevalência de HAP foi de 15 casos a cada 1 milhão de habitantes adultos, e a incidência foi de 2,4 casos a cada 1 milhão de habitantes adultos por ano. Considerando-se a população brasileira, de quase 200 milhões de habitantes, podemos calcular aproximadamente 2.500 pessoas com HAP no Brasil; e, considerando-se doenças como a esquistossomose, esse número deve ser ainda maior. A HAP ocorre de modo relativamente frequente em associação a doenças fibróticas pulmonares, atingindo níveis próximos a 30%. A incidência de HAP associada à disfunção do ventrículo esquerdo não foi claramente determinada, porém é possível generalizar afirmando que a maioria dos casos de hipertensão pulmonar deu-se por doença cardíaca. Ainda de acordo com dados de registros franceses, a HAPI, a HAPF, a HAPA com anorexígenos, as doenças do tecido conjuntivo, as doenças cardíacas congênitas, a hipertensão portal e o HIV representaram 39,2%, 3,9%, 9,5%, 15,3%, 11,3%, 10,4% e 6,2% da população, respectivamente (Humbert et al., 2006).

Muitas formas difusas de doenças pulmonares crônicas podem resultar no desenvolvimento de HAP (Lee et al., 1992; Winslow et al., 1993; Dawson et al., 2000; Olschewski et al., 2000; Fartoukh et al., 2000; Rolla et al., 2000; Preston et al., 2001; Shorr et al., 2002; Shorr et al., 2003). Arcasoy et al. (2003), por exemplo, encontraram HAP em 25% das pessoas com diversas formas de doença pulmonar avançada que foram encaminhadas para o transplante. A HAP tem sido encontrada em 5% a 38% das pessoas com esclerodermia, em 4,3% a 43% daqueles com lúpus eritematoso sistêmico e em

21% das pessoas com artrite reumatoide (Winslow et al., 1993; Koh et al., 1996; Hinderliter et al., 1997; Dawson et al., 2000; Rolla et al., 2000). A sarcoidose também está associada com HAP em 1% a 28% dos casos, e é mais comum em pessoas em estágio avançado da doença (Preston et al., 2001). A HAP foi associada à doença pulmonar intersticial (DPI) por ser um preditor significativo de mortalidade (D'Alonzo et al., 1991; King et al., 2001).

7.3 Fisiopatologia da HAP

A circulação pulmonar e a sistêmica têm a mesma estrutura arterial, porém a circulação pulmonar refere-se a um sistema de alta complacência, pois possui alto fluxo e baixa pressão. Geralmente, a pressão arterial pulmonar (PAP) é de um quinto da pressão arterial sistêmica (PAS). Na HAP, a alteração na complacência da circulação pulmonar será responsável pela limitação funcional, uma característica dessas pessoas. A hipóxia provoca reflexo de vasoconstrição, e na circulação sistêmica existe vasodilatação (von Euler e Liljestrand, 1996; Peacock, 1999). Os fatores agravantes da HAP são a hipóxia, a acidose associada a infecções e os estados de alto débito, como a gestação, a anemia e o hipertireoidismo (Rubenfire et al., 2007). Na gestação, existe um risco maior de complicação quando a PAP é maior que 60% da PAS. O aumento fisiológico do volume circulante pode precipitar a insuficiência ventricular direita, mas os períodos do periparto e do puerpério são os de maior risco de morte secundária por hipovolemia, por embolia pulmonar ou por infarto pulmonar (Warnes, 2008).

As características da circulação pulmonar que favorecem a realização das trocas gasosas são a baixa pressão, a baixa resistência e a elevada complacência. O aumento da resistência na vasculatura pulmonar gera a elevação da pressão na artéria pulmonar e em suas ramificações, podendo ocasionar consequências ao indivíduo em decorrência da maior oposição ao fluxo sanguíneo. Esse cenário pode levar à falência ventricular direita e a manifestações de baixo débito que caracterizam a HAP, uma condição hemodinâmica que tem probabilidade de ocorrer em diferentes doenças. A HAP pode surgir pelos seguintes mecanismos: aumento da pressão hidrostática advinda das câmaras cardíacas esquerdas ou de situações de hipervolemia; hiperfluxo resultante do aumento do débito cardíaco por meio da circulação pulmonar, com gravidade nesses casos; e prognósticos diferentes. Os valores normais de pressão média na artéria pulmonar (PAPm) são de 8 a 20 mmHg (medida por meio de cateterismo cardíaco direito). Valores acima de 25 mmHg em repouso ou maiores que 30 mmHg durante o exercício físico são considerados anormais e diagnosticam HAP (Voelkel et al., 1999; Warnes, 2008).

O processo da HAP varia, e, com frequência, múltiplos fatores são responsáveis. Geralmente, o leito vascular pulmonar pode receber o volume sanguíneo liberado pelo ventrículo direito, que apresenta uma baixa resistência ao fluxo sanguíneo aumentado por meio da dilatação dos vasos na circulação pulmonar. No entanto, se o leito vascular pulmonar estiver destruído ou obstruído, como na hipertensão pulmonar, a capacidade de receber qualquer fluxo ou volume de sangue torna-se prejudicada, e, então, o fluxo sanguíneo aumentado eleva a pressão da artéria pulmonar. À medida que a pressão arterial pulmonar se eleva, a resistência vascular pulmonar também aumenta. A constrição da artéria pulmonar e a redução no leito vascular pulmonar resultam em um aumento na resistência e na pressão vasculares pulmonares. Essa carga de trabalho aumentada afeta a função ventricular direita. Por fim, o miocárdio não consegue satisfazer as demandas crescentes impostas, o que leva à hipertrofia (aumento e dilatação) e à insuficiência ventricular direita (Voelkel et al., 1999; Peacock, 1999).

Os mecanismos envolvidos na patogenia da HAP são diversos. No entanto, progressos recentes relacionados à investigação de processos celulares e moleculares têm demonstrado que vários desses processos são semelhantes àqueles envolvidos no câncer, talvez explicando o caráter maligno da doença e a dificuldade de diagnóstico precoce e de medidas terapêuticas eficazes. Embora os mecanismos específicos responsáveis pelo desenvolvimento de HAP continuem sendo pouco conhecidos, certo número deles tem sido proposto. O exame histopatológico de HAP sugere que a lesão endotelial e os estímulos proliferativos são processos fundamentais. Mutações no receptor de proteínas morfogenéticas ósseas tipo II, membro do fator de transformação do crescimento beta (TGF-beta), estão presentes na maioria dos casos de HAPF. Alguns genes parecem desempenhar um papel importante na apoptose (ou morte celular programada). Outros genes, polimorfismos genéticos e fatores ambientais são provavelmente necessários para iniciar o processo da doença (Deng et al., 2000; Lane et al., 2000; Trembath et al., 2001; Yuan e Rubin, 2005). Outros estudos demonstraram anormalidades em outros caminhos que podem contribuir para a patogênese da HAP. Esses caminhos incluem maior expressão do transportador da serotonina, diminuição da expressão das enzimas responsáveis pela síntese do óxido nítrico e prostaciclina, alteração dos canais de potássio e aumento da produção de fatores de crescimento (Voelkel et al., 1999; Deng et al., 2000; Lane et al., 2000; Humbert et al., 2004; Warnes, 2008).

7.4 Fatores associados à HAP

Embora as causas ou origens da HAP sejam desconhecidas em 40% dos casos (definida, nesse caso, como idiopática), ela também pode ter origem hereditária ou estar associada ao consumo de drogas (principalmente anfetaminas e inibidores de apetite, como as fenfluoraminas, atualmente banidas do mercado); à infecção pelo vírus HIV e a doenças hepáticas, reumatológicas e cardíacas congênitas; à anemia falciforme; e à esquistossomose. Apesar de tipos diferentes de HAP serem mais comuns em determinadas faixas etárias, a doença pode se manifestar em qualquer idade. Alguns fatores de risco estão definitivamente associados à HAP, validados por meio de estudos controlados ou de dados epidemiológicos. Entre esses fatores estão algumas drogas e toxinas, condições demográficas como sexo feminino e gestação, além de doenças específicas.

A HAPI, que, por definição, não tem causa de base identificável, é um dos tipos mais comuns de HAP. A HAPF é responsável por pelo menos

6% dos casos de HAP, e mutações no receptor 2 da proteína morfogenética óssea (BMPR2) foram identificadas na maioria dos casos de HAPF. A HAP também pode estar associada a várias condições (HAPA) que, juntas, são responsáveis pela maioria dos outros casos de HAP (Lane et al., 2000; Deng et al., 2000). Essas condições incluem:

- *HAP associada a doenças do tecido conjuntivo*. A HAP é uma complicação bem reconhecida das doenças do tecido conjuntivo, tais como a esclerose sistêmica e o lúpus eritematoso sistêmico. Nas pessoas afetadas pode surgir também em associação com a doença pulmonar intersticial (DPI). A prevalência da HAP em pessoas com doenças do tecido conjuntivo, como na esclerose sistêmica, foi relatada variando de 4,9% a 38%, com uma média de 16%. Nesses indivíduos, as complicações pulmonares tais como DPI e HAP são hoje as principais causas de morte. Pessoas com HAP associada a esclerose sistêmica têm um prognóstico particularmente ruim em comparação àqueles com esclerose sistêmica sem HAP (Koh et al., 1996; McGoon et al., 2004);
- *HAP associada a doenças congênitas do coração*. As doenças congênitas do coração são relativamente comuns, afetando cerca de 1 a cada 8 mil nascimentos na população. A HAP, reconhecida pelos índices de mortalidade e morbidade, é considerada um dos maiores desafios no tratamento dessa população. Conforme determinado pelo nível de resistência vascular pulmonar, a forma mais severa de HAP é a Fisiologia de Eisenmenger, que está associada a uma reversão de um *shunt* esquerdo-direito inicial, causando cianose e capacidade limitada ao exercício físico (Diller et al., 2005);
- *HAP associada à infecção por HIV*. A HAP é uma complicação rara da infecção por HIV (prevalência estimada em pessoas com HIV: 0,5%), mas é relativamente bem-documentada. Com o advento da terapia antirretroviral altamente ativa (HAART) e o importante aumento da sobrevida desses indivíduos, a HAP e outras mani-

festações não infecciosas da infecção por HIV são cada vez mais responsáveis pela morbidade associada a esta doença e pelo prognóstico ruim. Em pessoas com HIV, a glicoproteína do envelope do HIV-1 GP120 pode estimular a produção de endotelina por macrófagos. A HAP associada ao HIV apresenta um quadro clínico similar à HAPI, e parece ser independente do grau de imunossupressão (Speich et al., 1991; Sitbon et al., 2004);
- *HAP associada à anemia falciforme*. A prevalência de HAP em pessoas com anemia falciforme é de 20% a 40% (Lin et al., 2005).

A HAP é também um efeito colateral de certos agentes anorexígenos, tais como fenfluramina e dexfenfluramina. Contudo, a incidência da HAP induzida por droga vem diminuindo, já que esses agentes não estão mais disponíveis.

7.5 Diagnóstico da HAP

Os sintomas iniciais da HAP (dispneia, vertigem e fadiga) são frequentemente leves e comuns a várias outras condições. Em repouso, comumente não há sintomas e sinais aparentes da doença. Como resultado, o diagnóstico pode ser atrasado por meses ou anos, o que significa que a HAP com frequência não é reconhecida até que a doença esteja relativamente avançada. A HAP é diagnosticada na maioria das vezes apenas depois que outras doenças tenham sido investigadas e excluídas, o que influencia negativamente o prognóstico da doença (Gaine et al., 1998).

A natureza não específica dos sinais e sintomas associados à HAP indica que o diagnóstico não pode ser realizado apenas com base nos sintomas. Os médicos especialistas geralmente realizam uma série de investigações para um diagnóstico inicial, para refinar o diagnóstico em termos de classificação clínica da hipertensão pulmonar (Quadro 7.1) e para avaliar o grau de deterioração funcional e hemodinâmica. Como consequência, os especialistas adotam, usualmente, uma abordagem de quatro estágios:

- Suspeita clínica de hipertensão pulmonar:
  - Dispneia sem sinais claros de doença cardíaca ou pulmonar.
  - Rastreamento de pessoas com condições associadas (doença do tecido conjuntivo, doença cardíaca congênita, HIV, anemia falciforme).
  - Achados incidentais ao exame para outras causas clínicas.

- Detecção da hipertensão pulmonar:
  - Eletrocardiograma (ECG).
  - Radiografia de tórax, que pode demonstrar evidências de cardiomegalia e artérias pulmonares aumentadas.
  - Ecocardiograma bidimensional com Doppler.

- Identificação de outras causas de hipertensão pulmonar:
  - Mapeamento pulmonar de ventilação e perfusão (cintilografia de ventilação/perfusão pulmonar).
  - Tomografia computadorizada de alta resolução (TCAR).
  - Ressonância magnética.
  - Angiografia pulmonar.
  - Testes de função pulmonar (como a espirometria) e gasometria arterial.

- Avaliação e classificação da HAP (tipo, capacidade funcional, hemodinâmica):
  - Testes sanguíneos e imunológicos, testes de HIV, ultrassom abdominal.
  - Cateterismo do coração direito (padrão ouro) e testes de vasorreatividade.
  - Teste de caminhada de 6 minutos (TC6M) e pico de VO_2.

Nos indivíduos selecionados, exames adicionais são solicitados por serem necessários para a elucidação da etiologia ou de doenças coexistentes, como testes sanguíneos incluindo Hb, Ht (policitemia), eletroforese de hemoglobina (anemia falciforme), anticorpos, antinucleares, fator reumatoide (colagenoses), função tireoidiana, função hepática, testes de coagulação (fator anticoagulante lúpico, antitrombina III, proteínas C e S), sorologias para vírus HIV e para vírus da hepatite B e C. Na suspeita de esquistossomose, são importantes os exames parasitológicos, a sorologia, a biópsia de válvula retal e a presença de hipertensão portal. Por ser um procedimento invasivo, a biópsia pulmonar não é recomendada pelos médicos de maneira rotineira na avaliação dos indivíduos, devendo ser considerada apenas em situações especiais, como na suspeita de vasculite ativa, de doenças granulomatosas, de infestações parasitárias, de doenças intersticiais e de doença veno-oclusiva pulmonar (Rich, 1998; Almeida et al., 2000; Chatterjee et al., 2002).

O médico realiza uma história clínica detalhada desde a infância do paciente, pois isso é fundamental e deve contemplar todas as possibilidades etiológicas. A hipertensão pulmonar pode se instalar silenciosamente em consequência de doenças cardíacas, de doenças sistêmicas ou de doenças do parênquima pulmonar ou da vasculatura pulmonar. O sintoma mais comum é a intolerância ao esforço físico (dispneia de esforço) e a fadiga pelo baixo débito cardíaco, de caráter progressivo e indicativo de disfunção ventricular direita secundária. Dor precordial do tipo anginosa aos esforços pode indicar uma cardiopatia isquêmica ou uma isquemia subendocárdica do ventrículo direito por redução do fluxo e da pressão de perfusão coronariana. As taquicardias (palpitações) são queixas frequentes e inespecíficas, mas podem denunciar a presença de arritmias ventriculares ou supraventriculares, frequentes na evolução da doença. Síncope ou pré-síncope são sintomas preocupantes, pois traduzem baixo débito cardíaco por disfunção ventricular direita e/ou arritmia ventricular. Hemoptise ou hemoptoicos podem estar presentes em qualquer forma de hipertensão pulmonar e podem alertar para a possibilidade de tromboembolismo crônico (Rich, 1998; Almeida et al., 2000; Chatterjee et al., 2002).

A hipertensão pulmonar é uma condição patológica e está presente quando a pressão sistólica pulmonar e a pressão média excedem, respectivamente, 30 e 25 mmHg em repouso ou quando a pressão sistólica pulmonar excede 35 mmHg e a pressão média pulmonar é superior a 30 mmHg durante o esforço físico. Cabe ressaltar que, em idosos, a pressão arterial pulmonar pode ser mais elevada, principalmente durante o esforço, mesmo na ausência de qualquer patologia (Rich, 1998; Almeida et al., 2000; Chatterjee et al., 2002). Por se tratar de um diagnóstico hemodinâmico, sua interpretação e valorização têm de ser consideradas nessa perspectiva por suas implicações terapêuticas. A hipertensão pulmonar é classificada de acordo com o 3º Simpósio Mundial em Hipertensão Arterial Pulmonar, realizado em Veneza, em 2003, e está descrita no Quadro 7.1.

Quadro 7.1 – A HAP representa o Grupo 1 dentro do sistema de classificação clínica da OMS de Hipertensão Pulmonar (revisão de 2003, Veneza) e é uma entre as cinco doenças que formam tais grupos. Os grupos são divididos com base na etiologia

	Hipertensão Arterial Pulmonar (HAP)

Hipertensão arterial pulmonar	▪ Idiopática (HAPI).
	▪ Familiar (HAPF).
	▪ Associada (HAPA):
	  ▪ Doença do tecido conjuntivo.
	  ▪ *Shunts* sistêmico-pulmonares congênitos.
	  ▪ Hipertensão portal.
	  ▪ Infecção por HIV.
	  ▪ Drogas e toxinas.
	  ▪ Outra (desordens da tireoide, doença do armazenamento de glicogênio, doença de Gaucher, telangiectasia hemorrágica hereditária, hemoglobinopatias, desordens mieloproliferativas, esplenectomia).
	– Associada com envolvimento venoso ou capilar significativo:
	  ▪ Doença veno-oclusiva pulmonar (DVOP).
	  ▪ Hemangiomatose capilar pulmonar (HCP).
	– Hipertensão pulmonar persistente do recém-nascido (HPPRN)

continua

continuação

Grupo II	**Hipertensão pulmonar associada com doenças do coração esquerdo** - Doença cardíaca atrial ou ventricular esquerda. - Valvulopatia.
Grupo III	**Hipertensão pulmonar associada com doenças respiratórias e/ou hipoxemia** - Doença pulmonar obstrutiva crônica. - Doença pulmonar intersticial. - Distúrbios durante o sono, hipoventilação alveolar, exposição crônica a grandes altitudes. - Anormalidades do desenvolvimento.
Grupo IV	**Hipertensão pulmonar decorrente de doença trombótica e/ou embólica crônica** - Obstrução tromboembólica das artérias pulmonares proximais. - Obstrução tromboembólica das artérias pulmonares distais. - Embolia pulmonar de origem tumoral, parasitas, corpo estranho.
Grupo V	**Grupo de miscelânea** - Sarcoidose, histiocitose, linfangiomatose, compressão de vasos pulmonares (adenopatias, tumores, mediastinite fibrosante).

O cateterismo do lado direito do coração é necessário para um diagnóstico definitivo de HAP. Os critérios diagnósticos para HAP são: pressão sistólica da artéria pulmonar (PSAP) > 30 mmHg e diastólica (PDAP) > 15 mmHg, ou pressão média na artéria pulmonar (PMAP) > 25 mmHg em repouso ou > 30 mmHg durante o exercício físico (Gaine e Rubin, 1998; Barst et al., 2004; Sitbon et al., 2005).

Uma vez diagnosticada, a HAP geralmente é classificada de acordo com um sistema de classe funcional inicialmente elaborado pela New York Heart Association (NYHA) para a insuficiência cardíaca crônica e, posteriormente, adaptada para a HAP pela Organização Mundial da Saúde (OMS). Essa classe funcional mede a gravidade da HAP e reflete o impacto sobre a vida do indivíduo em termos de atividade física e sintomas. Existem quatro classes, sendo a classe I a menos grave e a classe IV a mais avançada (Quadro 7.2) (Gaine e Rubin, 1998; Galiè et al., 2005; SBPT, 2005).

Quadro 7.2 – Classificação da NYHA/OMS do *status* funcional em pessoas com hipertensão pulmonar

Classe	Perfil sintomático
Classe I	Pessoas com hipertensão pulmonar, mas sem limitação resultante da atividade física. Atividade física comum não causa dispneia, fadiga, dor no peito ou quase síncope.
Classe II	Pessoas com hipertensão pulmonar que resultam em limitação leve da atividade física. Os indivíduos ficam confortáveis no repouso. Atividade física comum causa dispneia ou fadiga indevida, dor no peito ou quase síncope.
Classe III	Pessoas com hipertensão pulmonar que resultam em marcada limitação da atividade física. Os indivíduos ficam confortáveis no repouso. Atividades menores que as atividades comuns causam dispneia ou fadiga indevida, dor no peito ou quase síncope.
Classe IV	Pessoas com hipertensão pulmonar com inabilidade para realizar qualquer atividade física sem sintomas. Esses indivíduos manifestam sinais de falência do coração direito. Dispneia e/ou fadiga podem mesmo estar presentes no repouso. O desconforto é aumentado em qualquer intensidade de atividade física.

O marcador funcional citado é o mais utilizado pelos médicos especialistas na avaliação de pessoas com HAP, tanto por sua simplicidade quanto por seu baixo custo. A limitação da classe funcional está na interpretação que tanto o paciente quanto o médico fazem dos sintomas, a estratificação; desse modo, pode haver diminuição da reprodutibilidade interobservador. Mesmo assim, a utilização da classificação funcional apresentou melhora de sobrevida em vários estudos, devendo ser empregada na prática clínica de rotina das pessoas com HAP (SBPT, 2005).

7.6 Tratamento da HAP

A definição da estratégia de tratamento na HAP dependerá da identificação correta dos fatores etiológicos. Há casos em que essa condição é apenas transitória, necessitando suporte terapêutico clínico no momento em que ocorre. Pode ser também um processo não transitório, porém, reversível, por meio da remoção dos fatores que a ocasionaram. Existem situações em que essa patologia é considerada incurável. Nesses casos, alguns avanços recentes no conhecimento dos mecanismos fisiopatológicos envolvidos têm levado a um grande progresso terapêutico, com melhora importante na sobrevida e na qualidade de vida dessas pessoas (Naeije et al., 2001; Sitbon et al., 2002; SBPT, 2005).

Atualmente não há cura para a HAP, mas o avanço no entendimento de como a doença se desenvolveu resultou na existência atual de tratamentos disponíveis que têm ajudado a melhorar o prognóstico dos portadores da doença (Naeije et al., 2001; Sitbon et al., 2002).

Um programa regular de exercícios físicos para pessoas com HAP deve ser limitado pelos sintomas. Uma vida sedentária não é recomendável, para que se evite perda de massa e de força musculares que pode levar à limitação funcional. Entretanto, exercícios físicos intensos podem provocar dispneia, precordialgia, pré-síncope ou síncope, o que agrava o quadro. O efeito do exercício físico foi avaliado em um estudo randomizado com 30 pessoas com HAP, clinicamente estáveis e em tratamento regular, a maioria apresentando classe funcional III ou IV (80%). Após três semanas de treinamento supervisionado hospitalar e mais 12 semanas de treinamento domiciliar, foi observada melhora no TC6M, na qualidade de vida, na classe funcional e no consumo de oxigênio. Idealmente, a realização de exercícios físicos deve ser supervisionada, e atividades físicas vigorosas e exercícios isométricos precisam ser evitados em razão do risco de síncope (Naeije et al., 2001; Sitbon et al., 2002; SBPT, 2005).

De acordo com as Diretrizes Brasileiras para Manejo da Hipertensão Pulmonar (SBPT, 2005), as principais opções de tratamento para pessoas com HAP são:

- Tratamentos rotineiramente usados, mas com poucas evidências de impacto sobre a doença:
  - *anticoagulantes*: destinados ao tratamento das alterações trombóticas observadas e à predisposição potencial para trombose *in situ* na microcirculação pulmonar, tais como warfarina;
  - *diuréticos*: para tratamento de falência do coração direito;

  - *oxigenoterapia*: para manter a saturação de oxigênio no sangue > 90% continuamente. A oxigenoterapia em pessoas com HAPI mostrou benefícios apenas entre aquelas com hipoxemia em repouso ou durante exercícios físicos. A hipoxemia presente em pacientes com HAP pode decorrer da diminuição do débito cardíaco, do desequilíbrio entre a ventilação/perfusão e do *shunt*. As indicações atuais para o uso da oxigenoterapia contínua são: a) PaO2 ≤ 55 mmHg ou SaO_2 ≤ 88% em repouso; b) PaO_2 entre 56 e 59 mmHg ou SaO_2 = 89% em repouso associado ao *cor pulmonale* ou hematócrito ≥ 56%; c) PaO_2 ≤ 55 mmHg ou SaO_2 ≤ 88% documentada durante o exercício físico;
  - *bloqueadores de canais de cálcio (BCCs)*: menos de 10% das pessoas com HAPI se beneficiam da terapia com BCCs. Essa estimativa é ainda mais baixa em outras formas de HAP. Se não for utilizada em candidatos apropriados (com vasorreatividade demonstrada durante o cateterismo do coração direito), os BCCs podem diminuir o débito cardíaco e a resistência vascular sistêmica sem qualquer melhora na PAP e na RVP (resistência vascular pulmonar) e, por esse motivo, podem ser deletérios.
- Tratamentos que têm sido especificamente estudados na HAP:
  - *antagonistas do receptor de endotelina*: a endotelina está implicada na patogênese da HAP por meio de ações sobre a vasculatura pulmonar. Acredita-se que a endotelina esteja elevada em pessoas com HAP, e os níveis de endotelina estão diretamente relacionados à gravidade e ao prognóstico da doença. Os antagonistas do receptor de endotelina (AREs) são tratamentos orais que bloqueiam somente o receptor ETA ou ambos os receptores ETA e ETB;
  - *análogos de prostaciclina*: podem ser administrados por infusão intravenosa ou subcutânea contínua ou, ainda, via nebulizador intermitente. Até o momento, os agentes orais demonstraram eficácia limitada;

    - *inibidores de fosfodiesterase 5*: induzem efeitos de relaxamento e antiproliferativos sobre as células musculares lisas vasculares, prevenindo a redução nos níveis de guanosina monofosfato cíclico.
- Em casos muito graves, opções cirúrgicas podem ser consideradas:
    - septostomia atrial com balão;
    - transplante de coração e de pulmão (contudo, o uso de transplante está restrito pelo número limitado de doadores de órgãos).

Nenhuma dieta é especificamente recomendada, entretanto, a baixa ingestão de sódio e de líquidos é aconselhável para pacientes com sobrecarga significativa de volume, em virtude da insuficiência ventricular direita. Aqueles que utilizam warfarina devem limitar a ingestão de alimentos ricos em vitamina K, tais como as verduras de cor verde acentuada. A suplementação de *L-arginina* (precursor do óxido nítrico) pode ser útil, no entanto, são necessários mais estudos para confirmar seu papel no tratamento de pacientes com HAPI.

Elevadas altitudes (acima de 800 metros) e cabines de avião não pressurizadas devem ser evitadas, pois podem levar ao surgimento ou à piora da hipóxia, com consequente vasoconstrição pulmonar e aumento da sobrecarga ventricular direita. Nos casos em que essas situações não podem ser evitadas, deve-se utilizar suplementação de oxigênio. A gravidez leva a mudanças hemodinâmicas (aumento da volemia com consequente necessidade de aumento do débito cardíaco) e hormonais, que podem precipitar a falência ventricular direita, especialmente durante o terceiro trimestre. Desse modo, a gravidez é formalmente contraindicada. Porém, contraceptivos orais estão relacionados a um risco aumentado de fenômenos tromboembólicos, podendo agravar o quadro de hipertensão pulmonar. Para mulheres em idade fértil, devem ser indicados outros métodos contraceptivos eficazes.

7.7 Medidas e avaliação física para pessoas com HAP

A HAP é uma doença que acomete a vasculatura pulmonar, gerando incapacidade funcional e falência cardíaca progressiva. Diversos marcadores de resposta têm sido desenvolvidos para a avaliação das pessoas com HAP, e, frente às novas modalidades de tratamento desenvolvidas recentemente, o teste de caminhada de 6 minutos (TC6M) é o mais utilizado e o mais indicado. Embora simples, possui limitações inerentes à técnica – padronizada pela ATS (2002) –, como a necessidade de espaço físico adequado para sua realização e alguns equipamentos. Esse teste pode ser utilizado como elemento complementar para o diagnóstico da capacidade de exercício, para avaliar o período pré e pós-operatório e para monitorar a resposta e o progresso dos programas de reabilitação pulmonar e cardíaca e os processos cirúrgicos como transplante e/ou ressecção pulmonar, entre outras intervenções terapêuticas. Esses testes podem ajudar também a demonstrar à pessoa com HAP o seu progresso em relação à capacidade do exercício, bem como obter informações sobre sua morbidade/mortalidade. Finalmente, pode-se utilizá-los para avaliação pré e pós-programa de exercício físico e para se verificar o efeito do treinamento e a melhora no desempenho da tolerância ao exercício.

Os testes cardiopulmonares de exercício (teste cardiopulmonar incremental), que são considerados excelentes recursos para mensurar a capacidade física, têm sido empregados na avaliação da reserva funcional e como indicadores prognósticos em pessoas com cardiopatias e pneumopatias. Entretanto, esses testes requerem instrumentação mais especializada e avaliadores treinados. Além disso, níveis de esforço máximo podem não ser atingidos por indivíduos impossibilitados de ter aumento significativo do débito cardíaco, como pessoas com HAP. Com esses pacientes, os testes costumam ser interrompidos em virtude da dispneia intolerável. A dispneia a partir de esforços, característica das pessoas com HAP até o nível IV de classificação funcional (Quadro 7.2), e a limitação nas atividades da vida diária, que caracteriza os níveis prevalentes de apresentação clínica da classificação funcional II e III (classes II e III), todos com perda da qualidade de vida, juntaram-se às dificuldades operacionais dos testes de exercício cardiopulmonar para que testes de esforço submáximos, mais próximos às atividades da rotina diária, pudessem ter lugar na avaliação das pessoas com HAP (Wensel et al., 2002).

Miyamoto et al. (2000) examinaram 43 pessoas com HAPI e verificaram que o TC6M diminui a gravidade da classe funcional segundo a NYHA/OMS. Além disso, a distância da caminhada no TC6M correlacionou-se significativamente aos valores basais do débito cardíaco, da resistência vascular pulmonar, da pressão média da artéria pulmonar, do pico de consumo de oxigênio, do pulso de oxigênio e do equivalente respiratório para CO_2, determinados por testes de exercício máximo. O TC6M refletiu, portanto, a capacidade determinada por testes de exercício cardiopulmonar máximo em pessoas com HAP, mostrando que a distância caminhada tem associação forte e independente com a mortalidade a partir de um ponto de corte de 332 metros.

Dados de uma revisão sistemática sobre os testes de caminhada usados para doenças cardíacas e pulmonares reconheceram a vantagem do TC6M sobre outros testes de caminhada, considerando-o mais fácil de administrar, mais bem tolerado e um reflexo mais adequado da atividade diária quando comparado a outros testes de esforço submáximo (Solway et al., 2001).

Os testes submáximos de exercício, como o TC6M, são avaliações clínico-funcionais aceitáveis para pessoas com HAP, fáceis de realizar, reprodutíveis, sem riscos e sem complicações maiores. Entretanto, não abstraem de cuidados metodológicos que reduzam sua potencial variabilidade. Seus resultados correlacionam-se satisfatoriamente com testes de exercício máximo e variáveis funcionais, têm valor prognóstico e relacionam-se com a mortalidade. Sua importância maior, entretanto, é que eles quantificam queixas subjetivas dos indivíduos, oferecendo uma avaliação adequada das limitações da vida diária. Tentativas de transformar esses testes em testes eficazes na utilização de novas terapêuticas têm sido contestadas (Barreto, 2009).

7.8 Exercício físico para pessoas com HAP

O exercício físico de intensidade leve a moderada, em condições de normalidade, tem pouca repercussão no aumento da pressão arterial pulmonar, comumente não ultrapassando os limites superiores da normalidade. A elevação do débito cardíaco durante o exercício físico produz vasodilatação (distensão), recrutamento e redistribuição do fluxo sanguíneo pulmonar, fazendo os gradientes de pressão pulmonar aumentarem proporcionalmente menos e, por conseguinte, a resistência vascular pulmonar calculada torne-se reduzida (Hughes e Morrell, 2001).

O remodelamento das paredes vasculares na hipertensão pulmonar, principalmente do segmento arterial pulmonar, reduz a complacência da circulação do pulmão (característica da HAP) e reduz sua capacidade de vasodilatação, o que leva a uma diminuição da área transversa do leito vascular pulmonar. Isso cria condições para a elevação dos valores pressóricos e da resistência vascular pulmonar nas condições de aumento do débito cardíaco, como nos exercícios físicos e até mesmo em repouso, sendo proporcional aos graus de remodelamento e à redução da reserva funcional da circulação pulmonar (Hughes e Morrell, 2001; Morrell et al., 2004).

O treinamento físico (via programa de reabilitação pulmonar) vem sendo considerado como parte obrigatória do tratamento de pessoas com HAP. Esses indivíduos usualmente apresentam intolerância ao exercício físico de intensidade variável, relacionada à disfunção muscular esquelética. Exercícios aeróbios e exercícios resistidos são fundamentais para o desenvolvimento da capacidade física e da qualidade de vida, principalmente nos indivíduos com as formas moderada ou grave da doença (Maltais et al., 1996; Desai et al., 2008; Man et al., 2009).

Estudos complementares explorando os mecanismos pelos quais os treinamentos físicos aeróbio e resistidos melhoram os sintomas, a capacidade de exercício e a qualidade de vida também são necessários. Mais estudos também são imprescindíveis para determinar a intensidade ideal de exercício físico para pessoas com HAP e o nível adequado de sintomas durante os programas de atividade física. Esses estudos devem ser randomizados, controlados e destinados a determinar os resultados a longo prazo de um programa de treinamento físico sobre a hemodinâmica central, a função do ventrículo direito, a progressão da doença, a capacidade de exercício e de qualidade de vida. Testes podem incluir medidas da função do ventrículo (de preferência utilizando ressonância magnética, hemodinâmica invasiva ou ecocardiografia), associação entre os sintomas, função do ventrículo, biomarcadores, qualidade de vida, mudanças de longo prazo da capacidade física e dos níveis de atividade física habitual, função endotelial periférica, força muscular, resistência, morfologia (de acordo com a modalidade de exercício estudado) e resposta ventilatória durante o teste de esforço submáximo.

Tradicionalmente, o treinamento físico em pessoas com HAPI foi contraindicado em razão do risco de morte cardíaca súbita. No entanto, com o aumento de opções de tratamento nos últimos anos, o prognóstico melhorou significativamente e o papel do exercício físico em pessoas com HAPI foi reconsiderado. Recentemente, os ensaios clínicos com exercício físico para pessoas com HAP apresentaram resultados promissores de capacidade de exercício e qualidade de vida (Mereles et al., 2006; Desai et al., 2008; Man et al., 2009).

7.8.1 Exercício aeróbio

Existem poucos dados a respeito da reabilitação pulmonar e de um programa de exercícios físicos para pessoas com HAP. A recomendação geralmente aceita é a de que as pessoas com hipertensão pulmonar e insuficiência cardíaca devem realizar exercícios aeróbios e resistidos de intensidade leve a moderada e limitados pelos sintomas, para evitar o repouso completo. Exercícios isométricos são contraindicados. Um estudo europeu, com um treinamento intensivo dos pacientes internados e ambulatoriais associados a um programa de condicionamento físico, demonstrou a segurança e a eficácia de um programa de exercícios físicos como uma modalidade no tratamento de pessoas com HAP. Enquanto se aguarda os resultados de longo prazo, considera-se que os exercícios físicos (leves a moderados) são uma terapia coadjuvante não farmacológica segura e potencialmente eficaz para pessoas com HAP (Hughes e Morrell, 2001; SBPT, 2005).

Quadro 7.3 – Recomendações atuais para os exercícios aeróbios aplicados às pessoas com HAP

Variáveis	Recomendações
Duração	20 a 30 minutos por sessão.
Frequência	3 a 5 vezes por semana.
Intensidade*	40-70% da FCmáx ou 30-60% do VO_2máx e escala de Borg entre 3 e 5.
Recuperação	24 horas.

* Uma alternativa para elevar a intensidade seria utilizar exercícios intervalados.

Fonte: Mereles et al. (2006); Desai et al. (2008); Man et al. (2009); Ganderton et al. (2011); Fowler et al. (2012).

7.8.2 Exercício resistido

Os exercícios resistidos para pessoas com HAP são um estratégia adequada para a manutenção e o aumento da força e da massa musculares. Eles melhoram a capacidade funcional e têm efeito benéfico para as atividades diárias, como sentar-se, levantar-se, vestir-se e subir escadas. Estudos recentes identificaram alterações de fibras musculares e fraqueza muscular esquelética em indivíduos com HAP, e as mudanças incluem diminuição das fibras do tipo I (lentas oxidativas). As causas da disfunção do músculo esquelético em HAP são incertas, mas podem estar relacionadas com a acidose muscular crônica, o aumento da atividade simpática, a inflamação sistêmica, as alterações neuro-hormonais e o descondicionamento físico. As causas dessa disfunção são semelhantes às de DPOC (Bauer et al., 2007; Mainguy et al., 2010; Fowler et al., 2012).

Quadro 7.4 – Recomendações atuais para os exercícios resistidos aplicados às pessoas com HAP

Variáveis	Recomendações
Duração	20 a 30 minutos por sessão. 10 a 15 repetições e 1 a 3 séries de repetições para cada grupo muscular. 8 a 10 exercícios para os grandes grupos musculares.
Frequência	2 a 3 vezes por semana.
Intensidade*	50% a 70% de 1 RM. Ajuste da intensidade a cada 3 ou 4 semanas.
Recuperação	2 a 3 minutos entre as séries. 24 a 48 horas por sessão/grupo muscular.

* Pode-se estimar a carga pelo número de repetições, considerado mais simples e seguro para pessoas com HAP. Exemplo: conseguir 15 a 20 repetições, e nenhuma mais, refere-se à faixa de treinamento de 50% a 60% de 1 RM; 12 repetições equivalem a 70% de 1 RM; e 8 repetições equivalem a 80% de 1 RM.

Fonte: Mereles et al. (2006); Desai et al. (2008); Man et al. (2009); Ganderton et al. (2011); Fowler et al. (2012).

A combinação de exercício aeróbio e resistido (treino/exercício combinado) é, provavelmente, a melhor estratégia para a disfunção muscular periférica em pessoas com doença respiratória crônica (Bernard et al., 1999; Raghu et al., 2011). A flexibilidade é uma importante aptidão física, bem como a resistência e a força musculares e a resistência aeróbia. Nesse sentido, recomenda-se a prescrição de exercícios de alongamento para pessoas com HAP. Eles podem ser incorporados nos períodos de aquecimento e volta à calma nas sessões diárias.

8 Espirometria

8.1 Definição

A espirometria (do latim *spirare* = respirar + *metrum* = medida) é a medida do ar que entra e sai dos pulmões. Ela pode ser realizada durante uma respiração lenta ou durante manobras expiratórias forçadas. A espirometria é um teste que auxilia na prevenção e permite o diagnóstico e a quantificação dos distúrbios ventilatórios. Ela deve ser parte integrante da avaliação de pessoas com sintomas respiratórios ou com doença respiratória conhecida. A avaliação exige a compreensão e a colaboração do avaliado, os equipamentos exatos e o emprego de técnicas padronizadas aplicadas por pessoal especialmente treinado. Os valores obtidos devem ser comparados com os valores previstos adequados para a população avaliada, e sua interpretação deve ser feita à luz dos dados clínicos e epidemiológicos (ATS, 1991; Pereira, 2002).

As aplicações envolvem: identificação da doença ou envolvimento pulmonar, diagnóstico e gravidade de uma doença, detecção de doença precoce em um indivíduo ou em grupos de pessoas, investigação de dispneia, acompanhamento e resposta ao tratamento (asma e DPOC, por exemplo), avaliação do impacto funcional da doença (incapacidade) e avaliação pré-operatória.

8.2 Volumes e capacidades pulmonares

A espirometria permite medir o volume de ar inspirado e expirado e os fluxos respiratórios, sendo especialmente útil à análise dos dados derivados da manobra expiratória forçada. A capacidade pulmonar total (CPT) é a quantidade de ar nos pulmões após uma inspiração máxima. A quantidade de ar que permanece nos pulmões após a exalação máxima é o volume pulmonar residual (VPR). A CPT e o VPR não podem ser medidos por meio da espirometria. O volume eliminado em manobra expiratória forçada desde a CPT até o VPR é a capacidade vital forçada (CVF). A capacidade vital pode também ser medida lentamente (CV) durante a expiração partindo da CPT ou durante a inspiração a partir do VPR. Os volumes e as capacidades pulmonares são mostrados na Figura 8.1.

Listamos a seguir as definições e os símbolos usados na espirometria. As grandezas funcionais são expressas em litros nas condições de temperatura corporal (37 °C), pressão ambiente e saturação de vapor de água (BTPS) (Pereira, 2002):

- *Volume corrente (VC)*: volume inspirado ou expirado por incursão respiratória (basal).
- *Volume pulmonar residual (VPR)*: representa o volume de ar que permanece nos pulmões após uma expiração máxima.

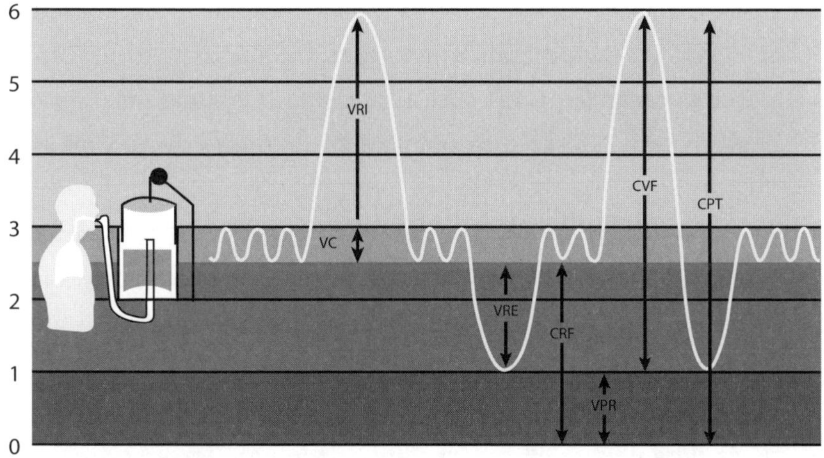

Volume/capacidade pulmonar	Definição	Valores médios (ml) Homens	Mulheres
Volume corrente (VC)	Volume inspirado ou expirado por incursão respiratória	600	500
Volume reserva inspiratório (VRI)	Inspiração máxima no final da inspiração corrente	3.000	1.900
Volume reserva expiratório (VRE)	Expiração máxima no final da expiração corrente	1.200	800
Capacidade pulmonar total (CPT)	Volume nos pulmões após uma inspiração máxima	6.000	4.200
Volume pulmonar residual (VPR)	Volume nos pulmões após uma expiração máxima	1.200	1.000
Capacidade vital forçada (CVF)	Volume máximo expirado após uma inspiração máxima	4.800	3.200
Capacidade inspiratória (CI)	Volume máximo inspirado após uma expiração corrente	3.600	2.400
Capacidade residual funcional (CRF)	Volume nos pulmões após uma expiração corrente	2.400	1.800

FIGURA 8.1 – Volumes e capacidades pulmonares.
Fonte: McArdle et al. (2011).

- *Capacidade pulmonar total (CPT)*: é o volume nos pulmões após a inspiração máxima.
- *Capacidade residual funcional (CRF)*: é o volume de ar que permanece nos pulmões ao final de uma expiração usual, em volume corrente.

- *Capacidade vital (CV)*: representa o maior volume de ar mobilizado, podendo ser medido tanto na inspiração quanto na expiração.
- *Capacidade vital forçada (CVF)*: representa o volume máximo de ar exalado com esforço máximo a partir do ponto de máxima inspiração.
- *Volume expiratório forçado no tempo* (VEF_t): representa o volume de ar exalado em um tempo especificado durante a manobra de CVF; por exemplo, o VEF_1 é o volume de ar exalado no primeiro segundo da manobra de CVF.
- *Fluxo expiratório forçado máximo* ($FEF_{máx}$): representa o fluxo máximo de ar durante a manobra de capacidade vital forçada. Essa grandeza também é denominada pico de fluxo expiratório (PFE).
- *Tempo da expiração forçada (TEF)*: tempo decorrido entre os momentos escolhidos para "início" e "término" da manobra de TEF. Essa grandeza é expressa em segundos.
- *Tempo expiratório forçado médio (TEFx-y%)*: representa o tempo expiratório forçado médio de um segmento, obtido durante a manobra da CVF; por exemplo TEF 25% a 75% é o tempo expiratório forçado médio entre 25% e 75% da CVF. Essa grandeza é expressa em segundos.
- *Ventilação voluntária máxima (VVM)*: representa o volume máximo de ar ventilado em um período de tempo por repetidas manobras respiratórias forçadas.
- *Espirômetros de volume*: são equipamentos destinados a medir volumes e fluxos a partir de um sinal primário de volume.
- *Espirômetros de fluxo*: são equipamentos destinados a medir volumes e fluxos a partir de um sinal primário de fluxo.

8.3 Curvas espirométricas

A curva fluxo-volume mostra que o fluxo é máximo logo no início da expiração (PFE), próximo à CPT, havendo redução dos fluxos à medida que o volume pulmonar se aproxima do VPR. Os fluxos no início da expiração, próximos ao PFE, representam a porção esforço-dependente da curva, pois podem ser aumentados com maior esforço por parte do avaliado. As medidas mais utilizadas para a interpretação são o VEF_1, a CVF e o PFE. A CVF é uma medida importante porque, em um dado indivíduo, durante a expiração, existe um limite para o fluxo máximo que pode ser atingido em qualquer volume pulmonar. Como essa curva define um limite para o fluxo, ela é altamente reprodutível num determinado indivíduo e, mais importante, o fluxo máximo é muito sensível na maioria das doenças comuns que afeta o pulmão. Um esforço inicial submáximo será claramente demonstrado na curva fluxo-volume, mas será bem menos evidente na curva volume-tempo. Já a detecção de um fluxo constante próximo ou igual a zero no final da curva expiratória forçada será facilmente perceptível na curva de volume-tempo, e menos evidente na curva fluxo-volume (Gráfico 8.1).

O PFE e o VEF_1 são medidas muito úteis de função pulmonar. O VEF_1 tem maior reprodutibilidade porque é mais esforço-independente, porém a dependência do esforço torna a medida do PFE um bom indicador da colaboração na fase inicial da expiração.

Gráfico 8.1 – Curva expiratória fluxo-volume (a) e volume-tempo (b)

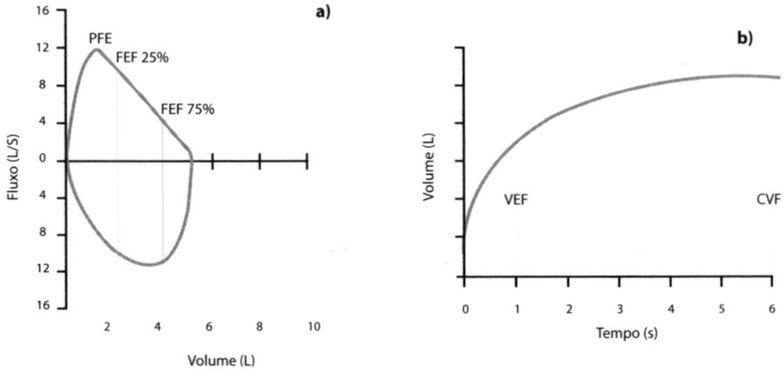

8.4 Capacidade vital forçada

A capacidade vital forçada (CVF) é uma medida de restrição para avaliar doenças restritivas (fibrose pulmonar, pneumotórax, obesidade mórbida e cifoescoliose, por exemplo). É medida solicitando-se ao indivíduo que, depois de inspirar até a CPT, expire tão rápida e intensamente quanto possível no aparelho. O volume expirado pode ser lido diretamente a partir de um traçado de volume-tempo (Gráfico 8.1b).

8.4.1 Volume expiratório forçado no 1º segundo (VEF_1)

O VEF_1 é uma medida de obstrução, ou seja, serve para medir doenças obstrutivas (asma e DPOC, por exemplo). É medido solicitando ao indivíduo um assopro inicial forte após a inspiração máxima. O volume expirado pode ser lido diretamente a partir de um traçado de volume-tempo (Gráfico 8.1b).

8.4.2 Pico de fluxo expiratório (PFE)

O PFE mede a obstrução e pode ser verificado no gráfico de fluxo-volume. O pico de fluxo inspiratório (PFI) é medido de maneira semelhante. Muitos equipamentos portáteis estão disponíveis para medir o fluxo máximo durante uma expiração forçada e não obtém o fluxo inspiratório. O PFE, nesse caso, é expresso em l/min.

8.5 Realização e critérios para o teste (Pereira, 2002)

8.5.1 Instruções gerais

- O teste não deve ser realizado em indivíduos com infecção respiratória nas últimas 3 semanas, como gripe, resfriado, bronquite e pneumonia. Essas afecções podem alterar a função pulmonar ou levar à hiper-responsividade brônquica.

- Os broncodilatadores (Bd) de ação curta devem ser suspensos por 4 horas e os de ação prolongada por 12 horas antes dos testes se o objetivo for a verificação da presença de obstrução reversível. Se a finalidade do exame for encontrar a máxima função pulmonar ou se a suspensão do Bd resultar em dispneia acentuada, os Bds podem ser mantidos.
- O jejum não é necessário, porém é preciso evitar grandes refeições 1 hora antes do teste.
- Café e chá não devem ser ingeridos nas 6 horas antes do teste por apresentarem efeito broncodilatador, especialmente quando forem programados testes de broncoprovocação.
- O cigarro aumenta a resistência ao fluxo aéreo e deve ser proibido por pelo menos 2 horas antes do exame.
- Não deve ser ingerido álcool nas últimas 4 horas.
- Repousar de 5 a 10 minutos antes do teste.

O médico que solicita a espirometria deve esclarecer o objetivo do teste e relatar os achados clínico-radiológicos que podem influenciar a interpretação dos dados. Idealmente, um questionário respiratório deve ser preenchido antes de cada teste. O exemplo sugerido a seguir se baseia no questionário ATS-DLD (Ferris, 1978), acrescido de questões mais específicas relacionadas à hiper-responsividade brônquica, de uma proposta de gradação de dispneia com base no consumo de oxigênio de atividades usuais e da avaliação de achados radiológicos que podem auxiliar a interpretação dos testes (Pereira, 2002).

Exemplo de questionário

Sintomas

1. Você habitualmente tosse ou pigarreia pela manhã? Não (0) Sim (1)
2. Você habitualmente elimina catarro? Não (0) Sim (1)
3. Seu peito chia com frequência? Não (0) Sim (1)
4. O chiado melhora com algum remédio? Não (0) Sim (1)

Você tem falta de ar?

5. Grau 0 (esperada) – com atividades extraordinárias, tais como correr, carregar cargas pesadas em local plano ou cargas leves subindo escadas. Não (0) Sim (1)
6. Grau 1 (leve) – com atividades maiores, tais como subir ladeira muito inclinada, subir dois ou mais andares ou carregar pacote pesado de compras em local plano. Não (0) Sim (1)
7. Grau 2 (moderada) – com atividades moderadas, tais como subir um andar, caminhar depressa em local plano ou carregar cargas leves em local plano. Não (0) Sim (1)
8. Grau 3 (acentuada) – com atividades leves, tais como tomar banho ou andar uma quadra em passo regular. Não (0) Sim (1)
9. Grau 4 (muito acentuada) – em repouso ou para se vestir ou caminhar poucos passos devagar. Não (0) Sim (1)

Doenças pulmonares

10. Já teve alguma doença pulmonar? Não (0) Sim (1) Qual? ____________
11. Tem ou teve asma? Não (0) Sim (1)
12. Toma atualmente algum remédio para asma? Não (0) Sim (1)
13. Já se submeteu a alguma cirurgia no tórax ou no pulmão? Não (0) Sim (1)
14. Já precisou respirar por aparelho alguma vez? Não (0) Sim (1)

Outras doenças

15. Cardíacas? Não (0) Sim (1)
16. Doenças sistêmicas com possível envolvimento respiratório? Não (0) Sim (1) Qual? ________________

17. HIV positivo? Não (0) Sim (1)

História profissional

18. Já trabalhou em ambiente com poeira por um ano ou mais? Não (0) Sim (1)
Especifique o trabalho ____

Tabagismo

19. Fuma ou já fumou cigarros? Não (0) Sim (1)
20. Com que idade começou a fumar regularmente? Aos ______ anos.
21. Caso você tenha parado de fumar totalmente, há quanto tempo você parou? Há ____ anos.
22. Quantos cigarros você têm fumado por dia desde que começou a fumar? ____________________
23. Cálculo dos anos-maço: multiplique o número de anos fumados pelo número de cigarros fumados ao dia/20. ________ anos-maço.

Radiografia

24. Sinais de obstrução ao fluxo aéreo? Não (0) Sim (1)
25. Opacidades localizadas? Não (0) Sim (1)
26. Opacidades difusas? Não (0) Sim (1)
27. Sequelas? Não (0) Sim (1)
28. Sinais de ICC? Não (0) Sim (1)

Fonte: Ferris (1978); Pereira (2002).

8.5.2 Aplicação

Na aplicação, deve-se obter dados antropométricos (peso, estatura e envergadura). O procedimento precisa ser descrito cuidadosamente, com ênfase na necessidade de evitar vazamentos em torno do bocal (tubete). Deve ser ainda de inspiração máxima, seguida de expiração rápida e sustentada até que o avaliador ordene a interrupção. Deve-se demonstrar o procedimento usando um tubete. O ambiente precisa ser calmo e privado e deve-se evitar roupas apertadas. Se o avaliado apresentar expectoração em maior quantidade, o teste deve ser adiado. Os fluxos expiratórios são menores ao acordar e máximos entre o meio-dia e o final da tarde. Testes longitudinais devem ser feitos aproximadamente no mesmo horário do dia, especialmente para a detecção de influências ambientais.

O espirômetro deve estar calibrado e a temperatura deve ser verificada para um possível ajuste. Durante o teste, o avaliado deve estar sentado. Em pessoas de meia-idade e em idosos, a CVF é maior em pé (1% a 2%) e menor na posição deitada (7% a 8%), o que não ocorre em pessoas mais jovens. A cabeça deve ser mantida em posição neutra e mais ou menos fixa. A flexão e a extensão da cabeça reduzem e, em seguida, elevam os fluxos expiratórios forçados iniciais por variação da rigidez traqueal. O uso de clipe nasal é recomendado, embora já tenha sido demonstrado que não há diferença nos resultados obtidos. A inspiração até a CPT antes da expiração forçada não pode ser muito rápida. A pausa pós-inspiratória não deve exceder 3 segundos. A inspiração máxima produz broncodilatação e mudanças na retração elástica. Em pessoas sem doenças e em pessoas com asma e DPOC, os fluxos expiratórios são significativamente maiores sem uma pausa ao final da inspiração precedente à manobra em comparação aos testes feitos com uma pausa pós-inspiratória (Pereira, 2002).

O tubete deve ser colocado sobre a língua, entre os dentes e os lábios cerrados, evitando-se vazamentos. O indivíduo deve ser estimulado vigorosamente para que o esforço seja "explosivo" no início da manobra. Durante a expiração, deve-se observar o indivíduo e estimulá-lo positivamente para que o esforço seja mantido pelo tempo necessário. A imitação simultânea da manobra por parte do avaliador, a visualização do gráfico expirado por parte do avaliado ou a utilização de telas de incentivo podem ser bons auxílios em casos mais difíceis.

8.6 Critérios de aceitação das curvas

8.6.1 Início

O início do teste deve ser abrupto e sem hesitação. Qualquer manobra, mesmo sem início lento aparente, deve ter o volume calculado. O VEF_1 e todos os outros fluxos devem ser medidos, e uma diferença maior de 5% da CVF ou de 150 ml (o quer for maior) torna a manobra/curva inaceitável. Para verificar se o avaliado realizou o teste com bom início, é possível observar o PFE e o VEF_1. Diversos sistemas permitem a sobreposição das curvas fluxo-volume partindo do volume máximo inspirado, o que permite perceber pequenas diferenças no PFE e nos fluxos em diversos segmentos da manobra da CVF. Manobras aceitáveis devem ter PFE dentro de 10% ou 0,5 L (o que for maior) do maior PFE obtido em manobras prévias. A importância de assegurar que o esforço expiratório inicial é máximo é a reprodutibilidade do teste. O VEF_1 foi altamente reprodutível em quase 6.000 fumantes quando o PFE foi reprodutível em um estudo (Enright, 1992).

8.6.2 Duração e término

A duração da expiração forçada deve ser de, no mínimo, 6 segundos, a menos que um platô evidente seja observado na curva volume-tempo. Em crianças e adultos jovens e em portadores de fibrose pulmonar, o esvaziamento completo pode ser rápido, e tempos abaixo de 6 segundos são aceitáveis.

Os três critérios para a aceitação final do teste são:

- o avaliado interrompe o teste, mesmo depois de repetidas advertências, por desconforto, tosse ou vertigem;
- ocorre platô evidente na curva volume-tempo por pelo menos 1 segundo após o tempo expiratório mínimo de 6 segundos;
- alguns indivíduos com obstrução grave podem continuar a expiração além de 15 segundos; 6 segundos é simplesmente um valor mí-

nimo. Na obstrução grave, fluxos baixos, mas acima dos aceitáveis, podem ser observados ao final da expiração. No entanto, a continuação da manobra além de 15 segundos não mudará apreciavelmente a interpretação. Na presença de obstrução, curvas com tempo expiratório acima de 10 segundos são consideradas aceitáveis.

Frequentemente, doentes obstrutivos não preenchem os critérios de aceitação para o final da curva. Em pessoas com obstrução moderada ou acentuada, pode-se solicitar que, após 3 segundos do início da expiração máxima, continuem a soprar ininterruptamente, porém sem esforço máximo ("relaxe e continue soprando"). A CVF resultante pode ser maior com essa manobra. Os fluxos médios e terminais poderão, entretanto, ser afetados. Em pacientes com restrição grave, pode-se aceitar manobras com tempo inferior a 6 segundos, desde que haja platô no último segundo.

8.6.3 Número de manobras/tentativas

O número de tentativas deve levar em conta três curvas aceitáveis e duas reproduzíveis, pois existe um efeito de aprendizado com a repetição das manobras e há possibilidade de um indivíduo cansar-se ou aborrecer-se. Considerando esses fatores, raramente mais de oito curvas serão necessárias. O teste pode ser repetido quantas vezes forem necessárias, porém, se valores reproduzíveis não forem obtidos após oito tentativas, o teste deve ser suspenso.

8.6.4 Seleção dos valores obtidos

Dados de todas as manobras aceitáveis devem ser examinados. A CVF selecionada deve ser a maior, obtida de qualquer curva. O VEF_1 deve ser o maior valor retirado dentre as curvas com valores de PFE situados dentro dos critérios de aceitação (variação de PFE entre o maior e o menor valor $< 10\%$ ou 0,5 L, o que for maior). Os valores de CVF e VEF_1 não são necessariamente provenientes da mesma manobra.

Quadro 8.1 – Critérios para espirometria de boa qualidade

- **Pelo menos três testes aceitáveis**
- **Inspiração máxima** antes do início do teste
- **Início** satisfatório da expiração
    - Evidência de esforço máximo
        - Volume retroextrapolado < 5% da CVF ou 0,15 L, o que for maior
        - Diferença entre os três maiores valores do PEE < 10% ou 0,5 L/s, o que for maior
        - Expiração sem hesitação
- **Duração satisfatória do teste**
    - Em geral > 6s
    - Pelo menos 10s na presença de obstrução, idealmente 15s
- **Término**
    - Platô no último segundo
    - Desconforto acentuado ou risco de síncope
- **Artefatos ausentes**
    - Tosse no 1º segundo
    - Vazamento
    - Obstrução da peça bucal
    - Manobra de Valsalva
    - Ruído glótico
- **Resultados reprodutíveis**
    - Para CVF e VEF, os dois maiores valores devem diferir < 0,15 L
    - Se esses critérios não são preenchidos após oito tentivas, interrompa o exame e siga com a interpretação usando os três melhores testes
- **Seleção das curvas para interpretação**
    - Selecione dos testes de qualidade aceitável
    - Selecione a maior CVF
    - Selecione o maior VEF_1 das curvas com valores PFE aceitáveis
    - Selecione os fluxos instantâneos da curva com maior soma de CVF e VEF_1, obedecido o critério anterior

Fonte: Miller et al. (2005).

8.7 Como interpretar os resultados?

A interpretação completa de um exame exige conhecimento de fisiologia e de mecânica respiratória, de doenças pulmonares e, sobretudo, de espirometria. A Figura 8.2 apresenta a classificação dos distúrbios ventilatórios restritivo, obstrutivo e misto. O ponto de corte para normalidade refere-se ao valor obtido de 80% ou mais em referência ao esperado para o indivíduo (Gráfico 8.2).

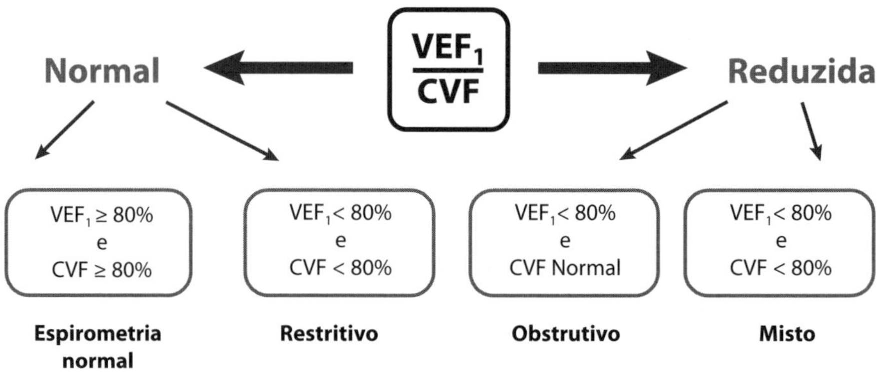

Figura 8.2 – Classificação dos distúrbios ventilatórios.

Gráfico 8.2 – Interpretação dos distúrbios ventilatórios pelas curvas fluxo--volume (F-V) e volume tempo (V-T)

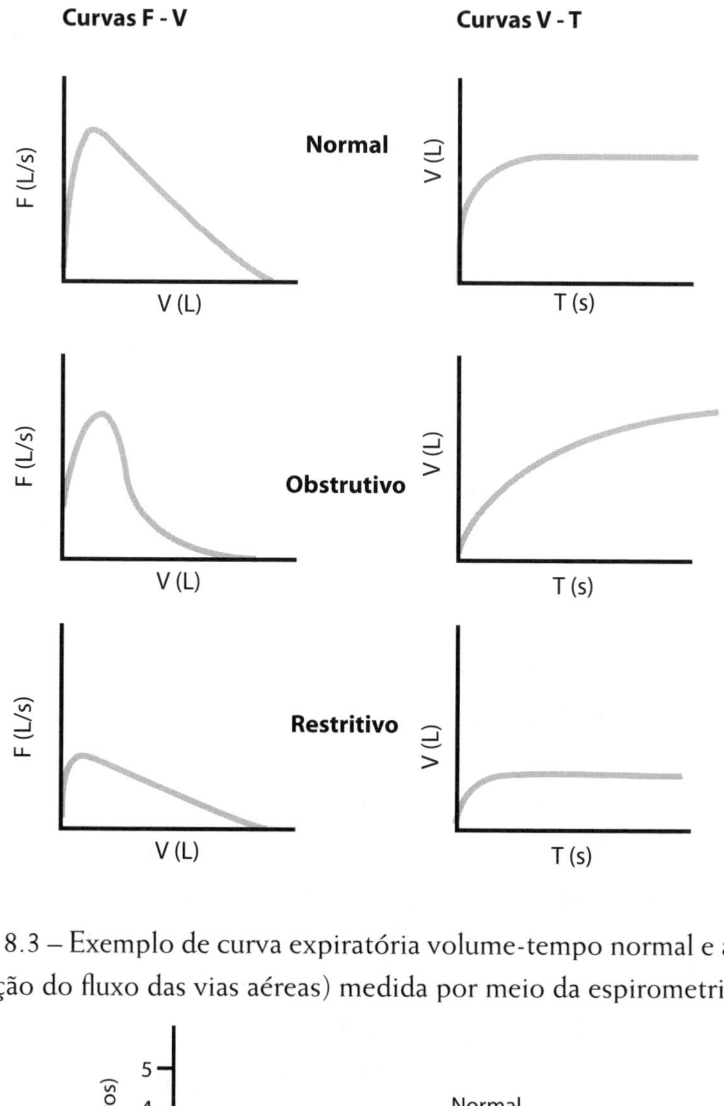

Gráfico 8.3 – Exemplo de curva expiratória volume-tempo normal e alterada (obstrução do fluxo das vias aéreas) medida por meio da espirometria

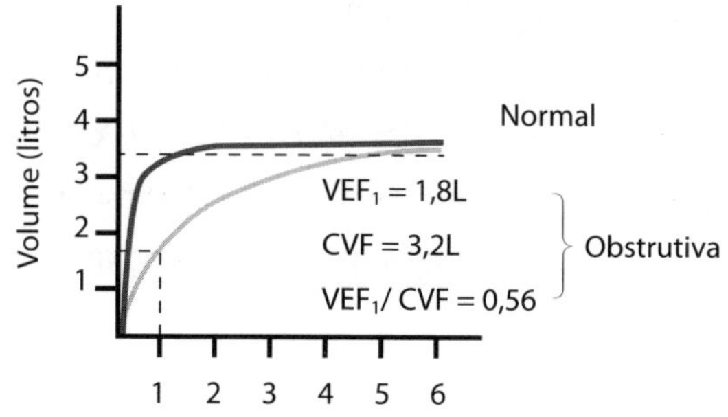

A seguir, a Tabela 8.1 representa a classificação dos distúrbios ventilatórios segundo a gravidade da obstrução e da restrição.

Tabela 8.1 – Classificação dos distúrbios ventilatórios segundo a gravidade

Distúrbio	Obstrutivo	Restritivo
Grau	VEF_1 (% do previsto) ou VEF_1/CVF (%)	CVF (% do previsto)
Leve	60 a < 80	60 a < 80
Moderado	41 a 59	51 a 59
Grave	< 40	< 40

8.8 Passo a passo para a realização da espirometria

Após as instruções gerais, a aplicação para a realização e os critérios para o teste descritos anteriormente, deve-se considerar os passos:

- Fique sentado de frente para o avaliado. Este deve estar com os dois pés no chão e com as costas apoiadas. Explique o procedimento. Exemplo: segurar o aparelho com as duas mãos, apertar o botão, e, após o sinal (sonoro, aviso verbal), assoprar com toda força no bocal. Antes, fazer uma inspiração máxima e assoprar forte, sem hesitação e o mais longo possível.
- Repetir mais duas vezes a manobra (evidência de esforço máximo?).
- Verificar a curva (está suave e contínua? Há pico de fluxo nítido?).
- Verificar a diferença entre três valores de até 5% (PFE < 10%).
- Selecionar as melhores curvas para a interpretação.
- Curvas (estão suaves e contínuas? Há pico de fluxo nítido? ≤ 5% de diferença entre as três medidas? Platô na curva volume-tempo por pelo menos 1 segundo após o tempo expiratório mínimo de 6 segundos?).

- VEF_1/CVF (para ver obstrução).
- VEF_1 (para ver obstrução).
- CVF (para ver restrição).

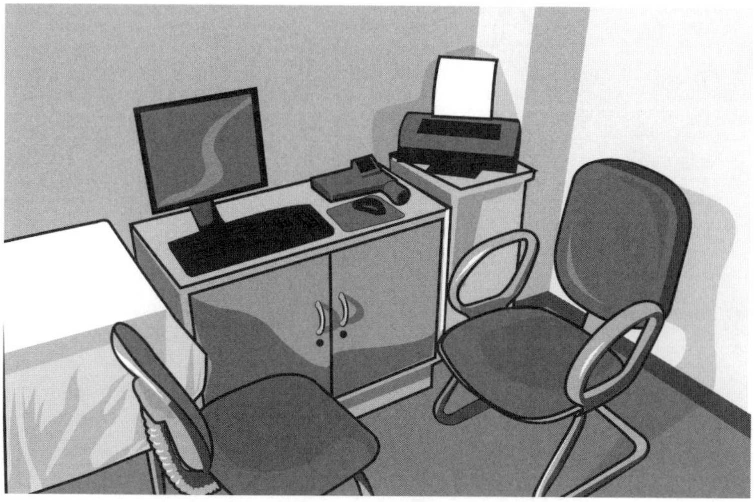

FIGURA 8.3 – Estrutura de uma sala para o exame de espirometria.

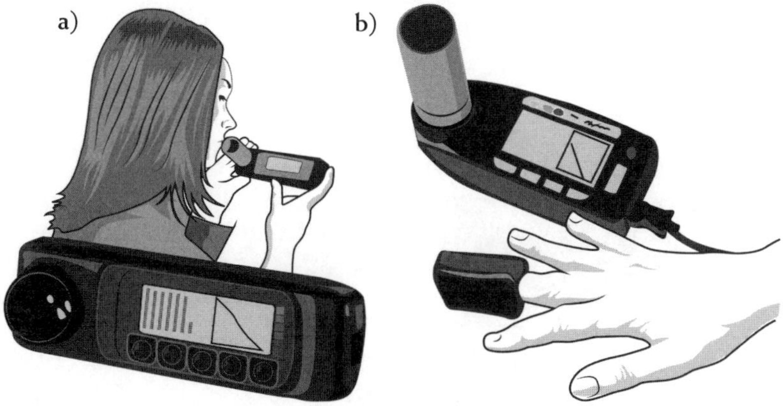

FIGURA 8.4 – Modelo de espirômetro portátil (a) e com oxímetro de pulso (b).

Referências

Abbas AK, Lichtman AH, Pillai S. Cellular and molecular immunology. 2. ed. Philadelphia: W. B. Saunders Co.; 1994. p. 356-75.

Ackerman MJ, Clapham DE. Ion channels-basic science and clinical disease. N Engl J Med. 1997;336(22):1575-86. Erratum in: N Engl J Med. 1997;337(8):579.

ACS – American Cancer Society. Cancer facts and figures. Atlanta, Georgia: ACS Publications; 2005.

ACSM – American College of Sports Medicine Position Stand. Exercise and physical activity for older adults. Med Sci Sports Exerc. 1998;30:992-1008.

Agustí AGN, Sauleda J, Morlá M, Miralles C, Busquets X. Disfunción muscular esquelética de la EPOC. Mecanismos celulares. Arch Bronconeumol. 2001;37:197-205.

Allen S, Raut S, Woollard J, Vassallo M. Low dose diamorphine reduces breathlessness without causing a fall in oxygen saturation in elderly patients with end-stage idiopathic pulmonary fibrosis. Palliat Med. 2005;19(2):128-30.

Allgrove J. Use of biphosphonates in children and adolescents. J Pediatr Endocrinol Metab. 2002;15(3 Suppl):921-8.

Almeida DR, Diniz RV, Areosa C, Ota JS, Viegas RF, Silva AC, et al. Hipertensão pulmonar primária. Rev Soc Cardiol Est São Paulo. 2000;5:576-89.

Andersen AH, Vinther A, Poulsen LL, Mellemgaard A. Do patients with lung cancer benefit from physical exercise? Acta Oncol. 2011;50(2):307-13.

Anderson S, Brannan J. Specific problems: exercise-induced asthma. In: O'Byrne P, Thomson NC, editors. Manual of asthma management. Londres: W.B. Saunders Co.; 2001. p. 471-86.

Anderson SD, Daviskas E. The mechanism of exercise-induced asthma. J Allergy Clin Immunol. 2000;106:453-9.

Anderson SD, Holzer K. Exercise-induced asthma: is it the right diagnosis in elite athletes? J Allergy Clin Immunol. 2000;106:419-28.

Anderson SD, Silverman M, Konig P, Godfrey S. Exercise-induced asthma. Br J Dis Chest. 1975;69:1-39.

Araujo CGS. Manual do ACSM para teste de esforço e prescrição de exercício. 5. ed. Rio de Janeiro: Revinter; 2000.

Arbane G, Tropman D, Jackson D, Garrod R. Evaluation of an early exercise intervention after thoracotomy for non-small cell lung cancer (NSCLC), effects on quality of life, muscle strength and exercise tolerance: randomized controlled trial. Lung Cancer. 2011;71(2):229-34.

Arcasoy SM, Christie JD, Ferrari VA, Sutton MS, Zisman DA, Blumenthal NP, et al. Echocardiographic assessment of pulmonary hypertension in patients with advanced lung disease. Am J Respir Crit Care Med. 2003;167:735-40.

Aris RM, Lester GE, Caminiti M, Blackwood AP, Hensler M, Lark RK, et al. Efficacy of alendronate in adults with cystic fibrosis with low bone density. Am J Respir Crit Care Med. 2004;169:77-82.

Astrand PO, Rodahl K. Textbook of work physiology: physiological bases of exercise. 2. ed. Nova York: McGraw-Hill; 1977.

ATS – American Thoracic Society Committee on Proficiency Standards for Clinical Pulmonary Function Laboratories. ATS statement: guidelines for six minute walk test. Am J Respir Crit Care Med. 2002;166(1):111-7.

ATS – American Thoracic Society. Guidelines for methacoline and exercise challenge testing-1999. Am J Respir Crit Care Med. 2000;161:309-29.

ATS – American Thoracic Society. Lung function testing: selection of reference values and interpretative strategies. Am Rev Respir Dis. 1991;144:1202-18.

ATS/ACCP – American Thoracic Society/American College of Chest Physicians. ATS/ACCP Statement on cardiopulmonary exercise testing. Am J Respir Crit Care Med. 2003;167(2):211-77. Erratum in: Am J Respir Crit Care Med. 2003;1451-2.

ATS/ERS. American Thoracic Society/European Respiratory Society International Multidisciplinary Consensus Classification of the Idiopathic Interstitial Pneumonias. Am J Respir Crit Care Med. 2002;165(2):277-304. Erratum in: Am J Respir Crit Care Med. 2002;166(3):426.

ATS/ERS – American Thoracic Society/European Respiratory Society. Skeletal muscle dysfunction in chronic obstructive pulmonary disease. Am J Respir Crit Care Med. 1999;159:S1-28.

ATSS – American Thoracic Society Statement. Pulmonary rehabilitation. Am J Respir Crit Care Med. 1999;159:1666-82.

Augustine A, Harris RE, Wynder EL. Compensation as a risk factor to lung cancer in smokers, who switch from non-filter to filter cigarettes. Am J Public Health. 1989;79:188-91.

Babu KS, Arshad SH. IgE – a marker of late asthmatic response? Clin Exp Allergy. 2001;31(2):182-5.

Bach JR. Pulmonary rehabilitation in neuromuscular disorders. Neurology. 1993;14:515-29.

Baldi BG, Pereira CAC, Rubin AS, Santana ANC, Costa AN, Carvalho CRR, et al. Destaques das diretrizes de doenças pulmonares intersticiais da Sociedade Brasileira de Pneumologia e Tisiologia. J Bras Pneumol. 2012;38(3):282-91.

Balfour-Lynn I, editor. Clinical guidelines for the care of children with cystic fibrosis. 5. ed. London: Royal Brompton & Harefield NHS; 2011. Disponível em: www.rbht.nhs.uk/childrencf.

Balfour-Lynn IM, Prasad SA, Laverty A, Whitehead BF, Dinwiddie R. A step in the right direction: assessing exercise tolerance in cystic fibrosis. Pediatr Pulmonol. 1998;25:278-84.

Balke B, Ware RW. An experimental study of physical fitness of Air Force personnel. US Armed Forces Med J. 1959;10:675-88.

Bandeira F, Carvalho EF. Prevalência de osteoporose e fraturas vertebrais em mulheres na pós-menopausa atendidas em serviços de referência. Rev Bras Epidemiol. 2007;10(1):86-98.

Barasch J, al-Awqati Q. Defective acidification of the biosynthetic pathway in cystic fibrosis. J Cell Sci Suppl. 1993;17:229-33.

Barker AF. Bronchiectasis. N Engl J Med. 2002;346:1383-93.

Barker AF, Bardana Jr EJ. Bronchiectasis: update of an orphan disease. Am Rev Respir Dis. 1988;137:969-78.

Barnard J, Newman LS. Sarcoidosis: immunology, rheumatic involvement, and therapeutics. Curr Opin Rheumatol. 2001;13:84-91.

Bar-Or O. Pulmonary diseases. Pediatric sports medicine for the practitioner: from pchysiologic principles to clinical applications. Nova York: Springer-Verlag; 1983.

Barreto SSM. Avaliação da capacidade de exercício na hipertensão pulmonar. J Bras Pneumol. 2009;35(5):401-3.

Barst RJ, McGoon M, Torbicki A, Sitbon O, Krowka MJ, Olschewski H, et al. Diagnosis and differential assessment of pulmonary arterial hypertension. J Am Coll Cardiol. 2004;43(Suppl):40S-47S.

Bascom R, Bromberg PA, Costa DA, Devlin R, Dockery DW, Frampton MW, et al. Health effects of outdoor air pollution part 1. Am J Respir Crit Care Med. 1996;153(1):3-50.

Bauer R, Dehnert C, Schoene P, Filusch A, Bärtsch P, Borst MM, et al. Skeletal muscle dysfunction in patients with idiopathic pulmonary arterial hypertension. Respir Med. 2007;101(11):2366-9.

Baughman RP, Sparkman BK, Lower EE. Six-minute walk test and health status assessment in sarcoidosis. Chest. 2007;132(1):207-13.

Baughman RP, Teirstein AS, Judson MA, Rossman MD, Yeager H, Jr., Bresnitz EA, et al. Clinical characteristics of patients in a case control study of sarcoidosis. Am J Respir Crit Care Med. 2001;164(10 Pt 1):1885-9.

Baumgartner KB, Samet J, Stidley CA, Colby TV, Waldron JA. Cigarette smoking: a risk factor for idiopathic pulmonary fibrosis. Am J Respir Crit Care Med. 1997;155:242-8.

Beasley R, Roche WR, Roberts JA, Holgate ST. Cellular events in the bronchi in mild asthma and after bronquial provocation. Am Rev Respir Dis. 1989;139(3):806-17.

Bedrossian CW, Greenberg SD, Singer DB, Hansen JJ, Rosenberg HS. The lung in cystic fibrosis: a quantitative study including prevalence of pathological finding among different age groups. Hum Pathol. 1976;7(2):195-204.

Behnke M, Taube C, Kirsten D, Lehnigk B, Jörres R, Magnussen H. Home-based exercise is capable of preserving hospital-based improvements in severe chronic obstructive pulmonary disease. Respir Med. 2000;94(12):1184.

Bernard S, Whittom F, LeBlanc P, Jobin J, Belleau R, Berube C, et al. Aerobic and strength training in patients with chronic obstructive pulmonary disease. Am J Respir Crit Care Med. 1999;159:896-900.

Bernardino ALF, Ferri A, Passos-Bueno MR, Kim CEA, Nakaie CMA, Gomes CET, et al. Molecular analysis in Brazilian cystic fibrosis patients reveals five novel mutations. Genet Test. 2000;4:69-74.

Bethlem EP, Bethlem N, James DG. Sarcoidose in: Pneumologia Newton Bethlem. 4. ed. São Paulo: Atheneu; 1996. p. 744-63.

Beuther, DA, Weiss ST, Sutherland ER. Obesity and asthma. Am J Crit Care Med. 2006;174:112-9.

Bhalla DK, Young C. Effects of acute exposure to O3 on rats: sequence of epithelial and inflammatory changes in the distal airways. Inhal Toxicol. 1992;4(1):17-31.

Bisset LR, Schmid-Grendelmeier P. Chemokines and their receptors in the pathogenesis of allergic asthma: progress and perspective. Curr Opin Pulm Med. 2005;11(1):35-42.

Blau H, Mussaffi-Georgy H, Fink G, Kaye C, Szeinberg A, Spitzer SA, et al. Effects of an intensive 4-week summer camp on cystic fibrosis. Chest. 2002;121:1117-22.

Blease K, Lukacs NW, Hogaboan CM, Kunkel SL. Chemokines and their role in airway hyper-reactivy. Respir Res. 2000;1:54-61.

Bobadilla J, Macek Jr M, Fine JP, Farrel PM. Cystic fibrosis: a worldwide analysis of CFTR mutations-correlation with incidence data and application to screening. Hum Mutat. 2002; 19:575-606.

Bobbio A, Chetta A, Ampollini L, Primomo GL, Internullo E, Carbognani P, et al. Preoperative pulmonary rehabilitation in patients undergoing lung resection for non-small cell lung cancer. Eur J Cardiothorac Surg. 2008;33(1):95-8.

Bogossian M, Santoro IL, Jamnik S, Romaldini H. Bronquiectasias: estudo de 314 casos tuberculose × não tuberculose. J Pneumol. 1998;24(1):11-6.

Bourdin A, Burgel P-R, Chanez P, Garcia G, Perez T, Roche N. Recent advances in COPD: pathophysiology, respiratory physiology and clinical aspects, including comorbidities. Eur Respir Rev. 2009;18:198-212.

Boushey HA, Holtzman MJ, Sheller JR, Nadel, JA. Bronchial hiperreactivity. Am Rev Respir Dis. 1980;121:389-413.

Bousquet J, Jacot W, Vignola AM, Bachert C, Van Cauwenberge P. Allergic rhinitis: a disease remodeling the upper airways? J Allergy Clin Immunol. 2004;113(1):43-9. Review erratum in: J Allergy Clin Immunol. 2004;113(3):406. Jacquot, W [corrected to Jacot, W].

Bousquet J, Chanez P, Lacoste JY, White R, Vic P, Godard P, et al. Asthma: a disease remodeling the airways. Allergy. 1992;47(1):3-11.

Boutou AK, Pitsiou GG, Trigonis I, Papakosta D, Kontou PK, Chavouzis N, et al. Exercise capacity in idiopathic pulmonary fibrosis: the effect of pulmonary hypertension. Respirology. 2011;16(3):451-8.

Boyle MP. Adult cystic fibrosis. JAMA. 2007;298:1787-93.

Bradley B, Branley HM, Egan JJ, Greaves MS, Hansell DM, Harrison NK, et al. Interstitial lung disease guideline: the British Thoracic Society in collaboration with the Thoracic Society of Australia and the New Zealand and the Irish Thoracic Society. Thorax. 2008;63(Suppl):v1-v51.

Bradley J, Moran F, Greenstone M. Physical training for bronchiectasis. Cochrane Database Syst Rev. 2002;CD002166.

Braman SS. The global burden of asthma. Chest. 2006;130(1 Suppl):4S-12S.

Brasil. Ministério da Saúde. DATASUS [homepage na internet]. Brasília: Ministério da Saúde; 2012a [acesso em 15 jul 2012]. Disponível em: http://tabnet.datasus.gov.br/cgi/deftohtm.exe?sih/cnv/miuf.def.

Brasil. Ministério da Saúde. DATASUS [homepage na internet]. Brasília: Ministério da Saúde; 2012b [acesso em 14 maio 2012]. Disponível em: http://www2.datasus.gov.br/DATASUS/index.php?area=0205.

Brasil. Ministério da Saúde. DATASUS [homepage na internet]. Brasília: Ministério da Saúde; 2014a [acesso em 22 ago 2014]. Disponível em: http://tabnet.datasus.gov.br/cgi/tabcgi.exe?sih/cnv/nruf.def.

Brasil. Ministério da Saúde. DATASUS [homepage na internet]. Brasília: Ministério da Saúde; 2014b [acesso em 22 ago 2014]. Disponível em: http://tabnet.datasus.gov.br/cgi/deftohtm.exe?sim/cnv/obt10uf.def.

Brasil. Ministério da Saúde. Secretaria de Atenção à Saúde. Departamento de Ações Programáticas Estratégicas. Pneumoconioses. Brasília: Editora do Ministério da Saúde; 2006.

Brasil. Ministério da Saúde. Secretaria de Atenção à Saúde. Instituto Nacional de Câncer. Coordenação de Prevenção e Vigilância. Estimativa 2006: incidência de câncer no Brasil. Rio de Janeiro: INCA; 2005.

Braunstahl GJ, Fokkens WJ, Overbeek SE, KleinJan A, Hoogsteden HC, Prins JB. Mucosal and systemic inflammatory changes in allergic rhinitis and asthma: a comparison between upper and lower airways. Clin Exp Allergy. 2003;33(5):579-87.

Brennan AL, Geddes DM, Gyi KM, Baker EH. Clinical importance of cystic fibrosis-related diabetes. J Cyst Fibros. 2004;3(4):209-22.

Brousse C, Nguyen-Plantin S, Friard S, Grenet D, Stern M. Étude de la densité minérale osseuse chez des patients insuffisants respiratoires chroniques. Rev Mal Respir. 2001;18(4 Pt 1):411-5.

Brown DW, Croft JB, Greenlund KJ, Giles WH. Trends in hospitalization with chronic obstructive pulmonary disease – United States, 1990-2005. COPD. 2010;7(1):59-62.

Brown JK. Gender, age, usual weight loss, and tobacco use as predictors of weight loss in patients with lung cancer. Oncol Nurs Forum. 1993;20:466.

Bruce RA. Exercise testing of patients with coronary heart disease: principles and normal standards for evaluation. Ann Clin Res. 1971;3:323-32.

Buchfuhrer MJ, Hansen JE, Robinson TE, Sue DY, Wasserman K, Whipp BJ. Optimizing the exercise protocol for cardiopulmonary assessment. J Appl Physiol. 1983;55:1558-64.

Buntain HM, Greer RM, Schluter PJ, Wong JC, Batch JA, Potter JM, et al. Bone mineral density in Australian children, adolescents, and adults with cystic fibrosis: a controlled cross sectional study. Thorax. 2004;59:149-55.

Busse WW, Lemanske RF. Asthma. N Engl J Med. 2001;344(5):350-62. Comment in: N Engl J Med. 2001;344(21):1643-4.

Butland RJ, Pang J, Gross ER, Woodcock AA, Geddes DM. Two-, six-, and 12-minute walking tests in respiratory disease. Br Med J (Clin Res Ed). 1982:284(6329):1607-8.

Callou MRA, Ramos PRM. Hipertensão arterial pulmonar. Arq. Bras. Cardiol. 2009;93(6):156-9.

Camilo DF, Ribeiro JD, Toro AD, Baracat EC, Barros Filho AA. Obesity and asthma: association or coincidence? J Pediatr. 2010;86(1):6-14.

Casaburi, R. Skeletal muscle function in COPD. Chest. 2000;117:267S-271S.

Casaburi R, Patessio A, Ioli F, Zanaboni S, Donner CF, Wasserman K. Reductions in exercise lactic acidosis and ventilation as a result of exercise training in patients with obstructive lung disease. Am Rev Respir Dis. 1991;143:9-18.

Casas L, Berry DR, Logan K, Copeland KC, Royall JA. Cystic fibrosis related diabetes in an extremely young patient. J Cyst Fibros. 2007;6:247-9.

Castro HA, Gonçalves KS, Vicentin G. Estudo das internações hospitalares por pneumoconioses no Brasil, 1993-2003. Rev Bras Epidemiol. 2007;10(3):391-400.

Celli BR, Halbert RJ, Nordyke RJ, Schan B. Airway obstruction in never smokers: results from the Third National Health and Nutrition Examination Survey. Am J Med. 2005;118:1364-72.

Celli BR, Cote CG, Marin JM, Casanova C, Montes de Oca M, Mendez RA, et al. The body-mass index, airflow obstruction, dyspnea, and exercise capacity index in chronic obstructive pulmonary disease. N Engl J Med. 2004a;350(10):1005-12.

Celli BR, MacNee W, Agusti A, Anzueto A, Berg B, Buist AS, et al. Standards for the diagnosis and treatment of patients with COPD: a summary of the ATS/ERS position paper. Eur Respir J. 2004b;23(6):932-46.

Cesario A, Ferri L, Galetta D, Pasqua F, Bonassi S, Clini E, et al. Post-operative respiratory rehabilitation after lung resection for non-small cell lung cancer. Lung Cancer. 2007;57(2):175-80.

Chapman MD, Pomes A, Breiteneder H, Ferreira F. Nomenclature and structural biology of allergens. J Allergy Clin Immunol. 2007;119(2);414-20.

Chatkin MN, Menezes AMB. Prevalence and risk factors for asthma in schoolchildren in southern Brazil. J Pediatr. 2005;81(5):411-6.

Chatterjee K, De Marco T, Alpert JS. Pulmonary hypertension: hemodynamic diagnosis and management. Arch intern Med. 2002;162(17):1925-33.

Chaves CRMM, Oliveira CQ, Britto JAA, Elsas MICG. Exercício aeróbico, treinamento de força muscular e testes de aptidão física para adolescentes com fibrose cística: revisão da literatura. Rev Bras Saúde Mater Infant. 2007;7(3):245-50.

Chen Y. Environmental tobacco smoke, low birth weigth, and hospitalization for respiratory disease. Am J Respir Crit Care Med. 1994;150:54-8.

Chetta A, Marangio E, Olivieri D. Pulmonary function testing in interstitial lung diseases. Respiration. 2004;71(3):209-13.

Clark C, Cochrane L. Assessment of work performance in asthma for determination of cardiorespiratory fitness and training capacity. Thorax. 1988;43:745-9.

Colin AA, Wohl ME. Cystic fibrosis. Pediatr Rev. 1994;15(5):192-200.

Collins FS. Cystic fibrosis: molecular biology and therapeutic implications. Science. 1992;256:774-9.

Collins LG, Haines C, Perkel R, Enck RE. Lung cancer: diagnosis and management. Am Fam Physician. 2007;75(1):56-63.

Conway SP. Impact of lung inflammation on bone metabolism in adolescents with cystic fibrosis. Paediatr Respir Rev. 2001;2:324-31.

Conway SP, Morton AM, Oldroyd B, Truscott JG, White H, Smith AH, et al. Osteoporosis and osteopenia in adults and adolescents with cystic fibrosis: prevalence and associated factors. Thorax. 2000;55:798-804.

Conroy DM, Williams TJ. Eotaxin and the attraction of eosinophils to the asthmatic lung. Respir Res. 2001;2(3):150-6.

Cook DG, Strachan DP. Health effects of passive smoking. 3. Parental smoking and prevalence of respiratory symptoms and asthma in school age children. Thorax. 1997;52(12):1081-94.

Cookson W. The alliance of genes and environment in asthma and allergy. Nature. 1999;402(6760 Suppl):B5-11.

Cooper CB. Exercise in chronic obstructive pulmonary disease: aerobic exercise prescription. Med Sci Sports Exerc. 2001a;33:S671-9.

Cooper CB. Exercise in chronic obstructive pulmonary disease: limitations and rehabilitation. Med Sci Sports Exerc. 2001b;33(7 Suppl):S643-6.

Cooper KH. A means of assessing maximal oxygen intake. Correlation between field and treadmill testing. JAMA. 1968;203(3):201-4.

Cooper M. Exercise and cystic fibrosis: the search for a therapeutic optimum [guest editorial]. Pediatr Pulmonol. 1998;25:143-4.

Coppoolse R, Schols AM, Baarends EM, Mostert R, Akkermans MA, Janssen PP, et al. Interval *versus* continuous training in patients with severe COPD: a randomized clinical trial. Eur Respir J. 1999;14:258-63.

Costa M, Potvin S, Berthiaume Y, Gauthier L, Jeanneret A, Lavoie A, et al. Diabetes: a major co-morbidity of cystic fibrosis. Diabetes Metab. 2005;31(3 pt 1):221-32.

Costabel U, King TE. Perspective – International consensus statement on idiopathic pulmonary fibrosis. Eur Resp J. 2001;17(2):163-7.

Coultas DB, Zumwalt RE, Black WC, Sobonya RE. The epidemiology of interstitial lung diseases. Am J Respir Crit Care Med. 1994;150(4):967-72.

Courneya KS. Exercise interventions during cancer treatment: biopsychosocial outcomes. Exerc Sports Sci Rev. 2001;29(2):60-4.

Courneya KS, Mackey JR, Jones LW. Coping with cancer: can exercise help? Phys Sportsmed. 2000;28(5):49-73.

Couser JI JR, Martinez FJ, Celli BR. Pulmonary rehabilitation that includes arm exercise reduces metabolic and ventilatory requirements for simple arm elevation. Chest. 1993;103:37-41.

Cox CE, Davis-Allen A, Judson MA. Sarcoidosis. The medical clinics of North America. 2009;89:817-28.

Cropp GJA. Exercise induced asthma. In: Middleton Jr E, Reed CE, Ellis EF, editors. Allergy principles and practice. St. Louis: Mosby; 1983. p. 863-900.

Crystal RG, Ferrans VJ, Basset F. Biologic basis for pulmonary fibrosis. In: Crystal RG, West JB, et al., editors. The lung: scientific foundations. Nova York: Raven Press; 1991. p. 2031-46.

Crystal RG, Fulmer JD, Rogerts WC, Moss ML, Line BR, Reynolds HY. Idiopathic pulmonary fibrosis. Clinical, histologic, radiographic, physiologic, scintigraphic, cytologic, and biochemical aspects. Ann Intern Med. 1976;85(6):769-88.

Dalcin PTR, Silva FAA. Fibrose cística no adulto: aspectos diagnósticos e terapêuticos. J Bras Pneumol. 2008;34(2):107-17.

Dalcin PTR, Perin C, Barreto SSM. Diagnóstico e tratamento das bronquiectasias: uma atualização. Revista HCPA. 2007;27(1):51-60.

Dal Corso S, Oliveira AN, Izbicki M, Cianci RG, Malaguti C, Nery LE. A symptom-limited incremental step test in COPD patients: reproducibility and validity compared to incremental cycle ergometry. Am J Respir Crit Care Med. 2009;179:A2364.

Daldon PEC, Arruda LHF. Granulomas não infecciosos: sarcoidose. An Bras Dermatol. 2007;82(6):559-71.

D'Alonzo GE, Barst RJ, Ayres SM, Bergofsky EH, Brundage BH, Detre KM, et al. Survival in patients with primary pulmonary hypertension: results from a national prospective registry. Ann Intern Med. 1991;115(5):343-9.

Dawson JK, Goodson NG, Graham DR, Lynch MP. Raised pulmonary artery pressures measured with doppler echocardiography in rheumatoid arthritis patients. Rheumatology (Oxford). 2000;39:1320-5.

De Backer IC, Van Breda E, Vreugdenhil A, Nijziel MR, Kester AD, Schep G. High-intensity strength training improves quality of life in cancer survivors. Acta Oncol. 2007;46(8):1143-51.

de Jong, W, Grevink RG, Roorda RJ, Kaptein AA, van Der Schans CP. Effect of a home exercise training program in patients with cystic fibrosis. Chest. 1994;105:463-8.

Delobbe A, Perrault H, Maitre J, Robin S, Hossein-Foucher C, Wallaert B, et al. Impaired exercise response in sarcoid patients with normal pulmonary function. Sarcoidosis Vasc Diffuse Lung Dis. 2002;19(2):148-53.

Del Palacio A, Alhambra A, Cuetara MS, Ponton J. Early diagnosis of invasive fungal infections caused by *aspergillus* and other emerging *mycelia fungi*. Rev Iberoam Micol. 2007;24(3):187-97.

de Man FS, Handoko ML, Groepenhoff H, van 't Hul AJ, Abbink J, Koppers RJ, et al. Effects of exercise training in patients with idiopathic pulmonary arterial hypertension. Eur Respir J. 2009;34(3):669-75.

Deng Z, Morse JH, Slager SL, CuervoN, Moore KJ, Venetos G, et al. Familial primary pulmonary hypertension (gene PPH1) is caused by mutations in the bone morphogenetic protein receptor-II gene. Am J Hum Genet. 2000;67(3):737-44.

Desai SA, Channick RN. Exercise in patients with pulmonary arterial hypertension. J Cardiopulm Rehabil Prev. 2008;28:12-6.

Devita Jr. VT, Hellman S, Rosenberg SA. Cancer: principles and practice of oncology. 7. ed. Philadelphia: Lippincott Williams & Wilkins; 2005. p. 3120.

Diller GP, Dimopoulos K, Okonko D, Li W, Babu-Narayan SV, Broberg CS, et al. Exercise intolerance in adult congenital heart disease: comparative severity, correlates, and prognostic implication. Circulation. 2005;112(6):828-35.

Dimeo F, Rumberger BG, Keul J. Aerobic exercise as therapy for cancer fatigue. Med Sci Sports Exerc. 1998;30:475.

Dimeo F, Fetscher S, Lange W, Mertelsmann R, Keul J. Effects of aerobic exercise on the physical performance and incidence of treatment-related complications after high-dose chemotherapy. Blood. 1997;90:3390-4.

Dimeo F, Stieglitz R, Fischer-Novelli U, Fetscher S, Keul J. Effects of activity on fatigue and psychologic status of cancer patients during chemotherapy. Cancer. 1999;85:2273-7.

Dimeo FC. Effects of exercise on cancer-related fatigue. Cancer. 2001;92:1689-93.

Dixon JB, O'Brien PE. Gastroesophageal reflux in obesity: the effect of lap-band placement. Obes Surg. 1999;9:527-31.

Donaghy M, Rees AJ. Cigarette smoking and lung hemorrhage in glomerulonephritis caused by autoantibody to glomerular basement membrane. Lancet. 1983;2(8364):1390-3.

Dourado V, Godoy I. Recondicionamento muscular na DPOC: principais intervenções e novas tendências. Rev Bras Med Esporte. 2004;10(4):331-4.

Du Bois RM, Weycker D, Albera C, Bradford WZ, Costabel U, Kartashov A, et al. Six--minute-walk test in idiopathic pulmonary fibrosis: test validation and minimal clinically important difference. Am J Respir Crit Care Med. 2011;183(9):1231-7.

Eaton T, Young P, Milne D, Wells AU. Six-minute walk, maximal exercise tests: reproducibility in fibrotic interstitial pneumonia. Am J Respir Crit Care Med. 2005;171(10):1150-7.

Edmunds AT, Toolley M, Godfrey S. The refractory period after exercise-induced asthma, its duration and relation to severity of exercise. Am Rev Resp Dis. 1978;117:247-54.

Elkayam U, Gleicher N. Primary pulmonary hypertension and pregnancy. In: Elkayam U, Gleicher N, editors. Cardiac problems in pregnancy. 3. ed. Nova York: Wiley-Liss; 1998. p. 183-90.

Ellestad MH. Stress testing: principles and practice. 2. ed. Philadelphia: F.A. Davis; 1980. p. ix.

Engstrom CP, Persson LO, Larsson S, Sullivan M. Long-term effects of a pulmonary rehabilitation programme in outpatients with chronic obstructive pulmonary disease: a randomized controlled study. Scand J Rehabil Med. 1999;31:207-13.

Enright PL. Reporting the reproducibility of spirometric results. Am Rev Respir Dis. 1992;146:1367-8.

Epstein SK, Celli BR, Martinez FJ, Couser JI, Roa J, Pollock M, et al. Arm training reduces the VO_2 and VE cost of unsupported arm exercise and elevation in chronic obstructive pulmonary disease. J Cardiopulm Rehabil. 1997;17:171-7.

ERS – European Respiratory Society. Indirect airway challenges. Eur Respir J. 2003;21:1050-68.

ESC – European Society of Cardiology. The Task Force on diagnosis and treatment of pulmonary arterial hypertension of the European Society of Cardiology. Guidelines on diagnosis and treatment of pulmonary arterial hypertension. Eur Heart J. 2004;25:2243-78.

Esterley JR, Oppenheimer EH. Cystic fibrosis of the pancreas: structural changes in peripheral airways. Thorax. 1968;23:270-5.

Faffe DS. Asthma: where is it going? Braz J Med Biol Res. 2008;41(9):739-49.

Fanelli A, Cabral AL, Neder JA, Martins MA, Carvalho CR. Exercise training on disease control and quality of life in asthmatic children. Med Sci Sports Exerc. 2007;39(9):1474-80.

Fartoukh M, Humbert M, Capron F, Maître S, Parent F, Le Gall C, et al. Severe pulmonary hypertension in histiocytosis X. Am J Respir Crit Care Med. 2000;161:216-23.

Fell CD, Liu LX, Motika C, Kazerooni EA, Gross BH, Travis WD, et al. The prognostic value of cardiopulmonary exercise testing in idiopathic pulmonary fibrosis. Am J Respir Crit Care Med. 2009;179(5):402-7.

Fernandez A, Jatene FB, Zamboni M. Diagnóstico e estadiamento do câncer de pulmão. J Pneumol. 2002;28(4):219-28.

Ferrazza AM, Martolini D, Valli G, Palange P. Cardiopulmonary exercise testing in the functional and prognostic evaluation of patients with pulmonary diseases. Respiration. 2009;77(1):3-17.

Ferris BG. Epidemiology standardization project II. Recommended respiratory disease questionnaires for use with adults and children in epidemiologic research. Am Rev Respir Dis. 1978;118(2 Suppl):7-53.

Fink JB. Positioning *versus* postural drainage. Respir Care. 2002;47(7):769-77.

Flaherty KR, Andrei AC, Murray S, Fraley C, Colby TV, Travis WD, et al. Idiopathic pulmonary fibrosis: prognostic value of changes in physiology and six-minute-walk test. Am J Respir Crit Care Med. 2006;174(7):803-9.

Flume PA, Strange C, Ye X, Ebeling M, Hulsey T, Clark LL. Pneumothorax in cystic fibrosis. Chest. 2005;128(2):720-8.

Fong KM, Sekido Y, Gazdar AF, Minna JD. Lung cancer. 9: Molecular biology of lung cancer: clinical implications. Thorax. 2003;58(10):892-900.

Fowler RM, Gain KR, Gabbay E. Exercise intolerance in pulmonary arterial hypertension. Pulm Med. 2012;2012:359204.

Frangolias D, Paré PD, Kendler DL, Davidson AGF, Wong L, Raboud J, et al. Role of exercise and nutrition status on bone mineral density in cystic fibrosis. J Cyst Fibros. 2003;2:163-70.

Franklin PJ. Indoor air quality and respiratory health of children. Paediatr Respir Rev. 2007;8(4):281-6.

Fredberg JJ. Airway obstruction in asthma: does the response to a deep inspiration matter? Respir Res. 2001;2:273-5.

Fredberg JJ, Inouye DS, Mijailovich SM, Butler JP. Perturbed Equilibrium of Myosin Binding in Airway Smooth Muscle and Its Implications in Bronchospasm. Am J Respir Crit Care Med. 1999;159:959-7.

Fukuda Y, Basset F, Ferrans VJ, Yamanaka N. Significance of early intraalveolar fibrotic lesions and integrin expression in lung biopsy specimens from patients with idiopathic pulmonary fibrosis. Hum Pathol. 1995;26:53-61.

Gaine SP, Rubin LJ. Primary pulmonary hypertension. Lancet. 1998;352:719-25.

Galiè N, Ghofrani HA, Torbicki A, Torbicki A, Barst RJ, Rubin LJ, et al. Sildenafil citrate therapy for pulmonary arterial hypertension. N Engl J Med. 2005;353:2148-57.

Galvão DA, Newton RU. Review of exercise intervention studies in cancer patients. J Clin Oncol. 2005;23:899-909.

Ganderton L, Jenkins S, Gain K, Fowler R, Winship P, Lunt D, et al. Short term effects of exercise training on exercise capacity and quality of life in patients with pulmonary arterial hypertension: protocol for a randomised controlled trial. BMC Pulm Med. 2011;11:25.

Garin MC, Highland KB, Silver RM, Strange C. Limitations to the 6-minute walk test in interstitial lung disease and pulmonary hypertension in scleroderma. J Rheumatol. 2009;36(2):330-6.

Gerritsen J. Cystic fibrosis [edição crítica]. N Engl J Med. 2008;358(17):1873-4.

Giannasi, F. Occupational exposures to asbestos in Brazil. Int J Occup Environ Health. 1997; 3(2):150-7.

Gibson RL, Burns JL, Ramsey BW. Pathophysiology and management of pulmonary infections in cystic fibrosis. Am J Respir Crit Care Med. 2003;168(8):918-51.

GINA – Global Initiative for Asthma [homepage na internet]. Bethesda: Global Initiative for Asthma; 2014 [acesso em 2 ago 2014]. Disponível em: http:// http://www.ginasthma.org/local/uploads/files/GINA_Report_2014_Jun11.pdf

Gläser S, Noga O, Koch B, Opitz CF, Schmidt B, Temmesfeld B, et al. Impact of pulmonary hypertension on gas exchange and exercise capacity in patients with pulmonary fibrosis. Respir Med. 2009;103(2):317-24.

Glattki GP, Manika K, Sichletidis L, Alexe G, Brenke R, Spyratos D. Pulmonary rehabilitation in non-small cell lung cancer patients after completion of treatment. Am J Clin Oncol. 2012;35(2):120-5.

Godfrey S, Kamburoff PL, Nairn JR. Spirometry, lung volumes and airway resistance in normal children aged 5 to 18 years. Br J Dis Chest. 1970;64(1):15-24.

GOLD – Global Initiative for Chronic Obstructive Lung Disease. Global Strategy for the Diagnosis, Management, and Prevention of Chronic Obstructive Pulmonary Disease. 2011. [atualizado em 2011; acesso em 14 jun 2012]. Disponível em: http://www.goldcopd.org.

Gonçalves RC, Nunes MPT, Cukier A, Stelmach R, Martins MA, Carvalho CRF. Efeito de um programa de condicionamento físico aeróbio nos aspectos psicossociais, na qualidade de vida, nos sintomas e no óxido nítrico exalado de portadores de asma persistente moderada ou grave. Rev Bras Fisioter. 2008;12(2):127-35.

Gosker HR, Wouters EFM, van der Vusse GJ, Schols AMWJ. Skeletal muscle dysfunction in chronic obstructive pulmonary disease and chronic heart failure: underlying mechanisms and therapy perspectives. Am J Clin Nutr. 2000;71:103-347.

Gosselink R, Troosters T, Decramer M. Distribution of muscle weakness in patients with stable chronic obstructive pulmonary disease. J Cardiopulm Rehabil. 2000;20:353-60.

Gosselink R, Troosters T, Decramer M. Effects of exercise training in COPD patients: interval *versus* endurance training. Eur Respir J. 1998;12:2S.

Gosselink R, Troosters T, Decramer M. Peripheral muscle weakness contributes to exercise limitation in COPD. Am J Respir Crit Care Med. 1996;153:976-80.

Gregg I, Nunn AJ. Peak expiratory flow in normal subjects. Br Med J. 1973;3(5874):282-4.

Gulmans VAM, van Deer LJ, Wattimena D, van Doorn J, Oostveen D, Berger R, et al. Insulin like growth factor and leucine kinetics during exercise training in children with cystic fibrosis. J Pediatr Gastroenterol Nutr. 2001;32:76-81.

Gulmans VAM, Veldhoven NHMJ, Meer K, Helders PJM. The six-minute walking test in children with cystic fibrosis: reliability and validity. Pediatr Pulmonol. 1996;22:85-9.

Haby MM, Peat JK, Mellis CM, Anderson SD, Woolcock AJ. An exercise challenge for epidemiological studies of childhood asthma: validity and repeatability. Eur Respir J. 1995;8(5):729-36.

Hackshaw AK, Law MR, Wald NJ. The accumulated evidence on lung cancer and environmental tobacco smoke. BMJ. 1997;315:980-8.

Hadjiliadis D, Madill J, Chaparro C, Tsang A, Waddell TK, Singer LG, et al. Incidence and prevalence of diabetes mellitus in patients with cystic fibrosis undergoing lung transplantation before and after lung transplantation. Clin Transplant. 2005;19(6):773-8.

Halbert RJ, Isonaka S, George D, Iqbal A. Interpreting COPD prevalence estimates: what is the true burden of disease? Chest. 2003;123(5):1684-92.

Hallstrand TS, Boitano LJ, Johnson WC, Spada CA, Hayes JG, Raghu G. The timed walk test as a measure of severity and survival in idiopathic pulmonary fibrosis. Eur Respir J. 2005;25(1):96-103.

Halken S. What causes allergy and asthma? The role of dietary factors. Pediatr Pulmonol Suppl. 2004;37(26):223-4.

Hamosh A, FitzSimmons SC, Macek Jr M, Knowles MR, Rosenstein BJ, Cutting GR. Comparison of the clinical manifestations of cystic fibrosis in black and white patients. J Pediatr. 1998;132(2):255-9.

Harari S, Caminati A. IPF: new insight on pathogenesis and treatment. Allergy. 2010; 65(5):537-53.

Hardin DS, Moran A. *Diabetes mellitus* in cystic fibrosis. Endocrinol Metab Clin N Am. 1999; 28:787-801.

Hashimoto N, Jin H, Liu T, Chensue SW, Phan SH. Bone marrow-derived progenitor cells in pulmonary fibrosis. J Clin Invest. 2004;113(2):243-52. Comment in: J Clin Invest. 2004;113(2):180-2.

Hebestreit A, Kersting U, Basler B, Jeschke R, Hebestreit H. Exercise inhibits epithelial sodium channels in patients with cystic fibrosis. Am J Crit Care Med. 2001;164:443-6.

Hecker TM, Aris RM. Management of osteoporosis in adults with cystic fibrosis. Drugs. 2004;64:133-47.

Hicks JE. Exercise for cancer patients. In: Basmajian JV, Wolf SL, editors. Therapeutic exercise. 5. ed. Baltimore: Williams & Wilkins; 1990.

Hinderliter AL, Willis 4th PW, Barst RJ, Rich S, Rubin LJ, Badesch DB, et al. Effects of long-term infusion of prostacyclin (epoprostenol) on echocardiographic measures of right ventricular structure and function in primary pulmonary hypertension: Primary Pulmonary Hypertension Study Group. Circulation. 1997;95:1479-86.

Hogan SP, Rosenberg HF, Moqbel R, Phipps S, Foster PS, Lacy P, et al. Eosinophils: biological properties and role in health and disease. Clin Experimental Allergy. 2008;38(5):709-50.

Holland AE. Exercise limitation in interstitial lung disease: mechanisms, significance and therapeutic options. Chron Respir Dis. 2010;7(2):101-11.

Holland AE, Hill C. Physical training for interstitial lung disease. Cochrane Database Syst Rev. 2008;8(4):CD006322.

Holland AE, Hill C. Physical training for interstitial lung disease. Cochrane Database Syst Rev. 2010;4:CD006322.

Holland AE, Hill CJ, Conron M, Munro P, McDonald CF. Short term improvement in exercise capacity and symptoms following exercise training in interstitial lung disease. Thorax. 2008;63(6):549-54.

Holland AE, Hill CJ, Conron M, Munro P, McDonald CF. Small changes in six-minute walk distance are important in diffuse parenchymal lung disease. Respir Med. 2009;103(10):1430-5.

Holland AE, Hill CJ, Glaspole I, Goh N, McDonald CF. Predictors of benefit following pulmonary rehabilitation for interstitial lung disease. Respir Med. 2012;106(3):429-35.

Horowitz MB, Littenberg B, Mahler DA. Dyspnea ratings for prescribing exercise intensity in patients with COPD. Chest. 1996;109:1169-75.

Hughes JM, Morrell NW. Pulmonary circulation: from basic mechanisms to clinical practice. Londres: Imperial College Press; 2001.

Humbert M, Morrell NW, Archer SL, Stenmark KR, MacLean MR, Lang IM, , et al. Cellular and molecular pathobiology of pulmonary arterial hypertension. J Am Coll Cardiol. 2004;12:13S-24S.

Hunninghake GW, Zimmerman MB, Schwartz DA, King Jr TE, Lynch J, Hegele R, et al. Utility of a lung biopsy for the diagnosis of idiopathic pulmonary fibrosis. Am J Respir Crit Care Med. 2001;164(2):193-6.

Hwang CL, Yu CJ, Shih JY, Yang PC, Wu YT. Effects of exercise training on exercise capacity in patients with non-small cell lung cancer receiving targeted therapy. Support Care Cancer. 2012;20(12):3169-77.

Iannuzzi MC, Rybicki BA, Teirstein AS. Sarcoidosis. N Engl J Med. 2007;357(21):2153-65.

INCA – Instituto Nacional de Câncer José Alencar Gomes da Silva. Estimativa 2012: incidência de câncer no Brasil. Rio de Janeiro: INCA; 2011. p. 118.

INCA – Instituto Nacional de Câncer José Alencar Gomes da Silva. Fisiopatologia do câncer. In: Instituto Nacional de Câncer. Ações de enfermagem no controle do câncer. 2. ed. Rio de Janeiro: INCA; 2002. p. 55-81.

Jardim JR, Oliveira JA, Nascimento O. II Consenso Brasileiro sobre Doença Pulmonar Obstrutiva Crônica – DPOC. J Bras Pneumol. 2004;30(Supl 5):S1-S42.

Jones A, Rowe BH. Bronchopulmonary hygiene physical therapy in bronquiectasis and chronic obstructive disease: a systematic review. Heart Lung. 2000;29(2):125-35.

Jones LW, Eves ND, Kraus WE, Potti A, Crawford J, Blumenthal JA, et al. The lung cancer exercise training study: a randomized trial of aerobic training, resistance training, or both in postsurgical lung cancer patients: rationale and design. BMC Cancer. 2010;10:155.

Jones LW, Eves ND, Peddle CJ, Courneya KS, Haykowsky M, Kumar V, et al. Effects of presurgical exercise training on systemic inflammatory markers among patients with malignant lung lesions. Appl Physiol Nutr Metab. 2009;34(2):197-202.

Jones LW, Eves ND, Peterson BL, Garst J, Crawford J, West MJ, et al. Safety and feasibility of aerobic training on cardiopulmonary function and quality of life in postsurgical nonsmall cell lung cancer patients: a pilot study. Cancer. 2008;113(12):3430-9.

Jones LW, Peddle CJ, Eves ND, Haykowsky MJ, Courneya KS, Mackey JR, et al. Effects of presurgical exercise training on cardiorespiratory fitness among patients undergoing thoracic surgery for malignant lung lesions. Cancer. 2007;110(3):590-8.

Jones RS. Assessment of respiratory function in the asthmatic child. Br Med J. 1966;2:972-5.

Jones RS, Buston MH, Wharton MJ. The effect of exercise on ventilatory function in the child with asthma. Br J Chest. 1962;56:78-86.

Katzenstein AL, Myers JL. Idiopathic pulmonary fibrosis: clinical relevance of pathologic classification. Am J Respir Crit Care Med. 1998;157(4 Pt 1):1301-15. Comment in: Am J Respir Crit Care Med. 2002;165(6):845-6.

Kelsay K, Hazel NA, Wamboldt MZ. Predictors of body dissatisfaction in boys and girls with asthma. J Pediatr Psychol. 2005,30(6):522-31.

Killian KJ, Leblanc P, Martin DH, Summers E, Jones NL, Campbell EJM. Exercise capacity and ventilatory, circulatory, and symptom limitation in patients with chronic airflow limitation. Am J Respir Crit Care Med. 1992;146:935-40.

Kim DS, Collard HR, King Jr TE. Classification and natural history of the idiopathic interstitial pneumonias. Proc Am Thorac Soc. 2006;3:285-292.

King TE, Tooze JA, Schwarz MI, Brown KR, Cherniack RM. Predicting survival in idiopathic pulmonary fibrosis: scoring system and survival model. Am J Respir Crit Care Med. 2001;164:1171-81.

Kirshbaum MN. A review of the benefits of whole body exercise during and after treatment for breast cancer. J Clin Nurs. 2007;16(1):104-21.

Koh ET, Lee P, Gladman DD, Abu-Shakra M. Pulmonary hypertension in systemic sclerosis: an analysis of 17 patients. Br J Rheumatol. 1996;35(10):989-93.

Kollert F, Geck B, Suchy R, Jörres RA, Arzt M, Heidinger D, et al. The impact of gas exchange measurement during exercise in pulmonary sarcoidosis. Respir Med. 2011;105(1):122-9.

Kramer MM, Wells CL. Does physical activity reduce risk of estrogen-dependent cancer in women? Med Sci Sports Exerc. 1996;28:322.

Kramer MR, Krivoruk V, Lebzelter J, Liani M, Fink G. Quantitative 15 steps exercise oximetry as a marker of disease severity in patients with chronic obstructive pulmonary disease. Isr Med Assoc J. 1999;1(3):165-8.

Kumar RK. Understanding airway wall remodelation in asthma: a basis for improvement in therapy? Pharmacol Ther. 2001;91(2):93-104.

Lagergren J, Bergstrom R, Nyren O. No relation between body mass and gastrooesophageal reflux symptoms in a Swedish population based study. Gut. 2000;47:26-9.

Lampinen M, Carlson M, Venge HP. Cytokine-regulated accumulation of eosinophils in inflammatory disease. Allergy. 2004;59(8):793-805.

Lane KB, Machado RD, Pauciulo MW, Thomson JR, Phillips JA, Loyd JE, et al. Heterozygous germline mutations in BMPR2, encoding a TGF-beta receptor, cause familial primary pulmonary hypertension. The International PPH Consortium. Nat Genet. 2000;26(1):81-4.

Langenderfer B. Alternatives to percussion and postural drainage: a review of mucus clearance therapies: percussion and postural drainage, autogenic drainage, positive expiratory pressure, flutter valve, intrapulmonary percussive ventilation, and high-frequency chest compression with the ThAIRapy Vest. J Cadiopulm Rehabil. 1998;18(4):283-9.

Lederer DJ, Arcasoy SM, Wilt JS, D'Ovidio F, Sonett JR, Kawut SM. Six-minute-walk distance predicts waiting list survival in idiopathic pulmonary fibrosis. Am J Respir Crit Care Med. 2006;174(6):659-64.

Lee P, Langevitz P, Alderdice CA, Aubrey M, Baer PA, Baron M, et al. Mortality in systemic sclerosis (scleroderma). Q J Med. 1992;82:139-48.

Lee TH, Anderson SA. Heterogeneity of mechanisms in exercise induced asthma. Thorax. 1985;40:481-7.

Leech SH, Kummar P. Exercise induced asthma. Compr Ther. 1985;11:7-12.

Léger LA, Lambert J. A maximal multistage 20 m shuttle run test to predict VO_2max. Eur J Appl Physiol Occup Physiol. 1982;49(1):1-12.

Lettieri CJ, Nathan SD, Browning RF, Barnett SD, Ahmad S, Shorr AF. The distance--saturation product predicts mortality in idiopathic pulmonary fibrosis. Respir Med. 2006;100(10):1734-41.

Ley B, Collard HR, King Jr TE. Clinical course and prediction of survival in idiopathic pulmonary fibrosis. Am J Respir Crit Care Med. 2011;183(4):431-40.

Lin EE, Rodgers GP, Gladwin MT. Hemolytic anemia-associated pulmonary hypertension in sickle cell disease. Curr Hematol Rep. 2005;4(2):117-25.

Littlewood JM, Wolfe SP, Conway SP. Diagnosis and treatment of intestinal malabsorption in cystic fibrosis. Pediatr Pulmonol. 2006;41(1):35-49.

Lopes AJ, Menezes SL, Dias CM, Oliveira JF, Mainenti MR, Guimarães FS. Cardiopulmonary exercise testing variables as predictors of long-term outcome in thoracic sarcoidosis. Braz J Med Biol Res. 2012;45(3):256-63.

Luce J. Bronchiectasis. In: Murray J, Nadel J, editors. Texbook of respiratory medicine. 3. ed. Philadelphia: W.B. Saunders Company; 2000. p. 1325-41.

Lyczak JB, Cannon CL, Pier GB. Lung infections associated with cystic fibrosis. Clin Microbiol Rev. 2002;15(2):194-222.

Machione M, Guimarães ET, Saldiva PH, Lorenzi Filho G. Methods for studying respiratory mucus and mucus clearance. Braz J Med Biol Res. 1995;28:1347-55.

Mackay LS, Anderson RL, Parry G, Lordan J, Corris PA, Fisher AJ. Pulmonary fibrosis: rate of disease progression as a trigger for referral for lung transplantation. Thorax. 2007;62(12):1069-73.

Mai XM, Bottcher MF, Leijon I. Leptin and asthma in overweight children at 12 years of age. Pediatr Allergy Immunol. 2004;15:523-30.

Mainguy V, Maltais F, Saey D, Gagnon P, Martel S, Simon M, et al. Peripheral muscle dysfunction in idiopathic pulmonary arterial hypertension. Thorax. 2010;65(2):113-17.

Maltais F, LeBlanc P, Jobin J, Bérubé C, Bruneau J, Carrier L. Intensity of training and physiological adaptation in patients with chronic obstructive pulmonary disease. Am J Respir Crit Care Med. 1997;155:555-61.

Maltais F, Simard A, Simard C, Jobin J, Desgagnés P, Leblanc P. Oxidative capacity of the skeletal muscle and lactic acid kinetics during exercise in normal subjects and in patients with COPD. Am J Respir Crit Care Med. 1996;153:288-93.

Man FS, Handoko ML, Groepenhoff H, van 't Hul AJ, Abbink J, Koppers RJ, et al. Effects of exercise training in patients with idiopathic pulmonary arterial hypertension. Eur Respir J. 2009;34(3):669-75.

Manolagas SC, Jilka RL. Bone marrow, cytokines, and bone remodeling. Emerging insights into the pathophysiology of osteoporosis. N Engl J Med. 1995;332:305-11.

Mansour ME, Lanphear BP, Dewitt TG. Barriers to asthma care in urban children: parent perspectives. Pediatrics. 2000;106(3):512-9.

Martin JG, Duguet A, Eidelman DH. The contribution of airway smooth muscle to airway narrowing and airway hyperresponsiveness in disease. Eur Resp J. 2000;16:349-54.

Martins CSB, Ribeiro AF, Costa FF. Frequency of the cystic fibrosis DF508 mutation in a population from São Paulo State, Brazil. Braz J Med Biol Res. 1993;26:1037-40.

Martinez FD, Cline M, Burrows B. Increased incidence of asthma in children of smoking mothers. Pediatrics. 1992;89:21-6.

Mathur RS, Revill SM, Vara DD, Walton R, Morgan MD. Comparison of peak oxygen consumption during cycle and treadmill exercise in severe chronic obstructive pulmonary disease. Thorax. 1995;50:829-33.

McArdle WD, Katch FI, Katch VL. Fisiologia do exercício: energia, nutrição e desempenho humano. 7. ed. Rio de Janeiro: Guanabara Koogan; 2011.

McCann D, McWhirter J, Coleman H, Devall I, Calvert M, Weare K, et al. The prevalence and management of asthma in primary-aged schoolchildren in the south of England. Health Educ Res. 2002;17(2):181-94.

McFadden ER Jr. Exercise and asthma. N Engl J Med. 1987;317:502-4.

McFadden ER Jr, Gilbert IA. Exercise-induced asthma. N Engl J Med. 1994;330:1362-7.

McFadden ER Jr, Nelson JA, Skowronski ME, Lenner KA. Thermally induced asthma and airway drying. Am J Respir Crit Care Med. 1999;160:221-6.

McGavin CR, Gupta SP, McHardy GJ. Twelve-minute walking test for assessing disability in chronic bronchitis. Br Med J. 1976;1(6013):822-3.

McGoon M, Gutterman D, Steen V, Barst R, McCrory DC, Fortin TA, et al. Screening, early detection, and diagnosis of pulmonary arterial hypertension: ACCP evidence-based clinical practice guidelines. Chest. 2004;126(1 Suppl):14S-34S.

McTiernan, A. Cancer prevention and management through exercise and weight control. Boca Raton, FL: CRC Press; 2005.

Menezes AM, Horta BL, Oliveira AL, Kaufmann RA, Duquia R, Diniz A, et al. Risco de câncer de pulmão, laringe e esôfago atribuível ao fumo. Rev Saúde Pública. 2002;36(2):129-34.

Menezes AMB, Jardim JR, Perez-Padilla R, Camelier A, Rosa F, Nascimento O, et al. Prevalence of chronic obstructive pulmonary disease and associated factors: the PLATINO Study in São Paulo, Brazil. Cad Saúde Pública. 2005a;21(5):1565-73.

Menezes AMB, Perez-Padilla R, Jardim JR, Muiño A, Lopez MV, Valdivia G, et al. Chronic obstructive pulmonary disease in five Latin American cities (the PLATINO study): a prevalence study. Lancet. 2005b;366(9500):1875-81.

Mereles D, Ehlken N, Kreuscher S, Ghofrani S, Hoeper MM, Halank M, et al. Exercise and respiratory training improve exercise capacity and quality of life in patients with severe chronic pulmonary hypertension. Circulation. 2006;114:1482-9.

Milgrom H, Taussig L. Keeping children with exercise-induced asthma active. Pediatrics. 1999;104(3):38-45.

Miller MR, Hankinson J, Brusasco V, Burgos F, Casaburi R, Coates A, et al. Standardisation of spirometry. Eur Respir J. 2005;26:319-38.

Miyamoto S, Nagaya N, Satoh T, Kyotani S, Sakamaki F, Fujita M, et al. Clinical correlates and prognostic significance of six-minute walk test in patients with primary pulmonary hypertension. Comparison with cardiopulmonary exercise testing. Am J Respir Crit Care Med. 2000;161(2 Pt 1):487-92.

Mock V, Pickett M, Ropka ME, Muscari LE, Stewart KJ, Rhodes VA, et al. Fatigue and quality of life outcomes of exercise during cancer treatment. Cancer Pract. 2001;9:119-27.

Moisés MP, coordenador. Atividades físicas e a criança asmática. Brasília: Ministério da Educação e do Desporto, Secretaria dos Desportos; 1993.

Moran A. Endocrine complications of cystic fibrosis. Adolesc Med. 2002;13(1):145-59.

Moran A, Hardin D, Rodman D, Allen HF, Beall RJ, Borowitz D, et al. Diagnosis, screening and management of cystic fibrosis related *diabetes mellitus*: a consensus conference report. Diabetes Res Clin Pract. 1999;45:61-73.

Moreira JS, Porto NS, Camargo JJP, Felicetti, JC, Cardoso PFG, Moreira ALS, et al. Bronquiectasias: aspectos diagnósticos e terapêuticos. Estudo de 170 pacientes. J Pneumol. 2003;29:258-63.

Morimoto T, Azuma A, Abe S, Usuki J, Kudoh S, Sugisaki K, et al. Epidemiology of sarcoidosis in Japan. Eur Respir J. 2008;31(2):372-9.

Morral N, Bertranpetit J, Estivill X, Nunes V, Casals T, Giménez J, et al. The origin of the major cystic fibrosis mutation (DF508) in European populations. Nat Genet. 1994;7:169-75.

Morrell NW, Jeffery TK. Pulmonary vascular remodeling. In: Peacock AJ, Rubin LJ, editors. Pulmonary circulation: diseases and their treatment. 2. ed. Londres: Hodder Arnold; 2004. p. 46-61.

Moser C, Tirakitsoontorn P, Nussbaum E, Newcomb R, Cooper DM. Muscle size and cardiorespiratory response to exercise in cystic fibrosis. Am J Respir Crit Care Med. 2000;162:1823-7.

Mossman BT, Churg A. Mechanisms in the pathogenesis of asbestosis and silicosis. Am J Resp Crit Care Med. 1998;157(5):1666-80.

Myllärniemi M, Lindholm P, Ryynänen MJ, Kliment CR, Salmenkivi K, Keski-Oja J, et al. Gremlin-mediated decrease in bone morphogenetic protein signaling promotes pulmonary fibrosis. Am J Respir Crit Care Med. 2008;177:321-9.

Naeije R, Vachiéry J. Medical therapy of pulmonary hypertension. Conventional therapies. Clin Chest Med. 2001;22:517-27.

Navaratnam V, Fleming KM, West J, Smith CJ, Jenkins RG, Fogarty A, et al. The rising incidence of idiopathic pulmonary fibrosis in the U.K. Thorax. 2011;66(6):462-7.

Neder JA, Nery LE. Teste de exercício cardiopulmonar. J Pneumol. 2005;28(3 Supl):S166--S206.

Neder JA, Nery LE, Silva AC, Cabral AL, Fernandes AL. Short-term effects of aerobic training in the clinical management of moderate to severe asthma in children. Thorax. 1999;54(3):202-6.

Newall C, Stockley RA, Hill SL. Exercise training and inspiratory muscle training in patients with bronchiectasis. Thorax. 2005;60:943-8.

Newman JH, Wheeler L, Lane KB, Loyd E, Gaddipati R, Phillips JA, et al. Mutation in the gene for bone morphogenetic protein receptor II as a cause of primary pulmonary hypertension in a large kindred. N Engl J Med. 2001;345:319-24.

Nici L, Donner C, Wouters E, Zuwallack R, Ambrosino N, Bourbeau J, et al. American Thoracic Society/European Respiratory Society statement on pulmonary rehabilitation. Am J Respir Crit Care Med. 2006;173(12):1390-413.

Noble PW; Homer RJ. Idiopathic pulmonary fibrosis: new insights into pathogenesis. Clin Chest Med. 2004;25:740-58.

Normandin EA, McCusker C, Connors M, Vale F, Gerardi D, ZuWallack RL. An evaluation of two approaches to exercise conditioning in pulmonary rehabilitation. Chest Journal. 2002;121(4):1085-91.

Nousia-Arvanitakis S. Cystic fibrosis and the pancreas: recent scientific advances. J Clin Gastroenterol. 1999;29(2):138-42.

O'Byrne PM. Asthma pathogenesis and allergen-induced late responses. J Allergy Clin Immunol. 1998;102(5):S85-S89.

Olschewski H, Ghofrani HA, Walmrath D, et al. Inhaled prostacyclin and iloprost in severe pulmonary hypertension secondary to lung fibrosis. Pneumologie. 2000;54:133-42.

Oppenheimer ER, Esterly JR. Pathology of cystic fibrosis: review of the literature and comparison with 146 autopsied cases. Perspect Pediatr Pathol. 1975;2:241-78.

Orenstein DM, Mulvihill M, Keating KK, Hofstetter R, Kelsey S, Morris K, et al. Strength *vs*. aerobic training in children with cystic fibrosis: a randomized controlled trial. Chest. 2004;126:1204-14.

Orozco-Levi M, Gea J, Sauleda J, Corominas JM, Minguella M, Aran X, et al. Structure of the latissimus dorsi muscle and respiratory function. J Appl Physiol. 1995;78:1132-9.

Ortega F, Toral J, Cejudo P, Villagomez R, Sánchez H, Catilho J, et al. Comparasion of effects of strength and endurance training in patients with chronic obstructive pulmonary disease. Am J Respir Crit Care Med. 2002;166:669-74.

O'Sullivan BP, Freedman SD. Cystic fibrosis. Lancet. 2009:373(9678):1891-904.

Panton LB, Golden J, Broeder CE, Browder KD, Cestaro-Seifer DJ, Seifer FD. The effects of resistance training on functional outcomes in patients with chronic obstructive pulmonary disease. Eur J Appl Physiol. 2004;91:443-9.

Panush RS. Food induced ("allergic") arthritis clinical and serologic studies. J Rheumatol. 1993;17(3):291-94.

Parker CM, Fitzpatrick MF, O'Donnell DE. Physiology of interstitial lung disease In: Schwarz MI, King TE, editors. Interstitial Lung Disease. Shelton: People's Medical Publishing House-USA; 2011. p. 61-84.

Passowicz-Muszyńska E, Gostkowska-Malec A, Jankowska R, Piesiak P. Chronic obstructive pulmonary disease and cardiovascular diseases. Pneumonol Alergol Pol. 2010;78(1):28-32.

Patel BD, Welch AA, Bingham SA, Luben RN, Day NE, Khaw KT, et al. Dietary antioxidants and asthma in adults. Thorax. 2006;61(5):388-93.

Patel RR, Ryu JH, Vassallo R. Cigarette smoking and diffuse lung disease. Drugs. 2008;68(11):1511-27.

Patterson JA, Naughton J, Pietras RJ, Gunnar RM. Treadmill exercise in assessment of the functional capacity of patients with cardiac disease. Am J Cardiol. 1972;30:757-62.

Patterson PE, Harding SM. Gastroesophageal reflux disorders and asthma. Curr Opin Pulm Med. 1999;5:63-7.

Payne GE, Skehan JD. Shuttle walking test: a new approach for evaluating patients with pacemakers. Heart. 1996;75:414-8.

Peacock AJ. Primary pulmonary hypertension. Thorax. 1999;54:1107-18.

Pearce N, Douwes J. The Latin American exception: why is childhood asthma so prevalent in Brazil? J Pediatr (Rio J). 2006;82:319-21.

Pearce N, Douwes J, Beasley R. Asthma. In: Tanaka H, editor. Oxford textbook of public health. 4. ed. Oxford: Oxford University Press; 2002. p. 1255-77.

Peddle-McIntyre CJ, Bell G, Fenton D, McCargar L, Courneya KS. Feasibility and preliminary efficacy of progressive resistance exercise training in lung cancer survivors. Lung Cancer. 2012;75(1):126-32.

Pernis AB, Rothman PB. JAK-STAT signaling in asthma. J Clin Invest. 2002;109(10):1279-83.

Pereira CA, coordenador. II Consenso Brasileiro sobre Espirometria. Sociedade Brasileira de Pneumologia e Tisiologia. J Pneumol. 2002;28(3):S2-S115.

Pereira CA, Malheiros T, Coletta EM, Ferreira RG, Rubin AS, Otta JS, et al. Survival in idiopathic pulmonary fibrosis-cytotoxic agents compared to corticosteroids. Respir Med. 2006;100(2):340-7.

Peroni DG, Boner AL. Exercise-induced asthma: is there a space for late-phase reactions? Eur J Respir Dis. 1996;9(7):1335-8

Phillips RJ, Burdick MD, Hong K, Lutz MA, Murray LA, Xue YY, et al. Circulating fibrocytes traffic to the lungs in response to CXCL12 and mediate fibrosis. J Clin Invest. 2004;114(3):438-46.

Prasad SA, Cerny FJ. Factors that influence adherence to exercise and their effectiveness: application to cystic fibrosis. Pediatr Pulmonol. 2002;34:66-72.

Preston IR, Klinger JR, Landzberg MJ, Houtchens J, Nelson D, Hill NS, et al. Vasoresponsiveness of sarcoidosis-associated pulmonary hypertension. Chest. 2001;120:866-72.

Pryor JA. Physiotherapy for airway clearance in adults. Eur Respir J. 1999;14(6):1418-24.

Puente-Maestu L, Sanz ML, Sanz P, Cubillo JM, Mayol J, Casaburi R. Comparison of effects of supervised *versus* self-monitored training programs in patients with chronic obstructive pulmonary disease. Eur Respir J. 2000;15:517-25.

Quist M, Rørth M, Langer S, Jones LW, Laursen JH, Pappot H, et al. Safety and feasibility of a combined exercise intervention for inoperable lung cancer patients undergoing chemotherapy: a pilot study. Lung Cancer. 2012;75(2):203-8.

Raghu G, Collard HR, Egan JJ, Martinez FJ, Behr J, Brown KK, et al. An Official ATS/ERJ/JRS/ALAT Statement: Idiopathic Pulmonary Fibrosis: Evidence-based guidelines for diagnosis and management. Am J Respir Crit Care Med. 2011;183(6):788-824.

Ram FSF, Robinson SM, Black PN. Effects of physical training in asthma: a systematic review. Br J Sports Med. 2000;34:162-7.

Ram FSF, Robinson SM, Black PN, Picot J. Physical training for asthma. Cochrane Database Syst Rev. 2005;19(4):CD001116.

Rammaert B, Leroy S, Cavestri B, Wallaert B, Grosbois JM. Home-based pulmonary rehabilitation in idiopathic pulmonary fibrosis. Rev Mal Respir. 2011;28(7):e52-7.

Randolph C. Exercise induced asthma: update and pathophysiology, clinical diagnosis and treatment. Curr Probl Pediatr. 1997;7:53-77.

Raskin S, Pereira-Ferrari L, Reis FC, Abreu F, Marostica P, Rozov T, et al. Incidence of cystic fibrosis in five different states of Brazil as determined by screening of p.F508del, mutation at the CFTR gene in newborns and patients. J Cyst Fibros. 2008;7(1):15-22.

Raskin S, Phillips 3rd JA, Kaplan G, McClure M, Vnencak-Jones C, Rozov T, et al. Geographic heterogeneity of 4 common worldwide cystic fibrosis non-DF508 mutations in Brazil. Hum Biol. 1999;71:111-21.

Raskin S, Phillips 3rd JA, Krishnamani MR, Vnencak-Jones C, Parker RA, Rozov T, et al. DNA analysis of cystic fibrosis in Brazil by direct PCR amplification from Guthrie cards. Am J Med Gen. 1993,46:665-9.

Raz DJ, He B, Rosell R, Jablons DM. Bronchioloalveolar carcinoma: a review. Clin Lung Cancer. 2006;7(5):313-22.

Rea HH, Wells AU. Chronic airflow obstruction, acute and chronic bronchitis, and bronchiectasis. In: Ellis M, Friend P, editors. Investigation and management of pulmonary infections. Cambridge: Cambridge University Press; 1977. p. 553-79.

Redelmeier DA, Bayoumi AM, Golstein RS, Guyatt GH. Interpreting small differences in functional status: the six minute walk test in chronic lung disease patients. Am J Respir Crit Care Med. 1997;155:1278-82.

Ribeiro JD, et al. Controversies in cystic fibrosis – from pediatrician to specialist. J Pediatr (Rio J). 2002;78(2 Supl):S171-S186.

Rich S, Braunwald E, Grossman W. Pulmonary hypertension. In: Braunwald E, editor. Heart disease. 5. ed. Philadelphia: WB Saunders; 1997. p. 780-806.

Rich SE. Primary pulmonary hypertension: executive summary from the World Symposium--Primary Pulmonary Hypertension 1998. Geneva: World Health Organization; 1998.

Richeldi L, Davies HR, Ferrara G, Franco F. Corticosteroids for idiopathic pulmonary fibrosis. Cochrane Database Syst Rev. 2003;(3):CD002880.

Riesenberg H, Lübbe AS. In-patient rehabilitation of lung cancer patients – a prospective study. Support Care Cancer. 2010;18(7):877-82.

Ringbaek TJ, Broendum E, Hemmingsen L, Lybeck K, Nielsen D, Andersen C, et al. Rehabilitation of patients with chronic obstructive pulmonary disease: exercise twice a week is not sufficient! Respir Med. 2000;94:150-4.

Risnes KR, Belanger K, Murk W, Bracken MB. Antibiotic exposure by 6 months and asthma and allergy at 6 years: findings in a cohort of 1,401 US children. Am J Epidemiol. 2011;173:310-8.

Rizzo JA, Sarinho ESC, Rego A. Asma e exercício. In: Cruz AA, org. Asma, um grande desafio. São Paulo: Atheneu; 2004. p. 265-84.

Rogers D, Prasad SA, Doull I. Exercise testing in children with cystic fibrosis. J R Soc Med. 2003;96(43 Suppl):S23-S9.

Rolla G, Colagrande P, Scappaticci E, Chiavassa G, Dutto L, Cannizzo S, et al. Exhaled nitric oxide in systemic sclerosis: relationships with lung involvement and pulmonary hypertension. J Rheumatol. 2000;27:1693-8.

Romas E, Martin TJ. Cytokines in the pathogenesis of osteoporosis. Osteoporos Int. 1997;(3 Suppl):S47-S53.

Rorth M, Andersen C, Quist M, Tveterås AG, Knutsen L, Midtgaard J, et al. Health benefits of a multidimensional exercise program for cancer patients undergoing chemotherapy. J Clin Oncol. 2005;23:S8010.

Rosa FW, Camelier AA, Fleig Mayer A, Jardim JR. Avaliação da capacidade de exercício em portadores de doença pulmonar obstrutiva crônica: comparação do teste de caminhada com carga progressiva com o teste de caminhada com acompanhamento. J Bras Pneumol. 2006a;32(2):106-13.

Rosa FW, Camelier AA, Fleig Mayer A, Jardim JR. Optimización de La capacidad de realización de ejercicio físico mediante una prueba de la lanzadera por tramos con estimulación auditiva continúa en pacientes com EPOC. Arch Bronconeumol. 2006b;42(7):338-43.

Rosti G, Bevilacqua G, Bidoli P, Portalone L, Santo A, Genestreti G. Small cell lung cancer. Ann Oncol. 2006;17(2 Suppl):ii5-10.

Rozov T. Mucoviscidose (fibrose cística do pâncreas). In: Rozov T, editor. Doenças pulmonares em pediatria. São Paulo: Atheneu; 1999. p. 443-59.

Rubenfire M, Bayram M, Hector-Word Z. Pulmonary hypertension in the critical care setting: classification, pathophysiology, diagnosis and management. Crit Care Clin. 2007;23:801-34.

Ruhl CE, Everhart JE. Overweight, but not high dietary fat intake, increases risk of gastroesophageal reflux disease hospitalization: the NHANES I epidemiologic follow up study. First National Health and Nutrition Examination Survey. Ann Epidemiol. 1999;9:424-35.

Rundell KW, Jenkinson DM. Exercise-induced bronchospasm in the elite athlete. Sports Med. 2002;32(9):583-600.

Rybicki BA, Major M, Popovich Jr J, Maliarik MJ, Iannuzzi MC. Racial differences in sarcoidosis incidence: a 5-year study in a health maintenance organization. Am J Epidemiol. 1997;145(3):234-41.

Ryerson CJ, Abbritti M, Ley B, Elicker BM, Jones KD, Collard HR. Cough predicts prognosis in idiopathic pulmonary fibrosis. Respirology. 2011;16(6):969-75.

Ryerson CJ, Arean PA, Berkeley J, Carrieri-Kohlman VL, Pantilat SZ, Landefeld CS, et al. Depression is a common and chronic comorbidity in patients with interstitial lung disease. Respirology. 2012;17(3):525-32.

Sandhu MS, Casale TB. The role of vitamin D in asthma. Annals of Allergy, Asthma & Immunology. 2010;105(3):191-9.

Santis G. Basic Molecular Genetics. In: Hodson M, Geddes D, editors. Cystic Fibrosis. Londres: Chapman & Hall Medical; 1995. p. 15-39.

Santo AH. Mortalidade relacionada à asma, Brasil, 2000: um estudo usando causas múltiplas de morte. Cad Saúde Pública. 2006;22(1):41-52.

Sarna L. Functional status in women with cancer. Cancer Nurs. 1994;17:87.

SBPT – Sociedade Brasileira de Pneumologia e Tisiologia. II Consenso Brasileiro sobre Doença Pulmonar Obstrutiva Crônica – DPOC. J Bras Pneumol. 2004;30(5 Supl):S1-42.

SBPT – Sociedade Brasileira de Pneumologia e Tisiologia. Diretrizes Brasileiras para Manejo da Hipertensão Pulmonar. J Bras Pneumol. 2005;31(2 Supl):S1-S31.

SBPT – Sociedade Brasileira de Pneumologia e Tisiologia. Diretrizes da Sociedade Brasileira de Pneumologia e Tisiologia para o Manejo da Asma. J Bras Pneumol. 2012a;38(1 Supl):p. S1-S46.

SBPT – Sociedade Brasileira de Pneumologia e Tisiologia. Diretrizes de Doenças Pulmonares Intersticiais da Sociedade Brasileira de Pneumologia e Tisiologia. J Bras Pneumol. 2012b;38(2 Supl):S1-S133.

Schappert SM, Burt CW. Ambulatory care visits to physician offices, hospital outpatient departments, and emergency departments: United States, 2001-02. Vital Health Stat [internet]. 2006;13(159):1-67.

Schaub B, Lauener R, von Mutius E. The many faces of the hygiene hypothesis. J Allergy Clin Immunol. 2006;117(5):969-77.

Schneider CM, Hsieh CC, Sprod LK, Carter SD, Hayward R. Exercise training manages cardiopulmonary function and fatigue during and following cancer treatment in male cancer survivors. Integr Cancer Ther. 2007;6(3):235-41.

Schneiderman-Walker J, Pollock SL, Corey M, Wilkes DD, Canny GJ, Pedder L, et al. A Randomized controlled trial of a 3-year home exercise program in cystic fibrosis. J Pediatr. 2000;136:304-10.

Schulze KJ, O'Brien KO, Germain-Lee EL, Baer DJ, Leonard AL, Rosenstein BJ. Endogenous fecal losses of calcium compromise calcium balance in pancreatic-insufficient girls with cystic fibrosis. J Pediatr. 2003;143:765-71.

Schwartz DA, Helmers RA, Galvin JR, van Fossen DS, Frees KL, Dayton CS, et al. Determinants of survival in idiopathic pulmonary fibrosis. Am J Respir Crit Care Med. 1994;149(2):450-4.

Segal RJ, Reid RD, Courneya KS, Malone SC, Parliament MB, Scott CG, et al. Resistance exercise in men receiving androgen deprivation therapy for prostate cancer. J Clin Oncol. 2003;21:1653-9.

Selman M, King TE, Pardo A. Idiopathic pulmonary fibrosis: prevailing and evolving hypothesis about its pathogenesis and implications for therapy. Ann Intern Med. 2001;134(2):136-51.

Selman M, Pardo A. Role of epithelial cells in idiopathic pulmonary fibrosis: from innocent targets to serial killers. Proc Am Thorac Soc. 2006;3:364-72.

Selvadurai HC, Blimkie CJ, Meyers N, Mellis CM, Cooper PJ, van Asperen PP. randomized controlled study of in hospital exercise training programs in children with cystic fibrosis. Pediatr Pulmonol. 2002;33:194-200.

Sexauer WP, Cheng HK, Fiel SB. Utility of the breathing reserve index at the anaerobic threshold in determining ventilator-limited exercise in adult cystic fibrosis patients. Chest. 2003;124(4):1469-75.

Shorr AF, Davies DB, Nathan SD. Outcomes for patients with sarcoidosis awaiting lung transplantation. Chest. 2002;122:233-8.

Shorr AF, Davies DB, Nathan SD. Predicting mortality in patients with sarcoidosis awaiting lung transplantation. Chest. 2003;124:922-8.

Shorr AF, Scoville SL, Cersovsky SB, Shanks GD, Ockenhouse CF, Smoak BL, et al. Acute eosinophilic pneumonia among US Military personnel deployed in or near Iraq. JAMA. 2004;292(24):2997-3005.

Silva EG, Dourado VZ. Treinamento de força para pacientes com doença pulmonar obstrutiva crônica. Rev Bras Med Esporte. 2008;14(3):231-8.

Silva GE, Sherrill DL, Guerra S, Barbee RA. Asthma as a risk factor for COPD in a longitudinal study. Chest. 2004;126(1):59-65.

Singh SJ, Jones PW, Evans R, Morgan MD. Minimum clinically important improvement for the incremental shuttle walking test. Thorax. 2008;63(9):775-7.

Singh SJ, Morgan MD, Scott S, Walters D, Hardman AE. Development of a shuttle walking test of disability in patients with chronic airways obstruction. Thorax. 1992;47(12):1019-24.

Sitbon O, Humbert M, Jaïs X, Ioos V, Hamid AM, Provencher S, et al. Long-term response to calcium channel blockers in idiopathic pulmonary arterial hypertension. Circulation. 2005;11:3105-11.

Sitbon O, Gressin V, Speich R, Macdonald PS, Opravil M, Cooper DA, et al. Bosentan for the treatment of human immunodeficiency virus-associated pulmonary arterial hypertension. Am J Respir Crit Care Med. 2004;170(11):1212-7.

Sitbon O, Humbert M, Simonneau G. Primary pulmonary hypertension. Current therapy. Prog Cardiovasc Dis. 2002;45:115-28.

Slavin GR. Sinusitis. J. Allergy Clin. Immunol. 1984;73:712-6.

Slavin GR, Cannon RE, Friedman WH, Palitang E, Sundaram M. Sinusitis and bronchial asthma. J Allergy Clin Immunol. 1980;66:250-6.

Soares MR, Pereira CA. Teste de caminhada de seis minutos: valores de referência para adultos saudáveis no Brasil. J Bras Pneumol. 2011;37(5):576-83.

Solé D, Silva LR, Rosário Filho NA, Sarni ROS. Consenso Brasileiro sobre Alergia Alimentar. Rev Bras Alerg Imunopatol. 2008;31(2):64-89.

Solé D, Wandalsen GF, Camelo-Nunes IC, Naspitz CK; ISAAC – Brazilian Group. Prevalence of symptoms of asthma, rhinitis, and atopic eczema among Brazilian children and adolescents identified by the International Study of Asthma and Allergies in Childhood (ISAAC) – Phase 3. J Pediatr (Rio J). 2006;82(5):341-6.

Solé D, Camelo-Nunes IC, Wandalsen GF, Naspitz CK, Vanna AT, Amorim A, et al. A asma em crianças brasileiras é problema de saúde pública? Rev Bras Alerg Imunopatol. 2004;27(5):185-8.

Solway S, Brooks D, Lacasse Y, Thomas S. A qualitative systematic overview of the measurement properties of functional walk tests used in the cardiorespiratory domain. Chest. 2001;119(1):256-70. Review.

Sontag SJ. Gastroesophageal reflux disease and asthma. J Clin Gastroenterol. 2000;30:S9-30.

Speich R, Jenni R, Opravil M, Pfab M, Russi EW. Primary pulmonary hypertension in HIV infection. Chest. 1991;100:1268-71.

Spence C. Cystic fibrosis-related diabetes: practice challenges. Paediatr Nurs. 2005;17(2):23-6.

Spruit MA, Gosselink R, Troosters T, De Paepe K, Decramer M. Resistance *versus* endurance training in patients with COPD and peripheral muscle weakness. Eur Respir J. 2002;19:1072-8.

Spruit MA, Janssen PP, Willemsen SC, Hochstenbag MM, Wouters EF. Exercise capacity before and after an 8-week multidisciplinary inpatient rehabilitation program in lung cancer patients: a pilot study. Lung Cancer. 2006;52(2):257-60.

Stallings VA, Fung EB, Hofley PM, Scanlin TF. Acute pulmonary exacerbation is not associated with increased energy expenditure in children with cystic fibrosis. J Pediatr. 1998;132:493-9.

Stearns DR, McFadden ER Jr, Breslin FJ, Ingram Jr RH. Reanalysis of the refractory period in exertional asthma. J Appl Physiol. 1981;50(3):503-8.

Steele MP, Brown KK. Genetic predisposition to respiratory diseases: infiltrative lung diseases. Respiration. 2007;74(6):601-8.

Stenius-Aarniala B, Poussa T, Kvarnstrom J, Gronlund EL, Ylikahri M, Mustajoki P. Immediate and long term effects of weight reduction in obese people with asthma: randomised controlled study. Br Med J. 2000;320:827-32.

Sterk PJ. Bronchial hyperresponsiveness today. Respir Med. 1993;87:27-9.

Stevens D, Elpern E, Sharma K, Szidon P, Ankin M, Kesten S. Comparison of hallway and treadmill six-minute walk tests. Am J Respir Crit Care Med. 1999;160(5 Pt 1):1540-3.

Stirbulov R, Bernd LAG, Solé D. IV Diretrizes Brasileiras para o Manejo da Asma. J Bras Pneumol. 2006;32(Supl 7):S447-S474.

Storer TW. Exercise in chronic obstructive pulmonary disease: resistance exercise prescription. Med Sci Sports Exerc. 2001;33:S680-6.

Strachan DP. Hay fever, hygiene, and household size. BMJ. 1989;299(6710):1259-60.

Strassburger SZ, Vitolo MR, Bortolini GA, Pitrez PM, Jones MH, Stein RT. Erro alimentar nos primeiros meses de vida e sua associação com asma e atopia em pré-escolares. J Pediatr. 2010;86(5):391-9.

Strieter RM. Pathogenesis and natural history of usual interstitial pneumonia: the whole story or the last chapter of a long novel. Chest. 2005;128(5 Suppl 1):526S-532S.

Subramanian J, Govindan R. Lung cancer in never smokers: a review. J Clin Oncol. 2007;25(5):561-70.

Suratt BT, Cool CD, Serls AE, Chen L, Varella-Garcia M, Shpall EJ, et al. Human pulmonary chimerism after hematopoietic stem cell transplantation. Am J Respir Crit Care Med. 2003;168(3):318-22.

Swigris JJ, Olson AL, Shlobin OA, Ahmad S, Brown KK, Nathan SD. Heart rate recovery after six-minute walk test predicts pulmonary hypertension in patients with idiopathic pulmonary fibrosis. Respirology. 2011;16(3):439-45.

Swigris JJ, Swick J, Wamboldt FS, Sprunger D, du Bois R, Fischer A, et al. Heart rate recovery after 6-min walk test predicts survival in patients with idiopathic pulmonary fibrosis. Chest. 2009a;136(3):841-8.

Swigris JJ, Zhou X, Wamboldt FS, du Bois R, Keith R, Fischer A, et al. Exercise peripheral oxygen saturation (SpO_2) accurately reflects arterial oxygen saturation (SaO_2) and predicts mortality in systemic sclerosis. Thorax. 2009b;64(7):626-30.

Tager IB, Hanrahan JP, Tosteson TD, Castile RG, Brown RW, Weiss ST, et al. Lung function, pre- and post-natal smoke exposure, and wheezing in the first year of life. Am Rev Respir Dis. 1993;147:811-7.

Tantisira KG, Weiss ST. Complex interactions in complex traits: obesity and asthma. Thorax. 2001;56:Suppl 2:64-74.

Taskar VS, Coultas DB. Is idiopathic pulmonary fibrosis an environmental disease? Proc Am Thorac Soc. 2006;3(4):293-8.

Tattersfield AE, Knox AJ, Britton JR, Hall IP. Asthma. The Lancet. 2002;360:1313-22.

Teixeira L. Asma. In: Teixeira L. Atividade física adaptada e saúde: da teoria à prática. São Paulo: Phorte; 2008. p. 39-79.

Teixeira L, Zanesco A, Moraes C. Obesidade e Asma. In: Damaso A, coordenadora. Obesidade. Rio de Janeiro: Guanabara Koogan; 2003.

Teixeira RN, Teixeira LR, Costa LAR, Martins MA, Mickleborough TD, Carvalho CRF. Broncoespasmo induzido por exercício em corredores brasileiros de longa distância de elite. J Bras Pneumol. 2012;38(3):292-8.

Temel JS, Greer JA, Goldberg S, Vogel PD, Sullivan M, Pirl WF, et al. A structured exercise program for patients with advanced non-small cell lung cancer. J Thorac Oncol. 2009;4(5):595-601.

Thabut G, Christie JD, Ravaud P, Castier Y, Dauriat G, Jebrak G, et al. Survival after bilateral *versus* single-lung transplantation for idiopathic pulmonary fibrosis. Ann Intern Med. 2009;151(11):767-74.

Thabut G, Mal H, Castier Y, Groussard O, Brugière O, Marrash-Chahla R, et al. Survival benefit of lung transplantation for patients with idiopathic pulmonary fibrosis. J Thorac Cardiovasc Surg. 2003;126(2):469-75.

Thomson JR, Machado RD, Pauciulo MW, Morgan NV, Humbert M, Elliott CG, et al. Sporadic primary pulmonary hypertension is associated with germline mutations of the gene encoding BMPR2, a receptor member of the TGF-beta family. J Med Genet. 2000;37:741-5.

Tomashefski Jr JF, Bruce M, Goldberg HI, Dearborn DG. Regional distribution of macroscopic lung disease in cystic fibrosis. Am Rev Respir Dis. 1986;133(4):535-40.

Tovey ER, Chapman MD, Platts-Mills TAE. Mite faeces are a major source of house dust allergens. Nature 1981;289(5798):592-3.

Trasande L, Thurston GD. The role of air pollution in asthma and other pediatric morbidities. J Allergy Clin Immunol. 2005;115(4):689-99.

Trayhurn, P. Adipocyte biology. Obes Rev. 2007;8:41-4.

Trembath RC, Thomson JR, Machado RD, Morgan NV, Atkinson C, Winship J, et al. Clinical and molecular genetic features of pulmonary hypertension in patients with hereditary hemorrhagic telangiectasia. N Engl J Med. 2001;345:325-34.

Troosters T, Gosselink R, Decramer M. Six minute walking distance in elderly subjects. Eur Respir J. 1999;14:270-4.

Tsang KW, Tipoe GL. Bronchiectasis: not an orphan disease in the East. Int J Tuberc Lung Dis. 2004; 8:691-702.

Tsui LC, Rommens J, Kerem B, Rozmahel R, Zielenski J, Kennedy D, et al. Molecular genetics of cystic fibrosis. Adv Exp Med Biol. 1991;290:9-17.

Turchetta A, Salerno T, Lucidi V, Libera F, Cutrera R, Bush A. Usefulness of a program of hospital-supervised physical training in patients with cystic fibrosis. Pediatr Pulmonol. 2004;38:115-8.

Uçok K, Dane S, Gökbel H, Akar S. Prevalence of exercise-induced bronchospasm in long distance runners trained in cold weather. Lung. 2004;182(5):265-70.

USDHHS – United States Department of Health and Human Services. Healthy People 2000: national health promotion and disease prevention objectives. DHHS publ. no. (PHS) 91-50212. Washington, DC: U.S. Government Printing Office; 1990.

Vallet G, Ahmaidi S, Serres I, Fabre C, Bourgouin D, Desplan J, et al. Comparison of two training programmes in chronic airway limitation patients: standardized *versus* individualized protocols. Eur Respir J. 1997;10:114-22.

van der Schans CP, Postma DS, Koëter GH, Rubin BK. Physiotherapy and bronchial mucus transport. Eur Respir J. 1999;13(6):1477-86.

van Veldhoven N, Vermeer A, Bogaard JM, Hessels M, Wijnroks L, et al. Children with asthma and physical exercise: effects of an exercise programme. Clin Rehabil. 2001;15:360-70.

Vaporciyan AA, Nesbitt JC, Lee JS, Stevens C, Komaki R, Roth JA. Cancer Medicine. Hamilton, ON: B C Decker; 2000. p. 1227-92.

Vassallo R, Jensen EA, Colby TV, Ryu JH, Douglas WW, Hartman TE, et al. The overlap between respiratory bronchiolitis and desquamative interstitial pneumonia in pulmonary Langerhans cell histiocytosis: high-resolution CT, histologic, and functional correlations. Chest. 2003;124(4):1199-205.

Velsor-Friedrich B, Vlasses F, Moberley J, Coover L. Talking with teens about asthma management. J Sch Nurs. 2004;20(3):140-8.

Verleden GM, du Bois RM, Bouros D, Drent M, Millar A, Müller-Quernheim J, et al. Genetic predisposition and pathogenetic mechanisms of interstitial lung diseases of unknown origin. Eur Respir J. 2001;18(32 Suppl):S17-S29.

Vieira RP, Claudino RC, Duarte AC, Santos AB, Perini A, Faria Neto HC, et al. Aerobic exercise decreases chronic allergic lung inflammation and airway remodeling in mice. Am J Respir Crit Care Med. 2007;176:871-7.

Vilaró J, Resqueti VR, Fregonezi GAF. Avaliação clínica da capacidade do exercício em pacientes com doença pulmonar obstrutiva crônica. Rev Bras Fisioter. 2008;12(4):249-59.

Vitulano LA. Psychosocial issues for children and adolescents with chronic illness: self-esteem, school functioning and sports participation. Child Adolesc Psychiatric Clin N Am. 2003;12:585-92.

Voelkel NF, Cool CD, Lee SD, Wright L, Geraci MW, Tuder RM. Primary pulmonary hypertension between inflammation and cancer. Chest. 1999;114(3 Suppl):S225-S30.

Vogiatzis I, Nanas S, Roussos C. Interval training as an alternative modality to continuous exercise in patients with COPD. Eur Respir J. 2002;20(1):12-9.

Vogiatzis I, Williamson AF, Miles J, Taylor IK. Long-term benefits of supervised maintenance rehabilitation strategies in patients with COPD: a 12-month randomised trial at an outpatient setting. Eur Respir J. 2000;16(Suppl 31):159S.

von Euler US, Liljestrand J. Observation on the pulmonary artery blood in the cat. Acta Physiol Scand. 1996;12:301-20.

Vonk JM, Jongepier H, Panhuysen CI, Schouten JP, Bleecker ER, Postma DS. Risk factors associated with the presence of irreversible airflow limitation and reduced transfer coefficient in patients with asthma after 26 years of follow up. Thorax. 2003;58(4):322-7.

Wallaert B, Guetta A, Wemeau-Stervinou L, Tercé G, Valette M, Nevière R, et al. Prognostic value of clinical exercise testing in idiopathic pulmonary fibrosis. Rev Mal Respir. 2011;28(3):290-6.

Wallaert B, Talleu C, Wemeau-Stervinou L, Duhamel A, Robin S, Aguilaniu B. Reduction of maximal oxygen uptake in sarcoidosis: relationship with disease severity. Respiration. 2011;82(6):501-8.

Wang Z. Advances in understanding of idiopathic pulmonary fibrosis. Chin Med J. 2009;122(7):844-57.

Warnes CA. Pregnancy and heart disease. In: Libby P, Bonow RO, Mann DL, Zipes DP, editors. Braunwald's heart disease: a textbook of cardiovascular medicine. 8. ed. Philadelphia: Saunders Elsevier; 2008. p. 1967-82.

Weiland SK, Hüsing A, Strachan DP, Rzehak P, Pearce N, ISAAC Phase One Study Group. Climate and the prevalence of symptoms of asthma, allergic rhinits, and atopic eczema in children. Occup Environ Med. 2004;61(7):609-15.

Weiss ST. Asthma in early life: is the hygiene hypothesis correct? J Pediatr (Rio J). 2008;84(6):475-6.

Wells AU. Pulmonary function tests in connective tissue disease. Semin Respir Crit Care Med. 2007;28(4):379-88.

Welsh L, Kemp JG, Roberts RGD. Effects of physical conditioning on children and adolescents with asthma. Sports Med. 2005;35(2):127-41.

Wensel R, Opitz CF, Anker SD, Winkler J, Höffken G, Kleber FX, et al. Assessment of survival in patients with primary pulmonary hypertension: importance of cardiopulmonary exercise testing. Circulation. 2002;106(3):319-24.

Williams B, Powell A, Hoskins G, Neville R. Exploring and explaining low participation in physical activity among children and young people with asthma: a review. BMC Family Practice. 2008;9:40-51.

Winslow TM, Ossipov MA, Fazio GP, Foster E, Simonson JS, Schiller NB. The left ventricle in systemic lupus erythematosus: initial observations and a five-year follow-up in a university medical center population. Am Heart J. 1993;125:1117-22.

WHO – World Health Organization [homepage na internet]. Geneva: World Health Organization; 2004 [acesso em 01 set 2004]. Disponível em: http://www.who.int/tobacco/resources/publications/wntd/2004/en.

WHO – World Health Organization [homepage na internet]. Geneva: World Health Organization; 2011 [acesso em 29 jun 2012]. Disponível em: http://www.who.int/respiratory/copd/burden/en/index.html.

Wunsch-Filho V. The epidemiology of oral and pharynx cancer in Brazil. Oral Oncol. 2002;38(8):737-46.

Würtemberger G, Bastian K. Functional effects of different training in patients with COPD. Pneumologie. 2001;55:553-62.

Wynder EL, Kabat GC. The effect of low-yeld cigarettes smoking on lung cancer risk. Cancer. 1988;62:1223-30.

Yankaskas JR, Marshall BC, Sufian B, Simon RH, Rodman D. Cystic fibrosis adult care: consensus conference report. Chest. 2004;125(1 Suppl):S1-S39.

Yoshida M, Watson RM, Rerecich T, O'Byrne PM. Different profiles of T-cell IFN-γ and IL-12 in allergen-induced early and dual responders with asthma. J Allergy Clin Immunol. 2005;115(5):1004-9.

Yuan JXJ, Rubin LJ. Pathogenesis of pulmonary artery hypertension: need for multiple hits. Circulation. 2005;111:534-8.

Zacchi P, Mearin F, Humbert P, Formiguera X, Malagelada JR. Effect of obesity on gastroesophageal resistance to flow in man. Digest dis sci. 1991;36(10):1473-80.

Zamboni M. Epidemiologia do câncer do pulmão. J Pneumol. 2002;28(1):41-7.

SOBRE O LIVRO
Formato: 17 x 24 cm
Mancha: 12,2 x 18,6 cm
Papel: Offset 90g
nº de páginas: 328
Tiragem: 2.000 exemplares
1ª edição: 2015

Este livro segue o novo
Acordo Ortográfico
da Língua Portuguesa

EQUIPE DE REALIZAÇÃO
Assistência editorial
Liris Tribuzzi

Assessoria editorial
Maria Apparecida F. M. Bussolotti

Edição de texto
Gerson Silva (Supervisão de revisão)
Renata Sangeon (Preparação do original e copidesque)
Simone Oliveira e Gabriela Teixeira (Revisão)

Editoração eletrônica
Neili Dal Rovere (Projeto gráfico, diagramação, miolo e capa)
Douglas Docelino (Ilustrações)

Fotografia
defun | iStock (foto de capa)

Impressão
Intergraf Ind. Gráfica Eireli